改訂新版

肝臓病の基本の食事

監修　東京女子医科大学
消化器内科教授
徳重克年

料理制作　管理栄養士・
料理研究家
大越郷子

Gakken

はじめに

肝臓は、とても働きものの臓器です。人体で一番大きい臓器なので、飲み過ぎ、食べ過ぎなどで傷ついても自ら再生をし、もとに戻します。そのため、肝臓の病気は自覚症状がほとんどありません。症状が出たときには、病気が進行していることもあります。

肝臓病といっても、いろいろな病態があります。飲み過ぎ、食べ過ぎによる脂肪肝および脂肪肝の進行したタイプの非アルコール性脂肪肝炎（ＮＡＳＨ）、お酒の飲み過ぎのアルコール性肝障害、ウイルスによるウイルス性肝炎など。いずれも重症化すると肝硬変、肝がんへと進行します。特に、最近では成人の約３割が脂肪肝です。

検査値が高い、肝臓病の疑いがあると診断されたら、今までの毎日の食事、お酒の飲み方、日常生活を見直してみましょう。

食事面では、肝臓の機能の維持・回復には、たんぱく質、ビタミンを摂るように心がけましょう。また、禁酒できるかどうかも病気の進行に関わります。また、脂肪肝の方は適切なカロリー制限・ダイエットをして、「自分で治す」という意識が必要になります。食事療法の他に、運動をプラスすると、さらに効果的です。

本書では、肝臓病の基本の食事法を紹介しています。毎日の食事を安心して食べられることはもちろん、無理なく続けられることが、食事療法では大切です。肝臓病と診断されていなくても、検査値が気になる方や、患者さんのご家族にもおすすめのレシピばかりです。

本書が、患者さんやご家族にとって、日々の食事の一助となれば幸いです。

東京女子医科大学教授
徳重克年

肝臓病と診断されたら、食事、お酒の飲み方を見直すようにしましょう。肝臓の機能の回復や予防に効果的なのは、たんぱく質とビタミンです。これらをさまざまな食品から偏りなくバランスよく摂取することを心がけましょう。また、お酒はなるべく禁酒がいいのですが、仕事上の付き合いでどうしてもという方もいらっしゃるでしょう。摂取量を抑えたり、週に2日の休肝日を作るなど酒量を工夫するようにしましょう。おつまみに、たんぱく質やビタミンの豊富な食材を選び、野菜を積極的に摂ることもおすすめです。

野菜を多く使い具だくさんにしてボリュームアップしたり、薄味にする分、酸味や辛味などで味にメリハリをつけたりと、カロリーや塩分が控えめでも満足を得やすいようなレシピになるように考えました。

本書では、一日の摂取エネルギーを計算しやすいように、それぞれのレシピに、エネルギー、たんぱく質、脂質の数値を明記してあります。また、主菜やワンプレートにはそれらに合う副菜、汁物・スープのおすすめ献立例も紹介しています。患者さんご自身の総摂取エネルギー量と主食の分量を計算しながら、組み合わせて毎日の献立に活用いただければと思います。

まずはレシピ通りに作って、分量やどんな食材、調味料が肝臓病には向いているのかを確認してみましょう。

〝低カロリーのコツ〟もいっしょに覚えると、他のレシピのときにも応用することができます。

患者さんや、健康が気になるという方にとって、この本が毎日の食事を作る上での工夫や助けになれば幸いです。

管理栄養士・料理研究家
大越郷子

楽しく、長く続けるための5つのポイント

肝臓病と診断されて、食生活を見直してみようと思ったものの、低カロリーで、たんぱく質を摂れて、塩分も控えめで……と考えると毎日同じようなメニューになって飽きてしまうことも。この本では次の5点を重視して、食事療法を無理なく、長く続けるためのポイントを紹介しています。

ポイント

こんなに食べても低カロリー

1 ボリューム感を重視!!

かさ増しや歯ごたえのある野菜をふんだんに使うことで、ボリューム感はそのままで、低カロリーに仕上げています。肉やワンプレートも「こんなに食べてもいいの？」と思えるくらいの分量を大事にしました。

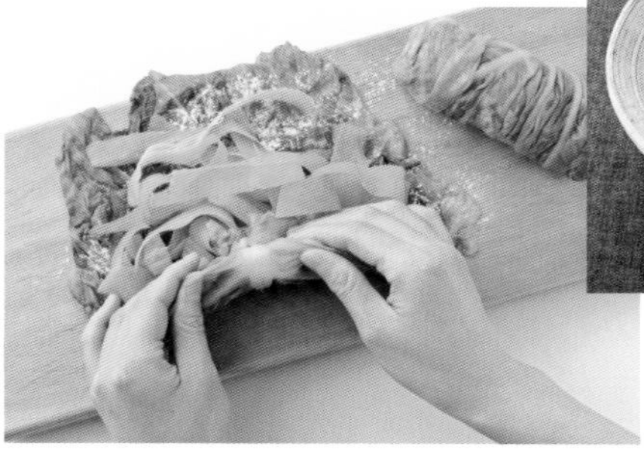

ロールキャベツもひき肉ではなく、薄切り肉と野菜を巻いてボリュームアップかつ低カロリーにしています

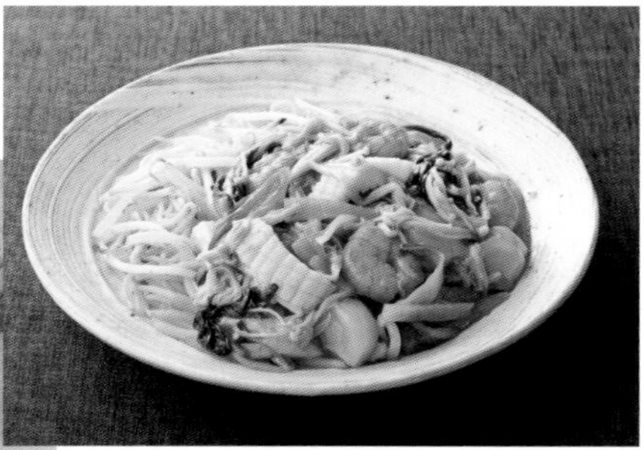

中華麺に、もやしを混ぜて炒めることで、ボリュームアップ

ポイント

特別なものは使いません

2 材料も調味料も身近なものばかり!!

近所のスーパーで買えるいつもの材料、いつもの調味料を使っています。例えば片栗粉。水溶き片栗粉で、あんかけにしてボリュームアップさせたり、シチューのもとの代わりに使ってとろみを出すのに役立ちます。

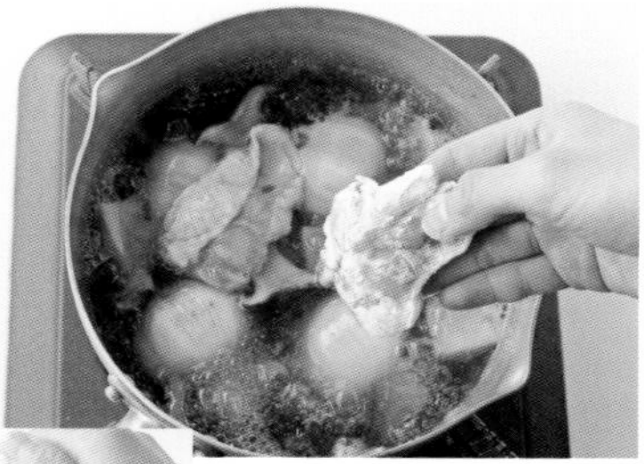

片栗粉は、薄く肉にはたいて鍋に入れると、味がからみやすくなったり、煮汁そのものにもゆるくとろみをつけることができます

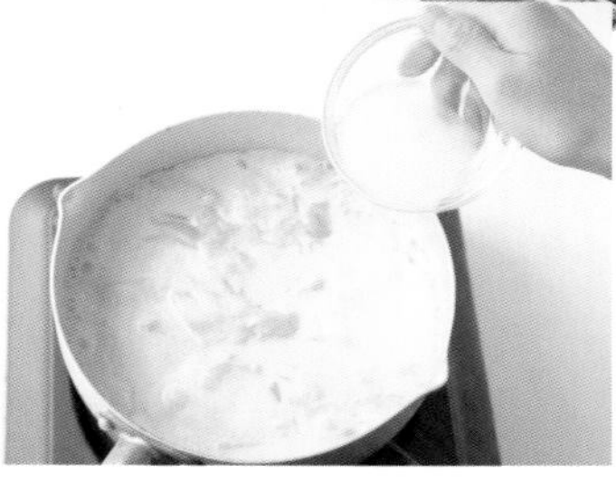

シチューのもとの代わりに水溶き片栗粉でとろみをつけます

デザートだって食べたい

ポイント

3 甘いものも楽しめる!!

食後の甘いものが楽しみという方も多いでしょう。自身の摂取エネルギー内で調節ができるように低カロリーなデザートのレシピを紹介します。カロリーは低いけれど、甘さもあって満足できるように心がけました。

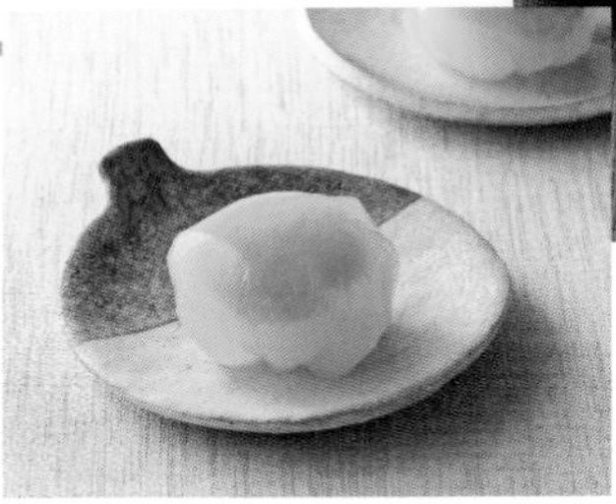

寒天は低カロリーの強い味方。果肉を入れれば、食べごたえアップ

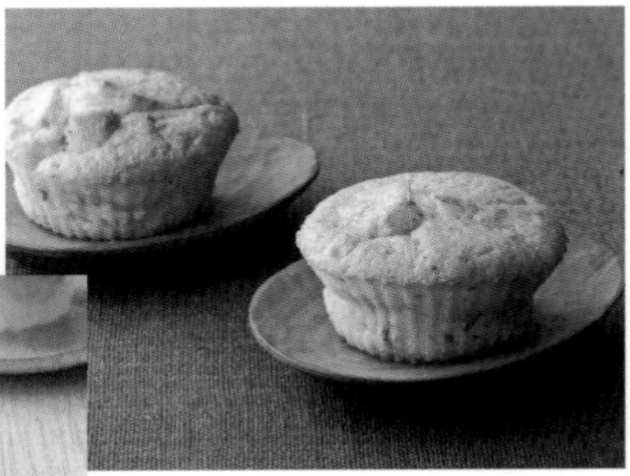

カップケーキも、粉類を減らし果汁や果肉を入れて低カロリー

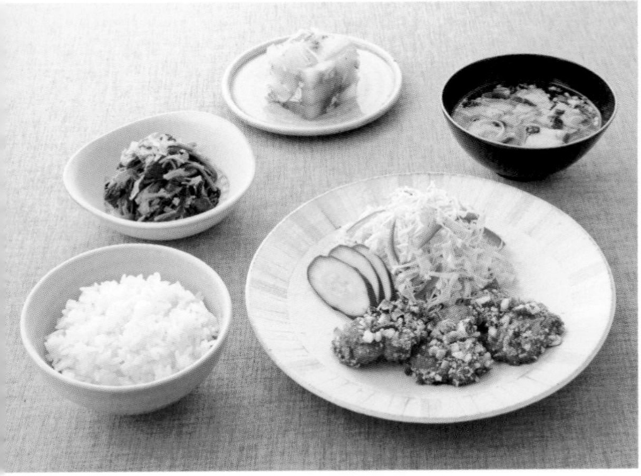

この本で紹介している主菜、副菜、汁物のレシピを組み合わせれば、献立のできあがり

献立作りの負担を減らします

ポイント

4 主菜、副菜、汁物別の掲載で献立作りが簡単!!

主菜を選んだら、副菜、汁物を選ぶだけで献立のできあがり。主菜、ワンプレートのレシピには、副菜、汁物のおすすめ献立例も紹介しています。さらに巻末に、エネルギーの数値別の索引を掲載しました。

家族もいっしょに

ポイント

5 安心、おいしい食事を楽しめる!!

ロールキャベツ、ハンバーグ、コロッケなど、家庭料理の定番レシピを紹介しています。材料の分量、調理法を工夫するだけで、肝臓病の方も、家族もいっしょに安心しておいしい食事を楽しむことができます。

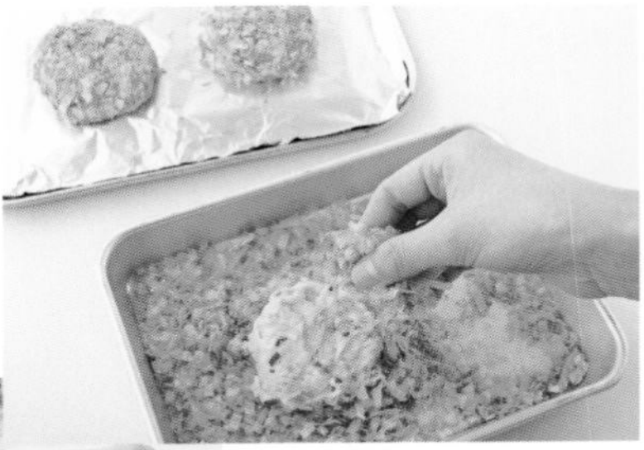

コロッケも揚げるのではなく、オーブントースターで焼くとカロリーオフ

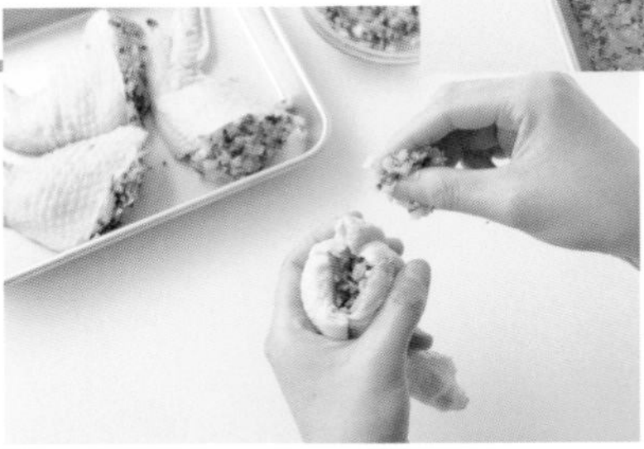

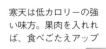

定番料理の餃子も餃子の皮ではなく、手羽先に詰め込むとうま味がアップして、ボリューム満点に

目次

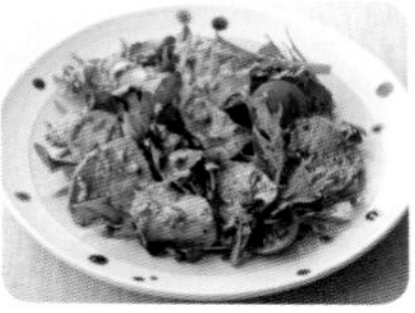

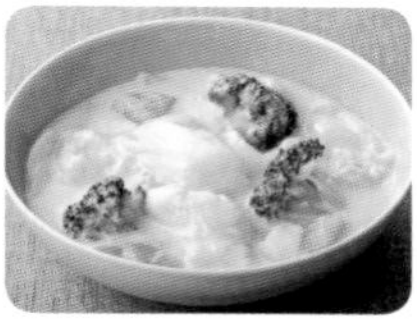
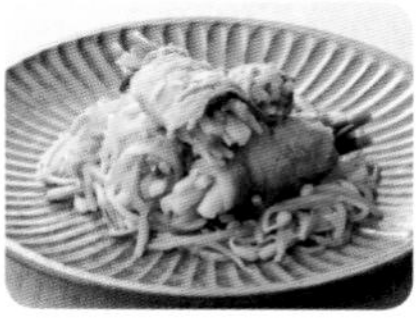
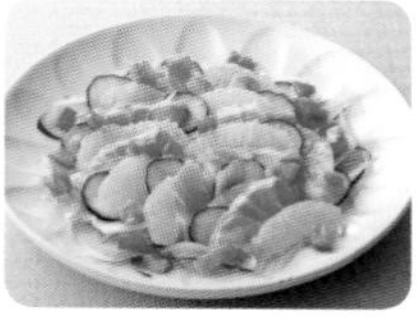

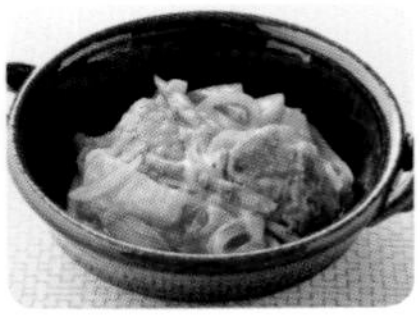

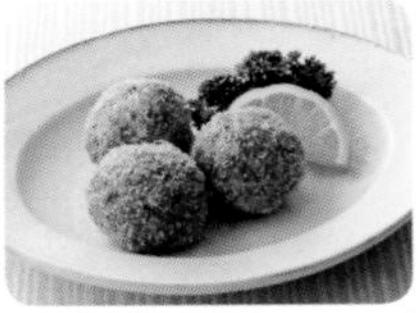

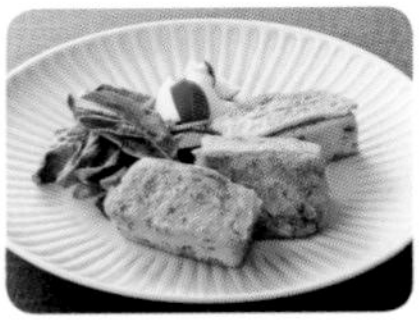

◎副菜レシピ 83

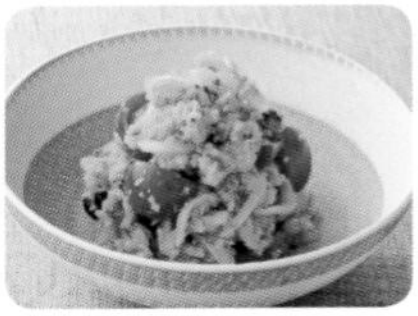

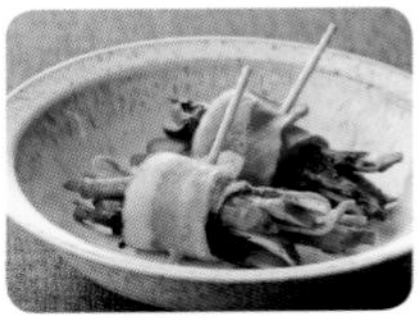

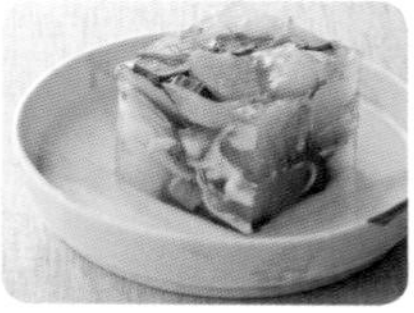

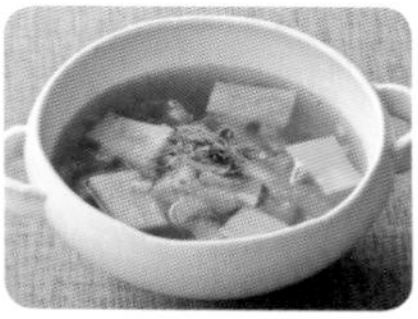

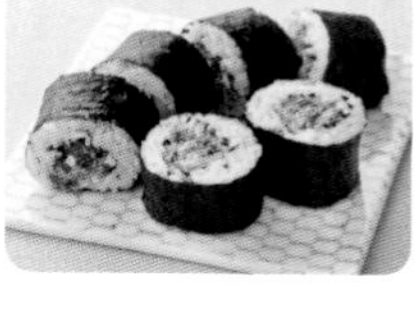

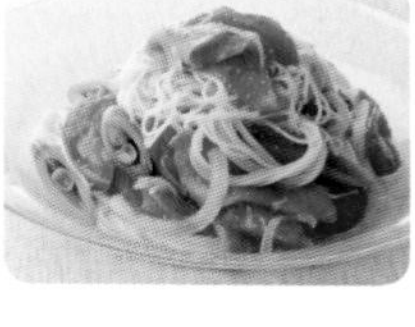

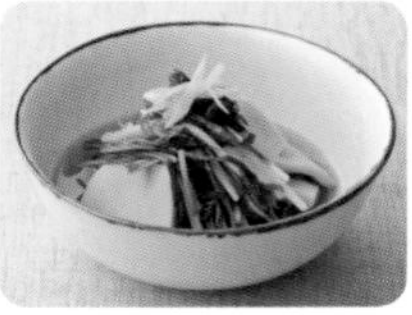

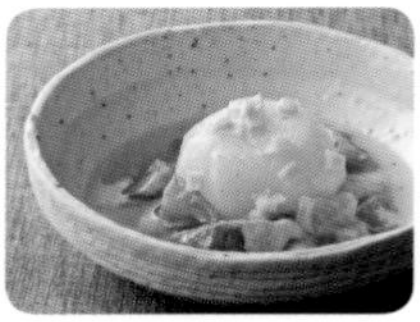

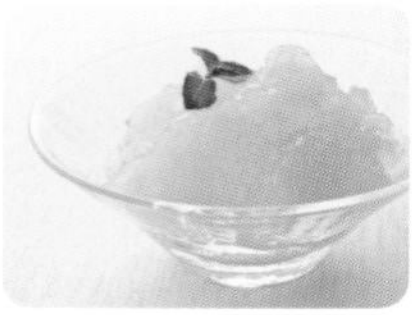

参考文献

◎横山泉監修『明解！ あなたの処方箋 最新版 本気で治したい人の肝臓の病気』（学研パブリッシング）
◎渡辺純夫・大越郷子監修『徹底対策シリーズ 図解でわかる 肝臓病』（主婦の友社）
◎上村泰子・片山隆司監修『目で見る食品カロリー辞典 ヘルシー＆肥満解消２０１３-１４年版』（学研パブリッシング）

食事内容の見直しが
病気の進行を抑えるカギ!!

ほとんどの肝臓病は食事療法が有効

　肝臓は体内に入ってきたものの代謝（その一部は解毒作用）を行う、もっとも大きな臓器です。細胞に損傷を受けた場合には回復する能力も持っていますが、重要な臓器ですので、肝臓だけでなく、全身の健康を考えても、損傷と回復までの機能低下は少ないに越したことはありません。もちろん過度な損傷であれば、肝硬変や肝がん等のように回復できない場合もあります。

　肝臓病は、食生活の乱れに起因するものがほとんどです。中でも症状が軽く、健康な状態に戻る可能性の高いものは、病院での治療もさることながら、食生活を見直し、酒量を適正にすることで治癒を目指し、再発を予防していきます。

　ウイルスによる肝機能障害も、肝臓の負担を減らして修復を助けるためには、食生活の管理は非常に大切になります。自然治癒するA型肝炎はもとより、慢性化したB、C型肝炎も、健康な人に近い生活を続けるためには、食事のコントロールは重要。薬物が原因であっても、修復と肝臓の負担減が必要ですから同じことです。

　また病状が進行してしまい肝硬変になっても、肝がんへの移行を防ぎ、日常生活を少しでも健康な状態に近づけるためには、食生活の改善が必須なのです。

どんな食品を選ぶ？

　基本的に肝臓をいたわり、肝機能を高めるために積極的に摂る必要があるものはたんぱく質（アミノ酸）とビタミン（特にB群）です。これは、なるべく多くの品目を偏らずに摂るようにするのが基本。野菜類を中心に食物繊維も摂りましょう。

　一方で制限すべきものは、全体のエネルギー量ですが、あまりに極端な糖質制限は逆効果。また、コレステロールのもとになる脂質や、動脈硬化、高血圧、むくみのもとになる塩分、肝臓へ蓄積しやすい鉄分には気を配り、症状や血液検査の値に合わせてコントロールしましょう。

　なお、必要な栄養素が十分に摂取できない場合は、医療目的でサプリメントを使うこともあります。

　それに依存したお酒の飲み過ぎは、控えましょう。中には、治療用の薬の効果を減らしたり、逆に強めたり、身体に合わないなどサプリ成分の代謝で肝臓に負担をかけるような事例も見られます。

食物繊維や食事バランスも大切

　また直接肝臓に働くわけではありませんが、忘れてはならないのが食物繊維です。脂肪肝の防止、肥満を防ぐことによ

■食事の際に注意すべきポイント

ポイント①
良質のたんぱく質（アミノ酸）を摂る

ポイント②
カロリーコントロールは大切だが極端な糖質制限はしない

ポイント③
ビタミンを多く摂る（特にＢ群）

ポイント④
コレステロールを減らす

ポイント⑤
脂は肉より魚やオリーブオイルから摂る

ポイント⑥
むくみや動脈硬化を呼ぶ塩分の量に注意

ポイント⑦
食物繊維を積極的に摂る

ポイント⑧
肝臓への鉄分の蓄積を抑える

ポイント⑨
合併症としての生活習慣病にも配慮

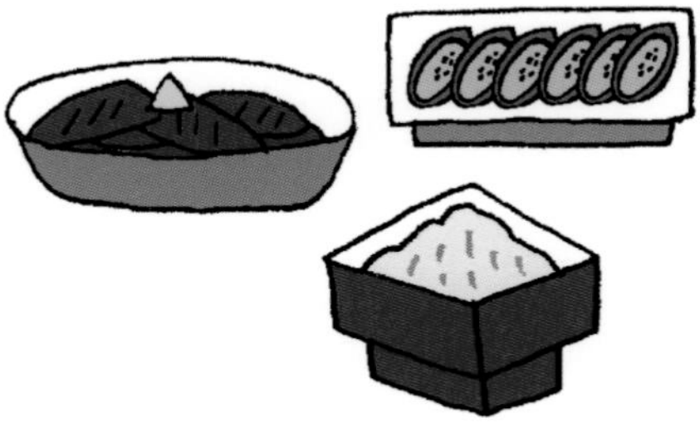

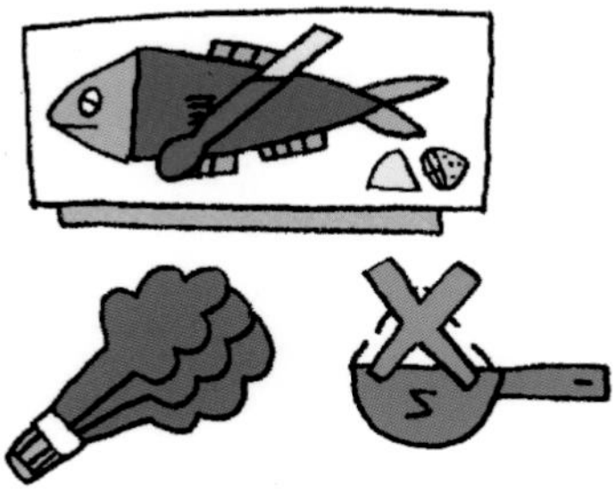

る肝臓への負担減の他、ナトリウムを排泄する働きがあるので高血圧や血糖値も抑制し、また、噛みごたえがあるので、食べ過ぎ防止にも役立つので、糖尿病にも効果があります。きちんと摂取すると、合併症や生活習慣病リスクも下がっていきます。すでに肝臓病の症状が出ている人や肝硬変の人の、便秘から来る肝性脳症（→Ｐ151）の防止にも役立ちます。

食物繊維は1日20gの摂取を目安として、毎日野菜や、豆類や海藻、きのこから摂るように心がけましょう。特に海藻やきのこ類はカロリーも低いので積極的に多く摂りたいものです。果物やシリアルからでも摂取可能です。白米を玄米にするだけでも多くの食物繊維を摂ることができます。

かつては肝臓に栄養が保存できないため、肝臓病患者の食事＝高エネルギー食と言われていましたが、十分に栄養が摂取可能な現代では、腹八分目におさえたり、規則正しく食事をしたり、バランスよく食べたりとむしろ管理・制限の方に重点がおかれます。

肝臓に良いアミノ酸とそれを含む食品

アミノ酸	食品の例	働き
タウリン	まぐろの血合い、たこ、やりいか、ほたて	肝細胞の再生を助ける。解毒機能を高める。コレステロール値を下げる
リジン	かつお、白花豆、牛肉、豚肉	傷ついた組織を修復する。肝機能を高める。抵抗力が落ちているときには特に重要
ロイシン・イソロイシン	牛肉、豚肉、さけ、プロセスチーズ	肝機能を高める。牛乳や乳製品は両方を含む
レクチン	インゲン豆、レンズ豆、大豆、じゃがいも	細胞の活性化、免疫力のアップに
グリシニン	豆腐、豆乳、きな粉、かまぼこ	コレステロールや中性脂肪を排出する。脂肪肝の予防に。大豆タンパクの半分近くを占める
スレオニン	ゼラチン、スキムミルク、卵、本まぐろの赤身	肝臓に脂肪がたまるのを防ぐ。細胞の再生をうながす

各ビタミンを多く含む食品

ビタミンA

西洋かぼちゃ、にんじん、ほうれん草、モロヘイヤ、銀だら、うなぎなど

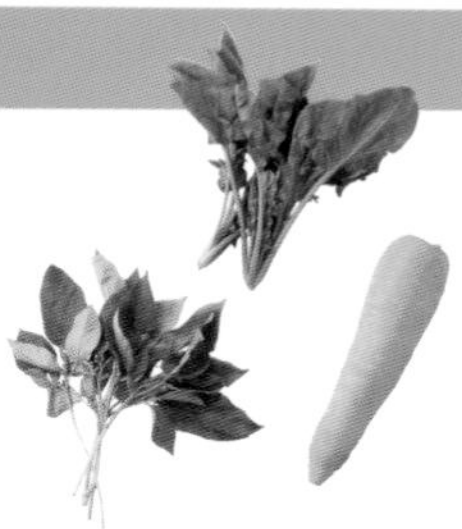

ビタミンC

赤パプリカ、ブロッコリー、いちご、柿、キウイフルーツ、グレープフルーツなど

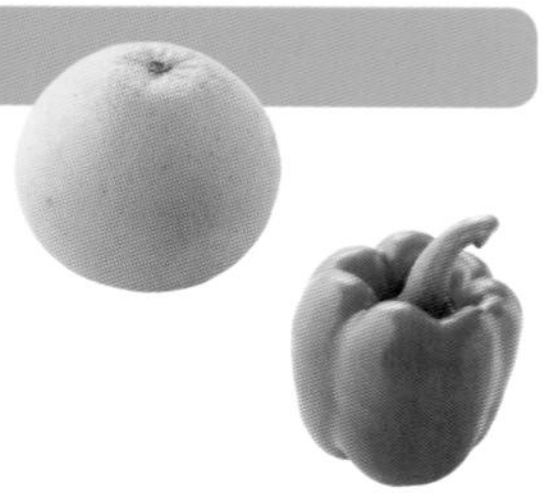

ビタミンE

アーモンド、ヘーゼルナッツ、西洋かぼちゃ、あゆなど

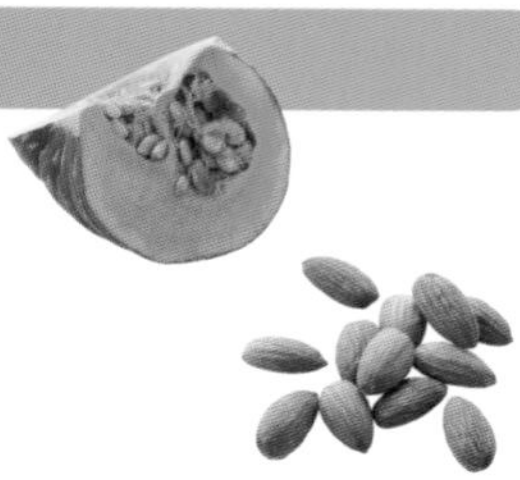

ビタミンB_6

かつお、まぐろ、さけ、さんま、バナナ、柿など

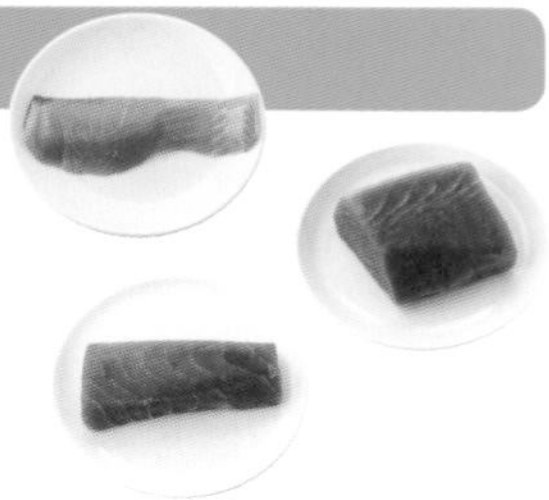

ビタミンB_2

かれい、ぶり、いわし、乳製品など

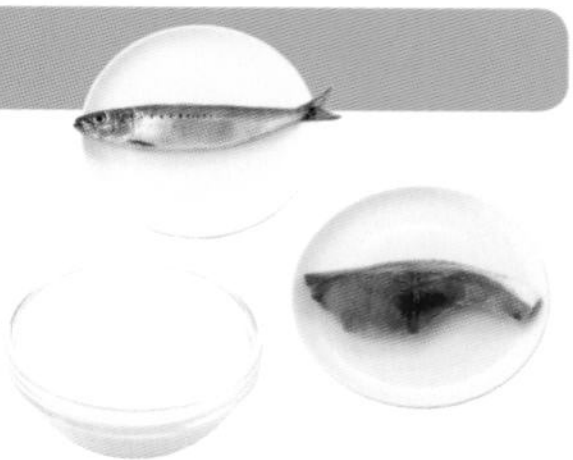

ビタミンB_{12}

牛レバー、豚レバー、かき、さんま、あさりなど

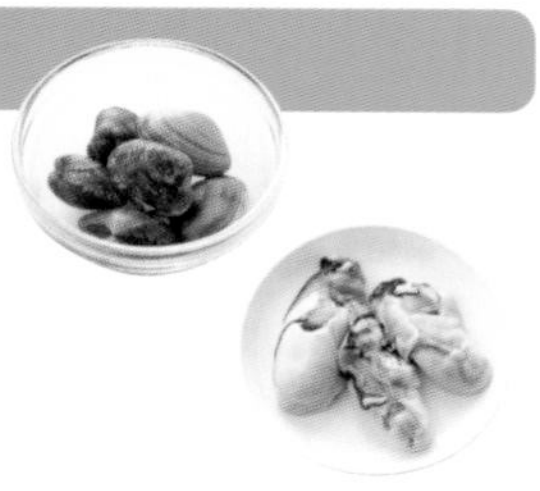

食事は規則的に、そして食後は肝臓を休ませよう

ポイント

- 現代では高エネルギー食は不要
- 不規則な食事は肝臓に負担
- 果糖の多い果物は朝に
- 消化に時間のかかる肉類は昼に
- 食後30分は横になるなどで身体（と肝臓）を休める
- 栄養が肝臓に保存できない肝硬変の人は少量夜食をとってもよい

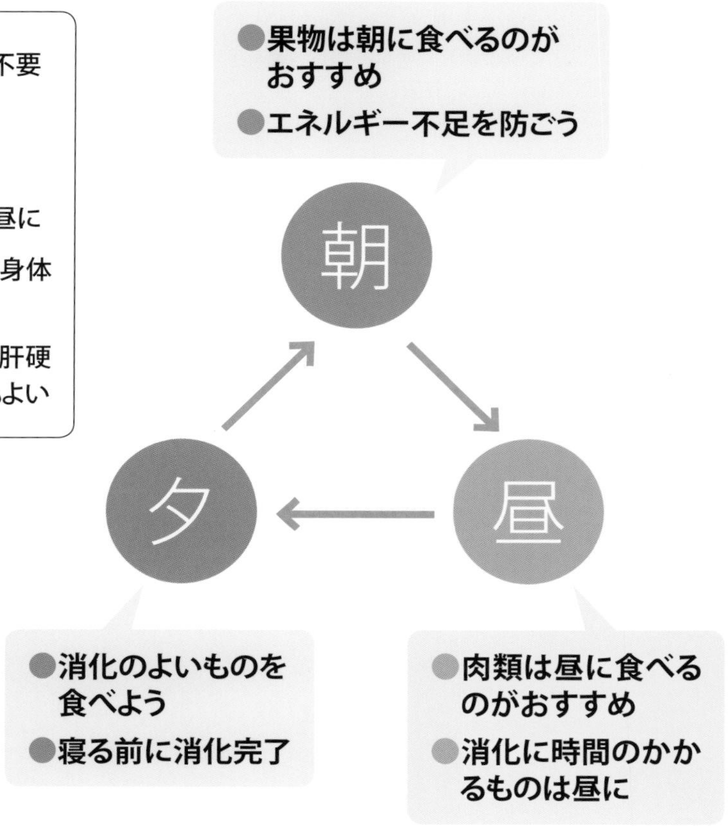
●果物は朝に食べるのがおすすめ
●エネルギー不足を防ごう
朝
昼
夕
●肉類は昼に食べるのがおすすめ
●消化に時間のかかるものは昼に
●消化のよいものを食べよう
●寝る前に消化完了

食後は休憩しよう

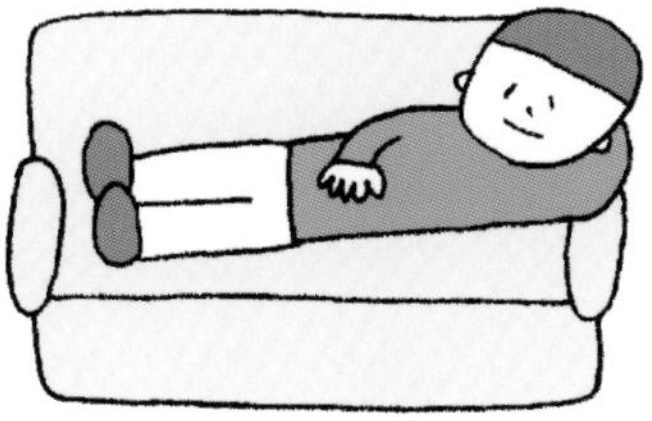

1日3食を守る

不規則な食生活は、肝臓へ負担をかけてしまいます。1日3食を規則正しい時間に食べ、1日の摂取エネルギー量を朝、昼、夕と均等に振り分けることも心がけましょう。

朝食は1日のスタート。食べてエネルギー補給をし、肝臓へもエネルギーを送ります。食欲がないときは、スープを飲むだけでも違います。また、果糖の多いフルーツは朝に食べるようにしましょう。

昼食後の時間帯は、消化活動が盛んなとき。消化に時間のかかるもの、肉類などは昼食に食べるようにしましょう。ただし、消化が盛んとはいっても、食べ過ぎには注意。食後30分は、身体と肝臓を休ませたいもの。横になって休むのが理想ですが、勤務中など難しいときは、机での15分の仮眠でも効果があります。

夕食は消化のよいものを就寝の3時間前までには食べ終わることが理想。夕食の時間を少し早めて、食物がちゃんと消化された状態にするとよいでしょう。

献立例から見る具体的な改善ポイント

今まで食べていたものが、どのくらいのエネルギー、たんぱく質、脂質だったのかを、具体的な献立で比べてみましょう。本書で紹介するレシピを献立にまとめてみたので、それぞれ見比べてください。

改善前の食事

ロースカツ定食

エネルギー	たんぱく質	脂質
1008kcal	41.9g	51.7g

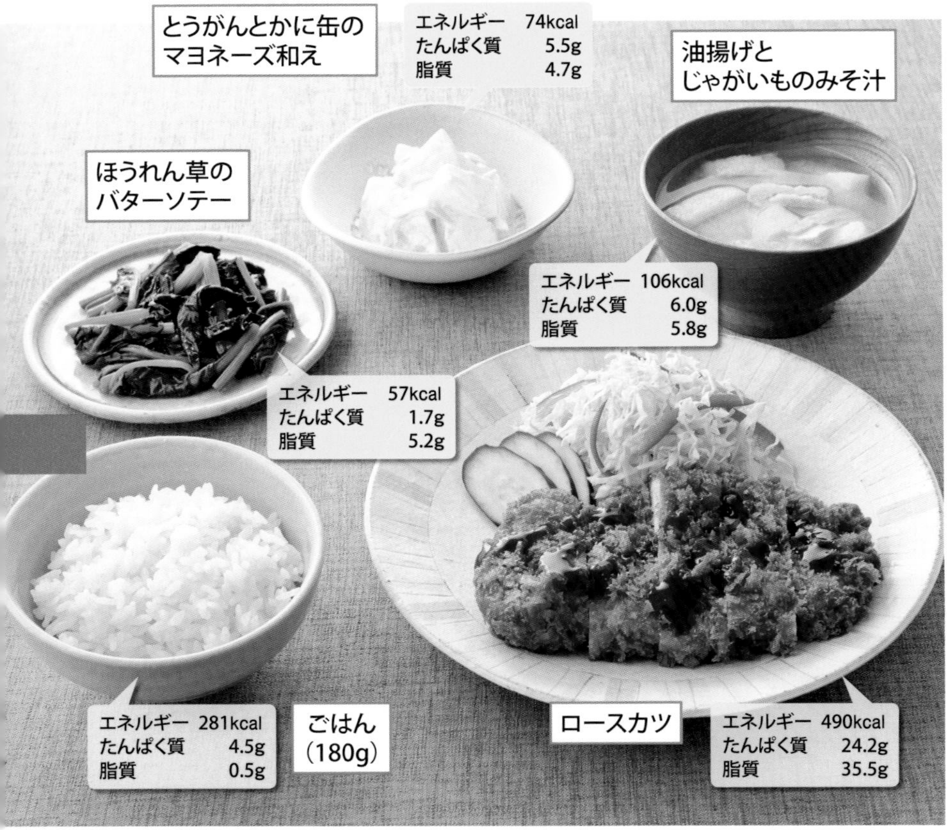

とうがんとかに缶のマヨネーズ和え
エネルギー 74kcal たんぱく質 5.5g 脂質 4.7g
油揚げとじゃがいものみそ汁
エネルギー 106kcal たんぱく質 6.0g 脂質 5.8g
ほうれん草のバターソテー
エネルギー 57kcal たんぱく質 1.7g 脂質 5.2g
ごはん（180g）
エネルギー 281kcal たんぱく質 4.5g 脂質 0.5g
ロースカツ
エネルギー 490kcal たんぱく質 24.2g 脂質 35.5g

改善すべきポイント

いつもの献立に少しの工夫をすることでエネルギーを減らすことができる！

肝機能に効果的な働きをするたんぱく質とビタミンを摂るように心がけましょう。

おかずを減らしてカロリーを抑えるよりは、ごはんやパン、麺などの主食の分量で１日の摂取エネルギーの調整をするようにしましょう。

油を使うソテーを和えものにするだけで減塩、低カロリーになります。

カツも揚げるのではなく、オーブントースターで焼くなどの工夫でカロリーを抑えることができます。

また、汁物は塩分が多いので、１日に１杯、もしくはすまし汁にして調節するなどしましょう。

改善後の食事

せんべいカツ定食

エネルギー	たんぱく質	脂質
584kcal	30.1g	10.1g

●副菜はマヨネーズ和えにするとカロリーや塩分が高くなる。寒天寄せにすると、寒天は食物繊維豊富で脂質の代謝を助け、カロリーがかなり抑えられるため、－56kcal を実現

●香りのあるみょうがを使ったり、油揚げを焼いて香ばしくしたりすることで、塩分をカットできる
●油揚げを湯で油抜きするひと手間で、余分なカロリーと脂質をカット

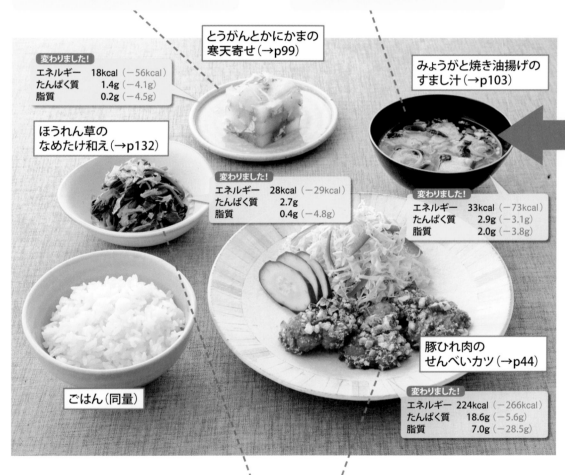

●バターを使うソテーは、和えものにすることで低カロリーに

●低脂肪なひれ肉を使うことで脂質とエネルギー過多を予防
●油で揚げるのではなく、食べごたえのあるせんべいを衣にし、オーブントースターで焼くことで低カロリー、低脂質に

お酒による肝臓へのダメージ

アルコール摂取量の見直しも大切

強い人ほど要注意！

いわゆる「お酒に強い人」と肝臓が受けるダメージとの間にはあまり関係がありません。逆に、いわゆる「お酒に強い人」の方が飲酒量が多くなりがちで、アルコールの代謝物であるアセトアルデヒド（細胞に対して強い毒性がある）の生産も多いのです。その後さらに代謝されて無害な酢酸になり排出されるとはいえ、その代謝も肝臓で行われるのですから、肝臓へのダメージが大きい、というわけです。

また、いわゆる酒豪という方の中には、検診前だけ禁酒して数値の改善を期待する人もいるようですが、これは逆に危険です。γ―GTPだけは低下しますが、他の数値は下がりません。それどころかγ―GTPに異常がないことで病態の発見が遅れる原因にもなりますので、いつも通りの生活で検診を受け、検査前だけの断酒は、身に覚えのある人ほどやめた方がよいでしょう。

お酒の種類と摂取量

摂取量は純粋なエチルアルコールの量として、1日約20gが健康を害せずに飲める量とされています。多くても25gでしょう。これをそれぞれのお酒に換算したものが左ページ上の表です。

かなり物足りないと思われるかもしれませんが、さらにアルコール性肝障害のリスクは、1週間の飲酒量に比例して高まることが知られています。1週間でどのくらい摂るのか、それは表の5倍まで、つまり週に2日は休肝日を作るべきだということです。また65歳以上の人、および女性の方は、加齢による肝機能低下がありますので、これらの半分から3分の2までに抑制することが必要です。

飲酒による肝臓の損傷

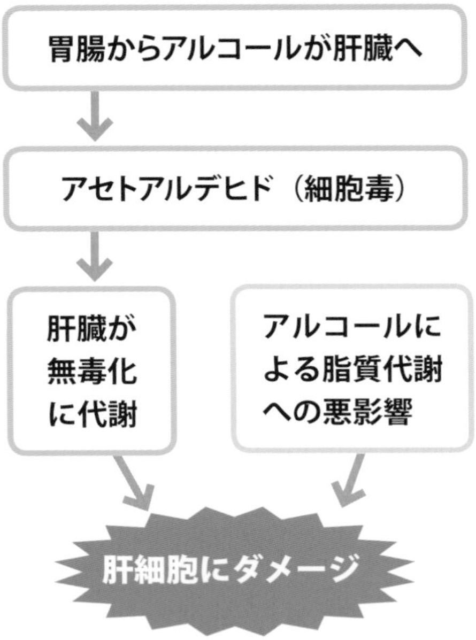

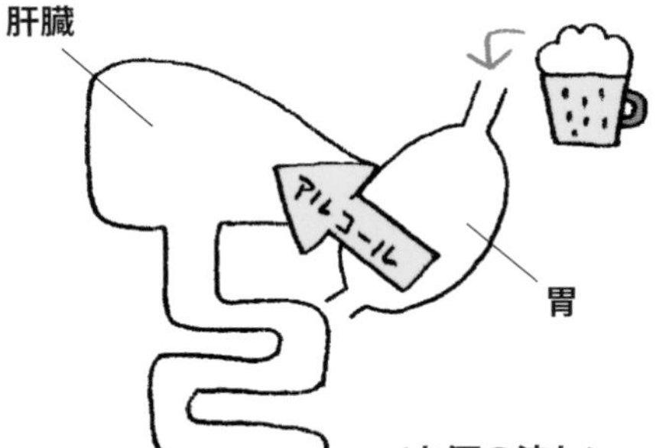

＜お酒の流れ＞

お酒の種類と1日あたりの摂取量の目安

日本酒	1合（180ml）
ビール	大ビン1本（640ml）
黒ビール	大ビン1本弱（576ml）
ワイン	グラス2杯（240ml）
ウイスキー	ダブル1杯（67ml *43度）

ブランデー	グラス1杯（67ml *43度）
焼酎	お湯割1杯（82ml *乙類35度）
梅酒	グラス2杯（222ml）
ジン	グラス1杯（61ml *47度）

※『明解！　あなたの処方箋　最新版本気で治したい人の肝臓の病気』学研パブリッシング　参照

肝臓によいおつまみ

おつまみを選ぶポイント

- アルコール代謝をうながすビタミンを多く摂取
- 揚げ物は1回1品まで
- 味の濃いタレより塩味
- 野菜を積極的に選ぶ

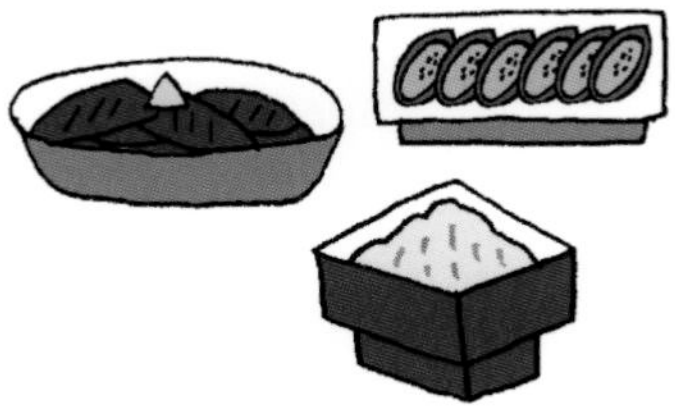

飲む前に食べておきたいおすすめおつまみ

枝豆　冷や奴　ほうれん草のごま和え　いか刺し身

アミノ酸＋ビタミンで肝臓の機能を助ける。カロリーも低い。

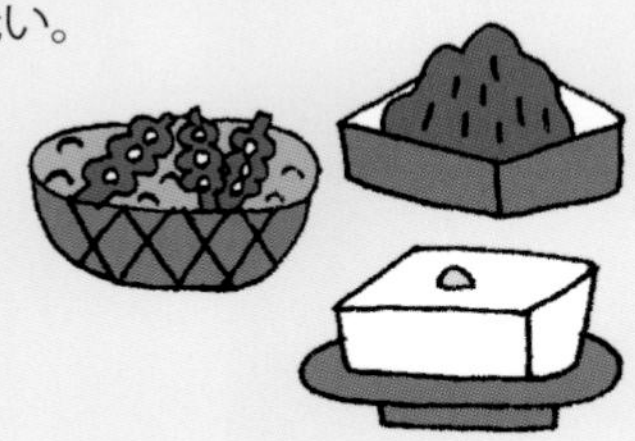

肝機能を高めるつまみ

適量を守り、休肝日も実行しているだけではまだ不安。付き合いでときどき適量を超えるし……という方には、おつまみを利用して肝臓をいたわる、という食事療法の応用があります。

まずはたんぱく質やビタミンの豊富なつまみを選ぶこと。野菜を積極的に摂ること。脂質（揚げ物、脂身、マヨネーズ、ドレッシング）や塩分（しょうゆ、みそ、たれも含む）を控えること。

こういった気遣いは、慣れてしまうと思いのほか苦になりません。塩分は調味料に含まれるよりも、直接塩味を感じられる方が摂取量が少なくなりますし、同じ食材でも脂を控えるだけでカロリーを大きく減らせます。

今まで、とりあえずこれでと食べていたときよりも、メニューのバリエーションが増えるかもしれません。量を飲まなくても楽しい、味わい深いお酒の席にすることも大切なことです。

肝臓病の食事療法①

脂肪肝の場合

適正エネルギー量を守る

肝臓に過剰な脂肪が蓄積してしまい、正常な肝細胞が減少した状態、それが脂肪肝です。健康な肝臓の脂肪量は3％くらいですが、30％を超える場合が脂肪肝と呼ばれます。

もちろん原因は食べ過ぎや飲み過ぎであることは言うまでもありません（アルコール性の肝障害は次項で解説します）。身体を維持するためのエネルギー＋活動で消費するエネルギーの量と、摂取するエネルギー量が釣り合っておらず、摂取エネルギーが過剰な状態なのです。

肝細胞が減少すれば、当然十分な機能を果たすことはできません。さらに最近では病状が進んで炎症（肝炎）や線維化《せんいか》に移行する非アルコール性脂肪肝炎（NASH）に進展することが注目されています。さらにNASHから肝硬変や肝がんにもなります。

とは言うものの、脂肪肝の段階ではまだ「脂肪が過剰に蓄積されている」状態ですから、食事療法で健康な肝臓に戻すことが可能です。その食事療法というのは、自分の身体、生活に合った適正エネルギー量を守った食生活です。

適正エネルギー量の目安は自分で計算しよう

では、適正エネルギー量というのは果たしてどのくらいなのでしょうか。まず、左ページを見ながら標準体重を設定しましょう。この「係数22」のときが統計学的にもっとも病気になりにくいとされており、よく使われます。標準体重プラスマイナス10％の範囲内で体重をコントロールすることが理想です。

その目標体重に身体活動レベルに合わせた係数（体重1kgあたりの1日の消費エネルギー）をかけた数値が1日に摂取するエネルギー量の目安となります。係数は低い人で25～30、普通の人で30～35とされていますが、会社勤め、社内勤務ならやや低めの数値で考えてよいでしょう。出た適正エネルギー量を1日3食に振り分けて摂ります。

さて、脂肪肝の人の実際の献立を考えるとき、どのようにしたらよいか、となるところですが、注意したいのが、食事全体の量を減らすのではなくて、あくまでもエネルギー量を減らすことです。

エネルギー量の低い食材の利用、間食や缶コーヒー、缶ジュースの制限、糖質・脂質の摂取を減らすといった要点がありますが、簡単でわかりやすいのは「主食であるごはんやパン、麺類を減らす」「脂質の多い肉ではなく、魚や豆の料理からたんぱく質を摂るようにする」ことを心がけるとよいでしょう。またあまり遅い時間に夕食を摂らない、食事はよく噛んでゆっくり摂るなども大切です。

脂肪肝とは

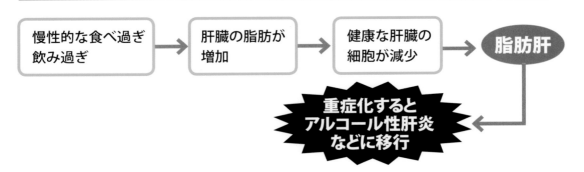

慢性的な食べ過ぎ
飲み過ぎ
→ 肝臓の脂肪が増加
→ 健康な肝臓の細胞が減少
→ **脂肪肝**
→ **重症化するとアルコール性肝炎などに移行**

適正エネルギー量の求め方

標準体重

身長 □ m × 身長 □ m × 22 ＝ □ kg

×

身体活動量 □ kcal

- 低い　25 ～ 30kcal/kg　活動量が少ない／安静
- 普通　30 ～ 35kcal/kg　普通に仕事をしている
- 高い　35kcal/kg 以上　活動量が多い～激しい

＝

適正エネルギー量 □ kcal

※中高年で非肉体労働の場合は多くが「低い」に該当する

脂肪肝の食事療法

原因は食べ過ぎ
飲み過ぎ
→ 摂取カロリーを減らせば改善！
→ 低カロリー食材を利用する
→ 間食や甘い飲料を控える
→ 糖質、脂質の摂取を控える

コツ

- おかずより主食（ごはん、パン、麺など）を減らす
- 脂質の多い肉よりも魚や豆を食べる

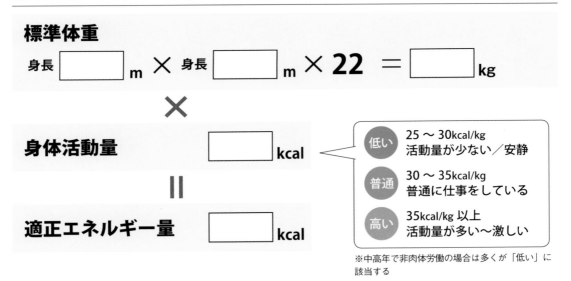

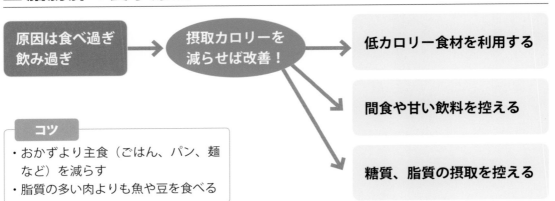

栄養素別におよその摂取目安量を知ろう

栄養素はバランスよく摂りたいものです。しかし、どの栄養素をどのくらい摂ったらいいのかがわかりにくいもの。体重、病状の進行具合によって変わってきますが、60kgの人の分量を目安として明記するので、各栄養素のおおよその分量を知りましょう。

体重60kgの人の一日の栄養量の目安

エネルギー量	脂質	たんぱく質	糖質	塩分
1600kcal	40g	80g	250g	10g （肝硬変の場合は7g以下に）

※少なめにを心がけます。

脂肪肝の人の食品別摂取量の目安とは？

上記の栄養素を摂るために、次にそれぞれの食品ごとの摂取目安量を考えます。栄養計算が面倒な人は、下の主な食品から目安値を算出しておくと便利です。下記表は、体重60kgの人が一日に摂るとよいとされている食品それぞれの目安量です。

主食、砂糖、油

糖質、脂質は控えめにする

ごはん	300g（茶碗２膳）
パン	70g（６枚切り食パン１枚）
果物	150g（みかん約１個）
砂糖	10g
植物油	15g（植物油大さじ3～4杯）

調味料

濃い味つけを控え、薄味にする

みそ	10g（小さじ２杯弱）
しょうゆ	20g（大さじ１杯強）
塩	5g（小さじ１杯弱）

※『明解！　あなたの処方箋　最新版本気で治したい人の肝臓の病気』学研パブリッシング　参照

主菜、乳製品

肉より魚から脂を摂るようにする

魚	100g（いわし約１尾）
肉	80g（鶏ささみ２本弱）
卵	50g（小１個）
豆腐	100g（1/3丁）
ヨーグルト	100g

副菜

ビタミン、ミネラルは多く摂りたい

緑黄色野菜	100g（ブロッコリー1/3株、ピーマン１個）
その他の野菜	200g（玉ねぎ2/3個、きゅうり１本）
海藻／きのこ	適宜
いも類	100g（里いも２個）

あなたに合った摂取量を計算してみましょう

（あなたの体重 ＿＿ kg × 食品別摂取量 ＿＿ g）÷ 60 kg
（P.20の下の表）

＝ ＿＿ g

※表は体重60kgの人の目安なので、あなたに合った分量にするためには、体重1kgに換算するために60kgで割っています。

※注：上記はあくまで目安であり、医師などの栄養指導を受けている場合はそちらが優先します。

例えば、体重75kgの脂肪肝の人の場合

主食のごはんの量は

75kg × 300 g ÷ 60kg=375g（およそ茶碗2.5膳）

このことから1日に茶碗2.5膳は摂取していいとわかります。この2.5膳を3食分に振り分けましょう。

あなたの食品別摂取量を書き込んでみよう!!

上の計算式で自分に合った量を書き出してみると、どのくらいの分量を1日に食べていいのかの目安がわかります。

主食、砂糖、油

ごはん ＿＿ g

パン ＿＿ g

果物 ＿＿ g

砂糖 ＿＿ g

植物油 ＿＿ g

主菜、乳製品

魚 ＿＿ g

肉 ＿＿ g

卵 ＿＿ g

豆腐 ＿＿ g

ヨーグルト ＿＿ g

適正エネルギー

＿＿ kcal

調味料

みそ ＿＿ g

しょうゆ ＿＿ g

塩 ＿＿ g

副菜

緑黄色野菜 ＿＿ g

その他の野菜 ＿＿ g

海藻／きのこ 適宜

いも類 ＿＿ g

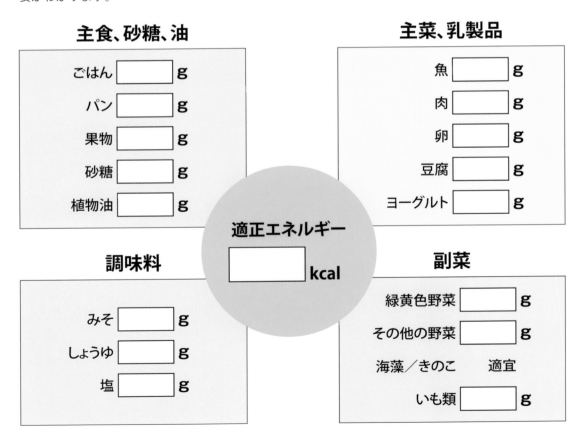

肝臓病の食事療法②

アルコール性肝障害の場合

まずはお酒を控える

アルコール性肝障害の場合、原因はハッキリしています。慢性的な、過度の飲酒です。アルコールは肝臓で数段階の過程を経て無害なものへと分解され、排出されるのですが、この過程で発生するアセトアルデヒドは細胞に対して強い毒性を持っています。これがアルコール性肝障害の原因です。お酒を飲む以上、回避することはできません。

つまり、最大の対策はお酒を控えること。どんな食事療法があろうと、これが第一歩であり、もっとも効果がある治療法です。

とはいえ慢性的な、多量の飲酒により破壊された肝細胞は、少々の期間、禁酒したり、食事に気を遣った程度では回復できません。検査前になってあわてて「酒断ち」しても、γ-ＧＴＰ（これはすぐ低下します）以外の検査結果に影響がないことからもわかります。アルコールの適量を守りつつ、食事で肝臓をいたわってやりそれを長期間取り組むことで十分に改善できます。

なお、ちまたで語られる「お酒に強い・弱い」も酔いに関することだけで、肝臓への負担の大きさとは関係ありません。「肝臓が丈夫だから酒に強い」と言って過信しての飲み過ぎは禁物です。

また、毎日大量の飲酒を続けている場合、アルコール依存性かもしれません。自力で禁酒することが厳しければ医師に相談し治療しましょう。

たんぱく質やビタミン

ということで、アルコール性肝障害に対する食事療法は、まず回復するまで禁酒。その上でそれぞれに合わせた食事療法をしていくということになります。

アルコール性肝炎ならば発熱や食欲不振に合わせ、治療と同時に消化の良いものを。アルコール性脂肪肝なら前項（→P21）のようにエネルギーの制限を行います。

弱ってしまった肝臓をいたわり、機能を修復していくためには、やはりたんぱく質とビタミンが欠かせません。アルコール性肝線維症（→Ｐ１４２）のように肝機能が大きく低下しているならなおさらです。

また肝硬変の場合さらにダメージは大きいので肝臓にたまりやすくダメージをさらに進めてしまう鉄分や、むくみにも影響のある塩分、肝臓に負担をかける刺激の強い香辛料といったものにも制限が加わります。

なお、軽いアルコール性脂肪肝や肝炎のような病状で、なおかつ節度を持った食生活により健康な状態を回復できれば、量は制限される(それが適量なのですが)ものの、飲酒は再開できます。

■アルコール性肝障害を引き起こす道のり

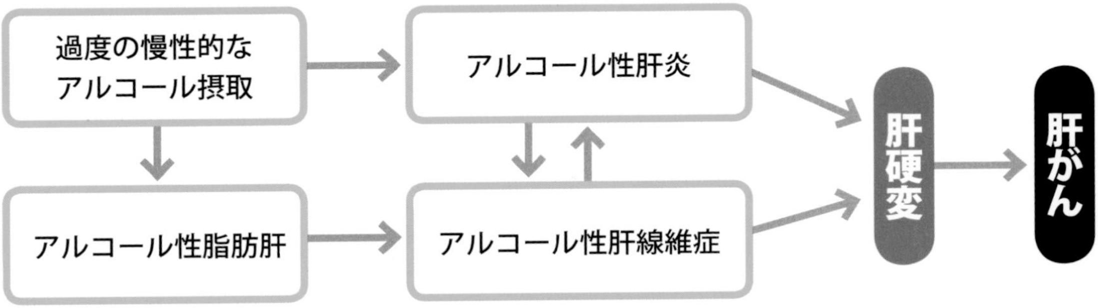

■アルコール性肝障害の食事療法

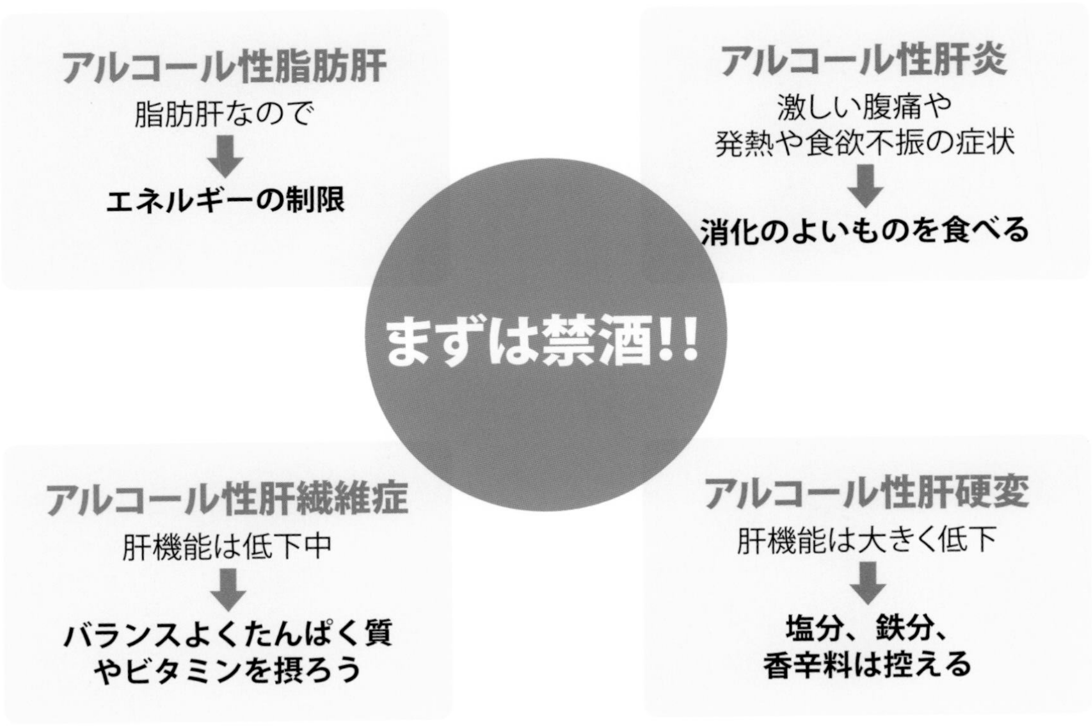

たんぱく質とビタミンで 肝臓を修復
(特にビタミンB群)

肝臓病の食事療法③
ウイルス性肝炎の場合

消化のよいもので肝臓の負担を軽く

ウイルス性肝炎の原因はそのものズバリ、ウイルス。その感染経緯や治療方法はさまざまですが、食事療法による対策はどの状態でもほぼ同じと考えてよいでしょう。

まず急性肝炎の場合。熱が出たり腹痛が起きるなど、風邪のような症状が出るため食事や水分の摂取が十分にできなくなります。そのため消化のよいもので、水分も同時に摂取できる、おかゆやうどん、にゅうめんといったものにすることで肝臓やその他の臓器の負担を軽くします。

一度に適量を食べることができなければ、朝昼晩の三食にこだわらずに回数を分け、十分なエネルギーと水分を摂れるように心がけましょう。もちろんこの期間は禁酒が原則です。

なお、急性肝炎と言えば黄疸《おうだん》。白目が黄色になる、手のひらが黄ばむといった症状がよく知られていますが、これは肝細胞の障害、または肝臓で造られる胆汁がうまく流れていないため皮膚や粘膜に沈着している様子を意味します。これが見られるときは、腹部超音波検査を受けましょう。

高たんぱく質な食品を摂る

ウイルス性肝炎も慢性期に入ると、症状は安定してきます。傷んだ肝臓を修復して機能を維持、回復させるためには、通常食に戻し、主菜、副菜、汁物、主食で成り立つ定食型でバランスよく食べるようにしましょう。症状が安定してきたら少量の飲酒は可能ですが、重症化を防ぐためには節酒しましょう。

このときやはり意識して摂りたいのが肝臓の修復に役立つたんぱく質です。たんぱく質を構成するアミノ酸の種類が偏らないように、魚、肉、豆類（豆乳、豆腐なども含む）等、食材に変化をつけたおかずをしっかり摂ります。1日（できれば1食）で、肉や魚に含まれる動物性、大豆や大豆製品に含まれる植物性両方のたんぱく質を摂るように努力するとよいでしょう。

また、肝臓の負担を減らし、いたわるための、ビタミンやミネラル各種も十分に摂りましょう。調理方法によってはビタミンが壊れてしまったり、流れ出してしまうこともありますので、効率よくビタミンが摂れるように調理法にも気をつけたいものです。

糖質や脂質の摂り過ぎによって摂取エネルギー量が過剰になり、脂肪肝、肥満や生活習慣病といった問題が起きないようにすることなどは他の肝障害と同様です。また毎日決まった時間に食べること、食後は休息をとることで、肝臓への負担を減らすことも忘れずに。

ウイルス性肝炎の進行の流れ

ウイルスの感染

↓

急性肝炎
入院し、安静に過ごし、栄養補給をすると治癒する。

→ **劇症肝炎**

→ **慢性肝炎**
急性肝炎で治りきらない一部が慢性化。ウイルスの排除が大切。

→ **劇症肝炎**

→ **肝硬変** → **肝がん**

ウイルス性肝炎の食事療法

急性肝炎の場合

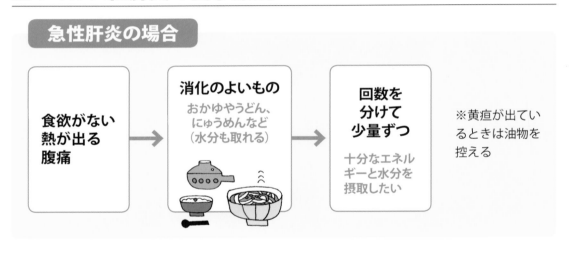

食欲がない
熱が出る
腹痛

→ **消化のよいもの**
おかゆやうどん、にゅうめんなど（水分も取れる）

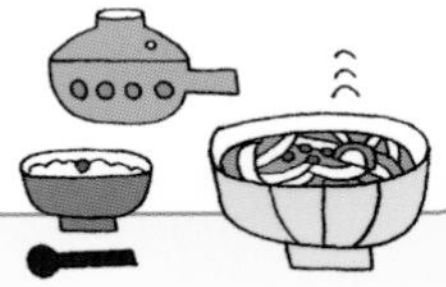

→ **回数を分けて少量ずつ**
十分なエネルギーと水分を摂取したい

※黄疸が出ているときは油物を控える

慢性肝炎の場合

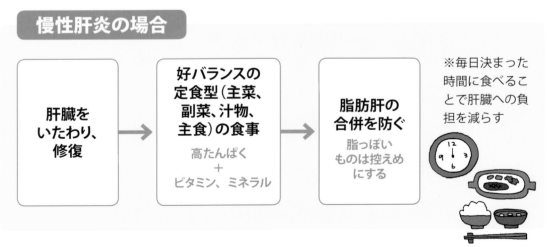

肝臓をいたわり、修復

→ **好バランスの定食型（主菜、副菜、汁物、主食）の食事**
高たんぱく
＋
ビタミン、ミネラル

→ **脂肪肝の合併を防ぐ**
脂っぽいものは控えめにする

※毎日決まった時間に食べることで肝臓への負担を減らす

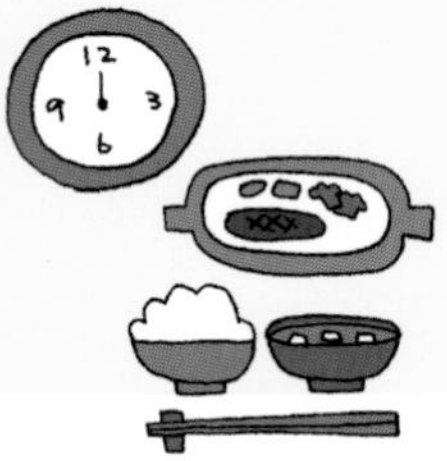

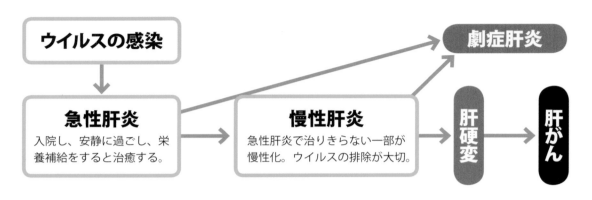

肝臓病の食事療法④
肝硬変の場合

鉄分と刺激物を控える

肝硬変とは文字通り、肝臓の細胞が硬く縮んで、機能を失っている状態です。こうなってしまうと、自然治癒力に優れた肝臓といえども、元の健康な肝臓に戻すことはできません。

それでもきちんとした治療と食事療法によって、自覚症状のない「代償期」でとどめることができれば、健康な人に近い生活ができますし、自覚症状のある「非代償期」であっても、その症状を抑えることで、悪化、さらには肝がんへの移行を抑制することが可能です。

ともあれ肝機能の低下は非常に激しいので、代償期であっても、主菜、副菜、汁物、主食のバランスのよい定食形式の食事にしていきます。

バランスだけではなく、肝臓に集まりやすく、脂質を酸化させることで肝細胞を傷つける鉄分の摂取を控えることも加わります。鉄分の多い食品としてはしじみ、ひじき、レバーがあり、これらを一度に食べ過ぎないようにしてください。

また肝臓に負担をかける香辛料やカフェインなど、刺激物を抑制することも大切です。香辛料を控えると薄味になるイメージですが、最近は健康志向が高まっており、減塩調味料でもおいしいものも増えています。それらを活用しましょう。

もちろん、いちじるしく低下した肝臓の機能を少しでも維持するために、飲酒は控えなくてはなりません。肝硬変になった肝臓は、アルコールを分解する能力がほぼなくなっていますし、その分、肝細胞を壊してきた有害物質であるアセトアルデヒドは、肝臓にとどまらず、全身各所に回りやすくなっていることも忘れてはならないでしょう。

合併症がある場合には

また肝硬変が進み、自覚症状が出てしまった状態＝非代償期になると、肝臓の修復は不可能。黄疸などだけでなく、合併症も発生します。

合併症の中でも、特に食道静脈瘤のような破裂して大出血を起こし命に関わる危険なものは、医師による治療が必要です。それだけでなく、全身に出てくる症状や合併症を緩和し、肝硬変の進行を止めるために、次のような合併症の場合は食事もさらに制限しなくてはなりません。

代謝しきれず出てくるアンモニアなどが引き起こす肝性脳症（↓Ｐ１５１）を予防するために肉、魚などの摂取を控えて、食物繊維を多く摂って便秘を防ぎます。

加えてむくみや腹水（↓Ｐ１５１）を抑えるために塩分、そして水分も制限されます。もちろん、悪化する危険があるお酒は厳禁です。

肝硬変の症状の進行と、起こる症状

肝硬変

正常な細胞の減少
↓
肝臓全体の萎縮
↓
重度の肝機能低下

肝硬変から起こる症状

黄疸／腹水／褐色尿／
クモ状血管腫／黒色便／
女性化乳房／手《しゅ》掌《しょう》紅斑《こうはん》

肝硬変の食事療法

代償期
（自覚症状はほとんどない）

●定食形式でバランスよく
主菜、副菜、汁物、主食の献立スタイル

●鉄分を控える
脂質を酸化させて肝細胞を傷つけるため控える

●刺激物を控える
唐辛子や香辛料、カフェイン等を制限する

肝臓に負担をかけ、胃潰瘍、十二指腸潰瘍の原因にもなるため

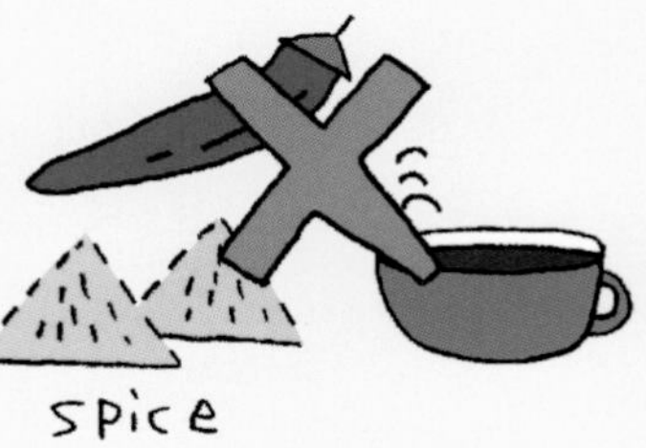

非代償期
（自覚症状がある）

●水分・塩分を控える
むくみや腹水を防ぐため塩分は１日７ｇ以下が理想

●食物繊維を多く取る
便秘からくる肝性脳症を予防する

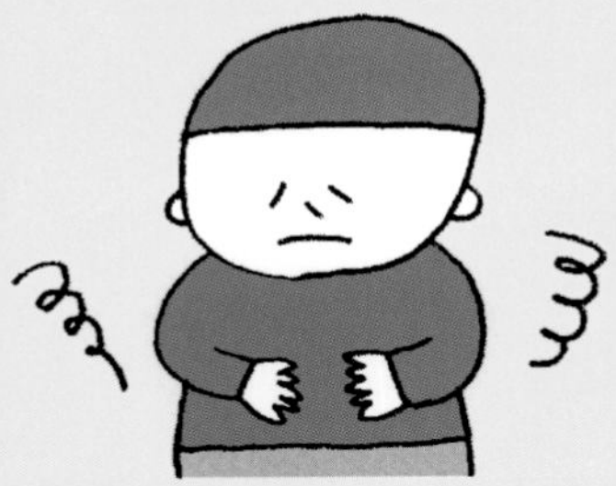

●たんぱく質を制限する
代謝しきれないために起こる肝性脳症を予防する

本書の使い方

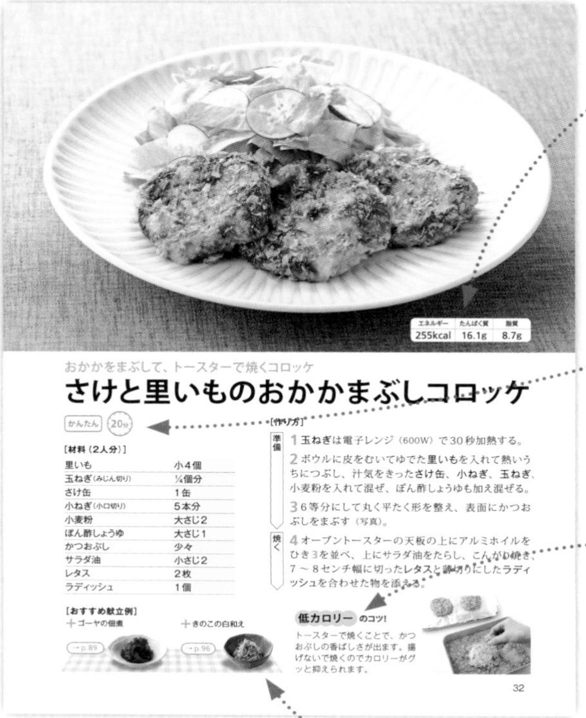
エネルギー | たんぱく質 | 脂質
255kcal | 16.1g | 8.7g

おかかをまぶして、トースターで焼くコロッケ
さけと里いものおかかまぶしコロッケ
かんたん 20分

[材料（2人分）]

里いも	小4個
玉ねぎ（みじん切り）	¼個分
さけ缶	1缶
小ねぎ（小口切り）	5本分
小麦粉	大さじ2
ぽん酢しょうゆ	大さじ1
かつおぶし	少々
サラダ油	小さじ2
レタス	2枚
ラディッシュ	1個

[作り方]

準備
1 玉ねぎは電子レンジ（600W）で30秒加熱する。
2 ボウルに皮をむいてゆでた里いもを入れて熱いうちにつぶし、汁気をきったさけ缶、小ねぎ、玉ねぎ、小麦粉を入れて混ぜ、ぽん酢しょうゆも加え混ぜる。
3 6等分にして丸く平たく形を整え、表面にかつおぶしをまぶす（写真）。

焼く
4 オーブントースターの天板の上にアルミホイルをひき3を並べ、上にサラダ油をたらし、こんがり焼き、7～8センチ幅に切ったレタスと細切りにしたラディッシュを合わせた物を添える。

[おすすめ献立例]
＋ゴーヤの佃煮 →p.89
＋きのこの白和え →p.96

低カロリー のコツ!
トースターで焼くことで、かつおぶしの香ばしさが出ます。揚げないで焼くのでカロリーがグッと抑えられます。

32

エネルギー、たんぱく質、脂質の数値を表示
それぞれのレシピに、1人分のエネルギー、たんぱく質、脂質の数値を表示しています。

アイコンですぐ分かる
「かんたん」「作りおき」「調理時間」がアイコンですぐ分かるようになっています。「かんたん」は、調理時間が10分以下のもの、電子レンジやオーブントースターを使い火加減が不要なもの。「作りおき」は、多めに作って冷蔵または冷凍しておくと便利なもの。「調理時間」は、目安です。

制限クリアに役立つ調理のコツを紹介
そのレシピに関して、低カロリーをかなえるための調理のコツを紹介しています。他のレシピにも応用できるので、覚えておくと便利です。

主菜、麺・丼・ワンプレートには、副菜、汁物・スープ、もう一品（低カロリー）のレシピの中から、調理法や味が異なり、彩りがよい、おすすめの組み合わせを紹介しています。
献立を考える際の目安として組み合わせる献立は、エネルギーはおよそ500kcal、塩分は1食3g台としています。肝臓病は制限が病態によって異なります。適切な治療のためには、エネルギーや栄養素は、多過ぎても少な過ぎてもいけません。献立例で計算して、たとえばエネルギーに余裕があるなら、「もう一品」から追加するなど、各自の制限に合わせてご活用ください。

献立のたて方

① 主菜を1品選ぶ
自分が食べたいものを選びます。

↓

② 副菜・汁物から選ぶ
主菜に合うものを選びます。主菜が肉、魚なら野菜中心の副菜から、豆腐・卵料理ならハムなどを使ったものというように、食材の偏りがないようにします。

↓

③ 余裕があればもう一品
栄養計算をして、塩分が多過ぎたら汁物をやめるなど、制限をオーバーしないように調整します。余裕があれば「もう一品（低カロリー）」から追加したり、デザートを取り入れましょう。

この本の表記について
●計量単位は、大さじ1＝15ml、小さじ1＝5ml、1カップ＝200mlです。
●材料の野菜には目安として個数などを入れていますが、食材の分量は産地、季節、個体によってさまざまです。なるべく材料のグラム数で計量しましょう。正確な計量をすることで味が決まりやすくなります。
●電子レンジの加熱時間は、600Wの場合の目安です。500Wの場合、加熱時間は2割増にしてください。

かんたんでおいしい
定番メニューが勢ぞろい！

主菜レシピ

ロールキャベツ、コロッケ、ハンバーグ、
焼売などの定番の人気メニューを
低カロリーにアレンジしました。
肉料理、魚料理から卵・豆腐料理まで、
52品を紹介します。

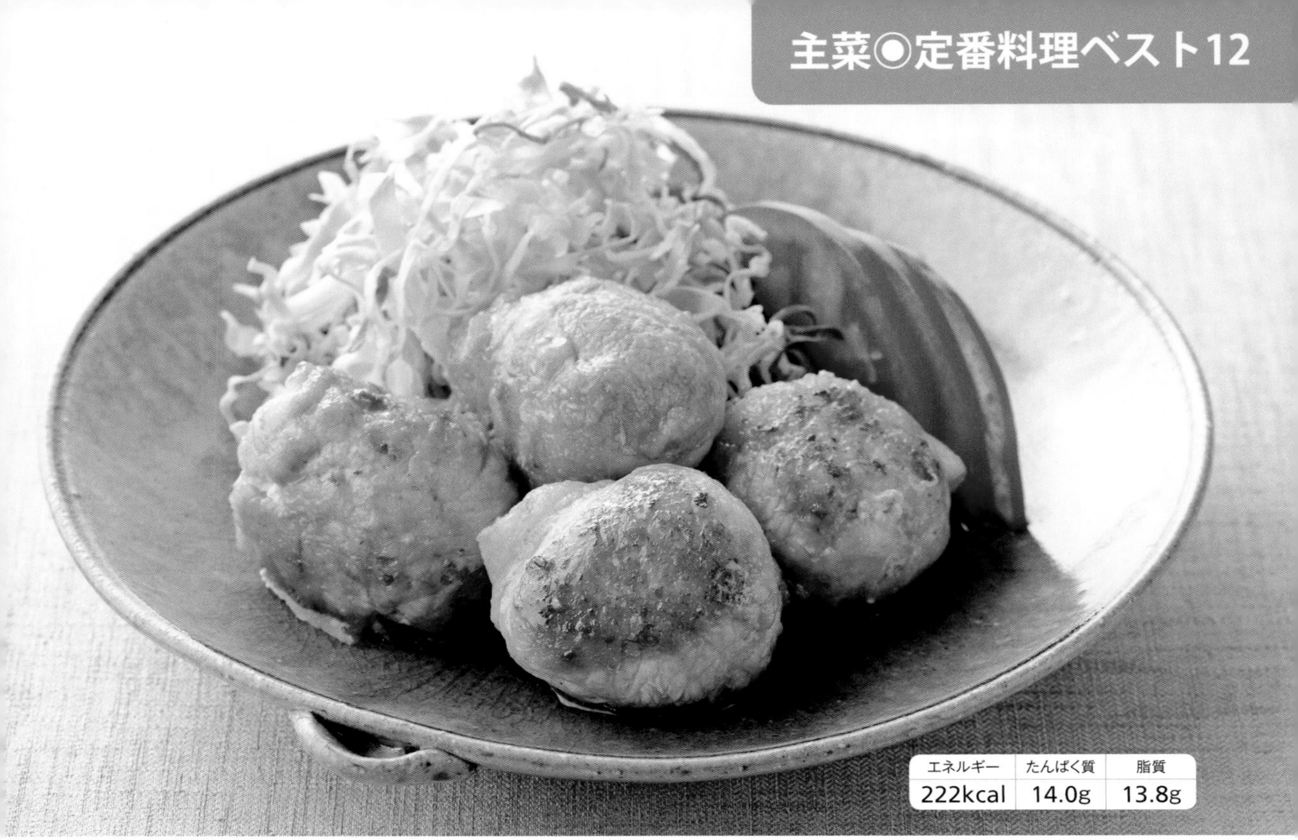

エネルギー	たんぱく質	脂質
222kcal	14.0g	13.8g

こんにゃくでも食べごたえあるボリューム

玉こんにゃくの焼き揚げ

25分（肉を漬け込む時間は含まず）

[材料（2人分）]

玉こんにゃく	8個
A だし汁	200mℓ
酒	小さじ2
めんつゆ	大さじ1
B おろしにんにく	小さじ1
おろししょうが	小さじ2
豚もも薄切り肉	150g（8枚）
小麦粉	少々
サラダ油	大さじ1
キャベツ（せん切り）	2枚分
トマト	½個

[作り方]

準備

1 鍋にAと数か所穴をあけた**玉こんにゃく**を入れて、中火で7～8分ほど煮て、汁気をきっておく。

2 1の煮汁が冷めたら、Bと**豚肉**を加え10分ほど漬ける。

巻く

3 2を広げ、薄く小麦粉をふり、1の**玉こんにゃく**を巻き、表面にも小麦粉をまぶす（写真）。

仕上げる

4 サラダ油を熱したフライパンに3を加え、転がしながら表面をこんがり焼き、器に盛りつけて、**キャベツ**と薄く切った**トマト**を添える。

[おすすめ献立例]

＋切り干し大根とじゃこのすし酢和え

→p.92

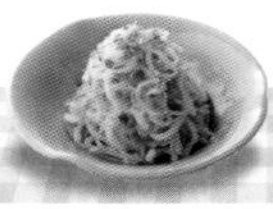

＋水菜のしょうが煮びたし

→p.129

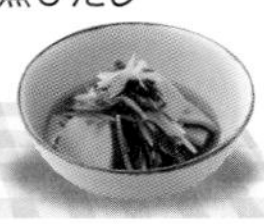

低カロリー のコツ！

カロリーの低い玉こんにゃくを、薄切り肉で巻くことで、ボリューム感がアップ。見た目は肉そのもの。

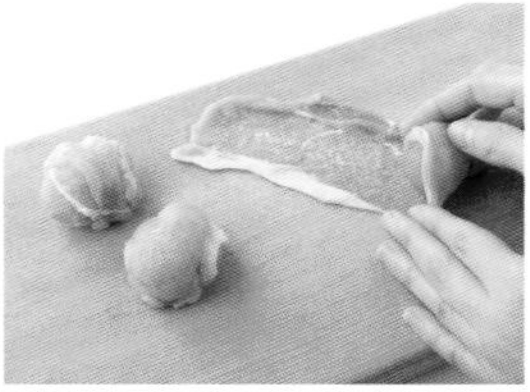

薄切りの肉と野菜を巻いていつもより低カロリー

薄切り肉のロールキャベツ

30分

[材料（2人分）]

牛肩ロース薄切り肉	140g
小麦粉	少々
にんじん	⅓本
玉ねぎ（1cmの角切り）	¼個分
キャベツ	4枚
A トマト（あら刻み）	2個分
コンソメ	小さじ1
ローリエ	1枚
塩・こしょう	各少々
水溶き片栗粉	大さじ1
パセリ（みじん切り）	少々

[作り方]

準備

1 キャベツはゆでて芯をそぎ切りにし、**にんじん**はピーラーで細くそぐ。

巻く

2 水気をふいた**キャベツ**を広げ、薄く小麦粉をふり、**牛肉**、**1**の**にんじん**、**キャベツ**の芯をのせて、巻き込み（写真）、巻き終わりを中に入れ込む（4個作る）。

煮る・仕上げる

3 鍋に**2**を敷き詰め、**玉ねぎ**と、**A**を入れて強火にかける。沸騰したら中火にして、アクを取り除き、落としぶたをして10分ほど煮込む。塩、こしょうをして、器に盛りつける。

4 煮汁を温め、水溶き片栗粉でとろみをつけて、**3**にかけ、**パセリ**を散らす。

[おすすめ献立例]

＋きゅうりのハーブ和え

→p.130

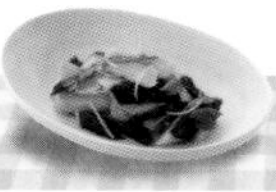

＋ブロッコリーとゆで卵のサラダ

→p.97

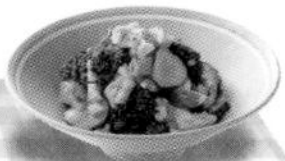

低カロリーのコツ!

薄切りにした肉や野菜を巻くことで、ひき肉をつめるよりも、低カロリー。野菜の歯ごたえも楽しめます。

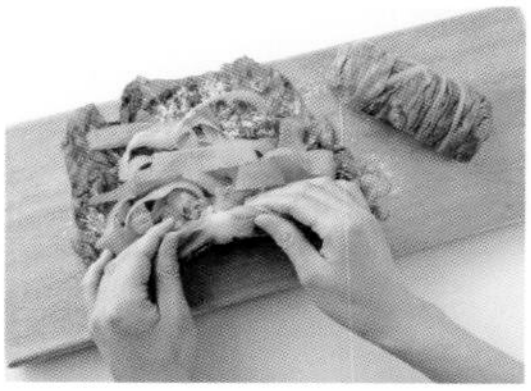

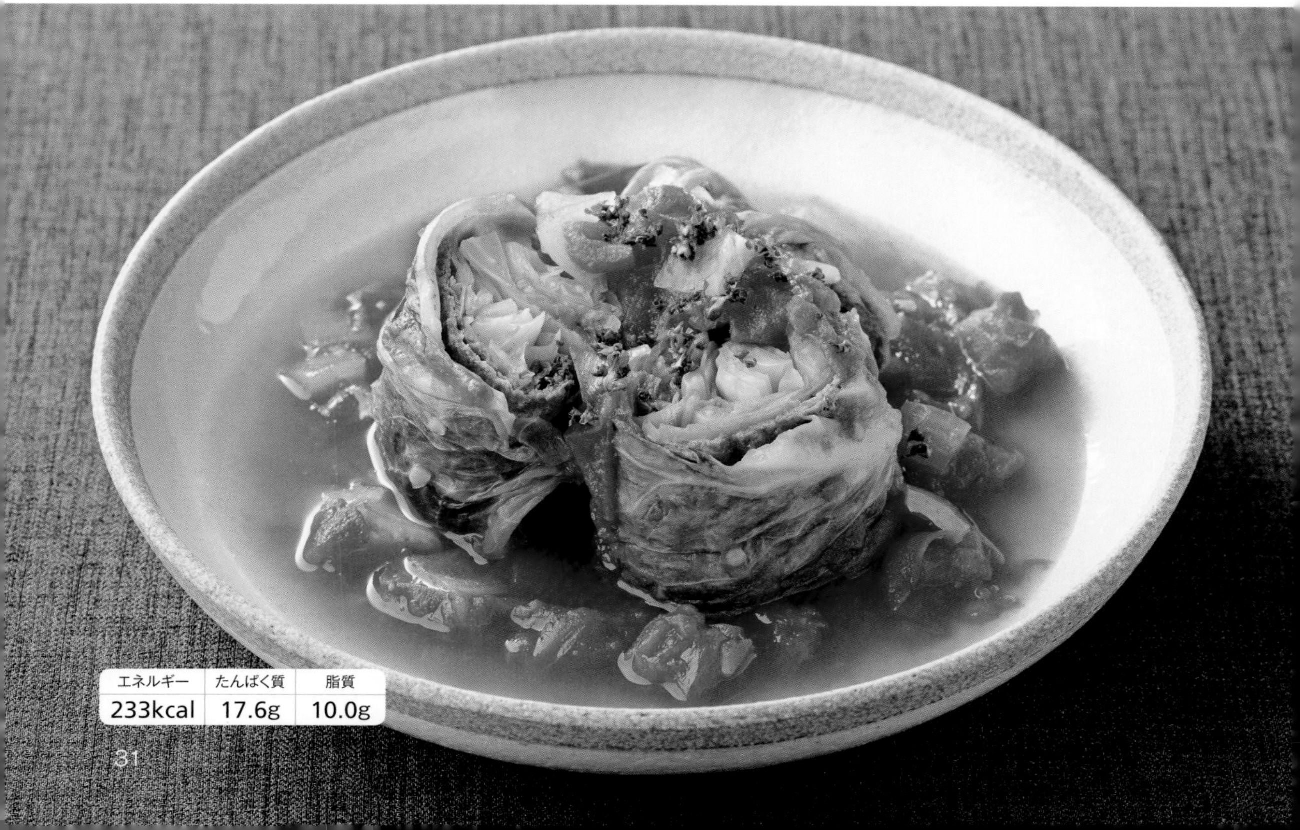

エネルギー	たんぱく質	脂質
233kcal	17.6g	10.0g

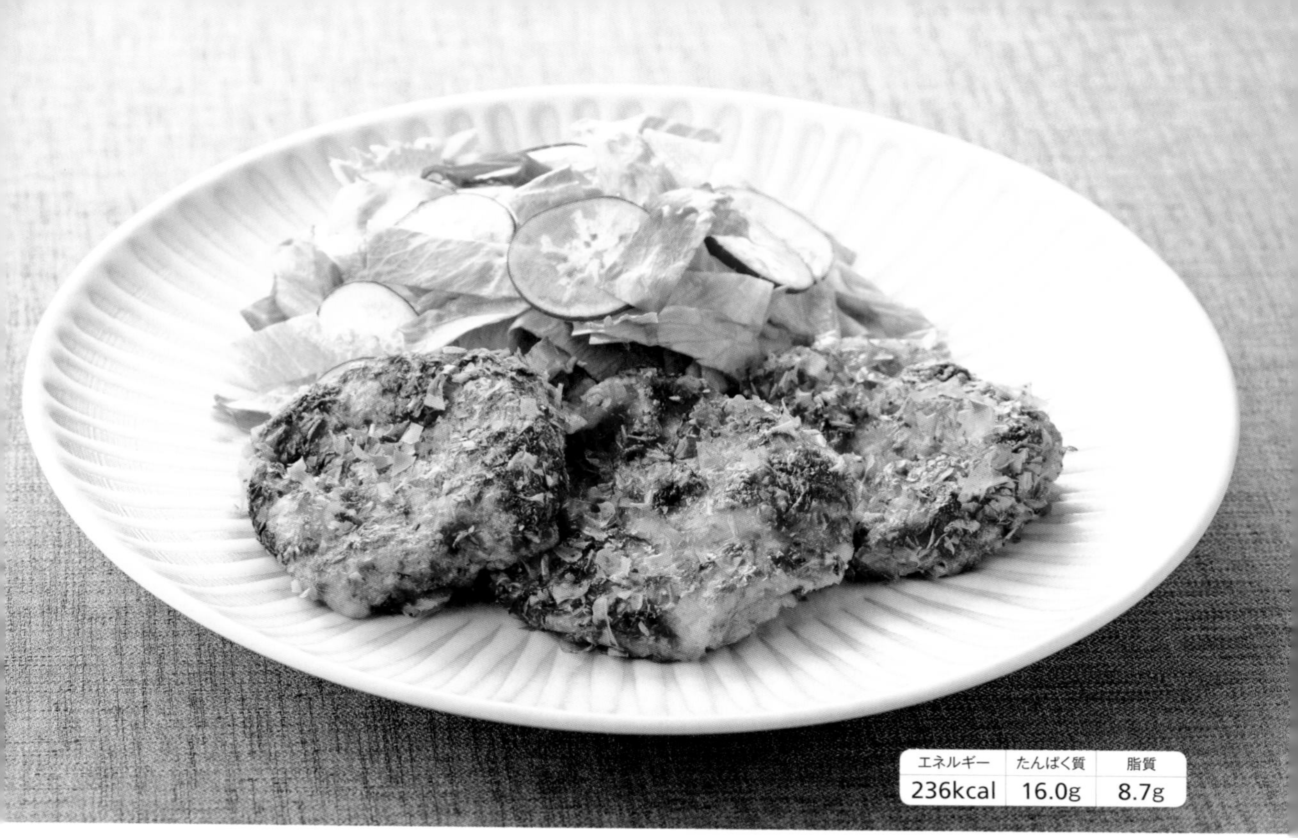

エネルギー	たんぱく質	脂質
236kcal	16.0g	8.7g

おかかをまぶして、トースターで焼くコロッケ

さけと里いものおかかまぶしコロッケ

かんたん　20分

[材料（2人分）]

里いも	小4個
玉ねぎ（みじん切り）	¼個分
さけ缶	1缶
小ねぎ（小口切り）	5本分
小麦粉	大さじ2
ぽん酢しょうゆ	大さじ1
かつおぶし	少々
サラダ油	小さじ2
レタス	2枚
ラディッシュ	1個

[作り方]

準備

1 **玉ねぎ**は電子レンジ（600W）で30秒加熱する。

2 ボウルに皮をむいてゆでた**里いも**を入れ熱いうちにつぶし、汁気をきった**さけ缶**、**小ねぎ**、1の**玉ねぎ**、**小麦粉**を入れて混ぜ、**ぽん酢しょうゆ**も加える。

3 6等分にして丸く平たく形を整え、表面に**かつおぶし**をまぶす（写真）。

焼く

4 オーブントースターの天板の上にアルミホイルをしき3を並べ、上に**サラダ油**をたらし、こんがり焼き、7～8センチ幅に切った**レタス**と薄切りにした**ラディッシュ**を合わせた物を添える。

[おすすめ献立例]

＋ゴーヤの佃煮

→p.89

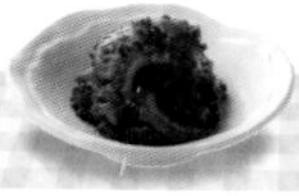

＋きのこの白和え

→p.96

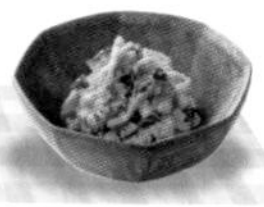

低カロリーのコツ！

トースターで焼くことで、かつおぶしの香ばしさが出ます。揚げないで焼くのでカロリーがグッと抑えられます。

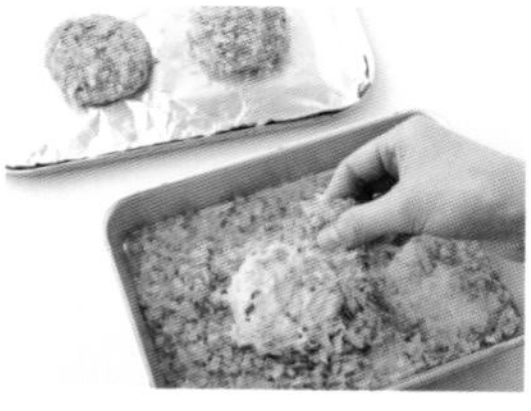

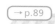

低カロリーなおからときのこでボリュームアップ

おからの和風ハンバーグ

25分（きくらげを水で戻す時間は含まず）

[材料（2人分）]

A	合いびき肉	80g
	おから	80g
	長ねぎ（みじん切り）	¼本分
	エリンギ（みじん切り）	1本分
	えのきだけ	½袋
	きくらげ	4g
	まいたけ	1パック
B	卵白	1個分
	牛乳	大さじ2
	パン粉	大さじ1
	塩・こしょう	各少々
	サラダ油	大さじ½
C	だし汁	1カップ
	ぽん酢しょうゆ	大さじ2
	水溶き片栗粉	大さじ1
	かいわれ大根	少々

[おすすめ献立例]

＋大根の白煮 （→p.128）

＋ゆでレタスのカレー酢和え （→p.133）

[作り方]

準備

1 **おから**はから炒りする。**えのきだけ**は根の部分を切りおとし、3等分にする。**きくらげ**は水で戻してから細かく刻む。**まいたけ**は小房に分ける。

2 ボウルにAとBを加え、よく練り混ぜ4等分にして、平たく小判状に形を整える（たねのみなら作りおき可）。

焼く

3 フライパンにサラダ油を熱し、2を入れて、両面にこんがり焼き色をつける。

4 空いているところに、1の**まいたけ**も加え炒め、Cを加えふたをして7～8分蒸し焼きにして、器に盛りつける。

仕上げる

5 煮汁を温め、水溶き片栗粉でとろみをつけて、4にかけ、**かいわれ大根**をのせる。

低カロリーのコツ!

おからを入れることで、ひき肉を少なくすることができます。おからは栄養豊富なので、かさ増しの強い味方。

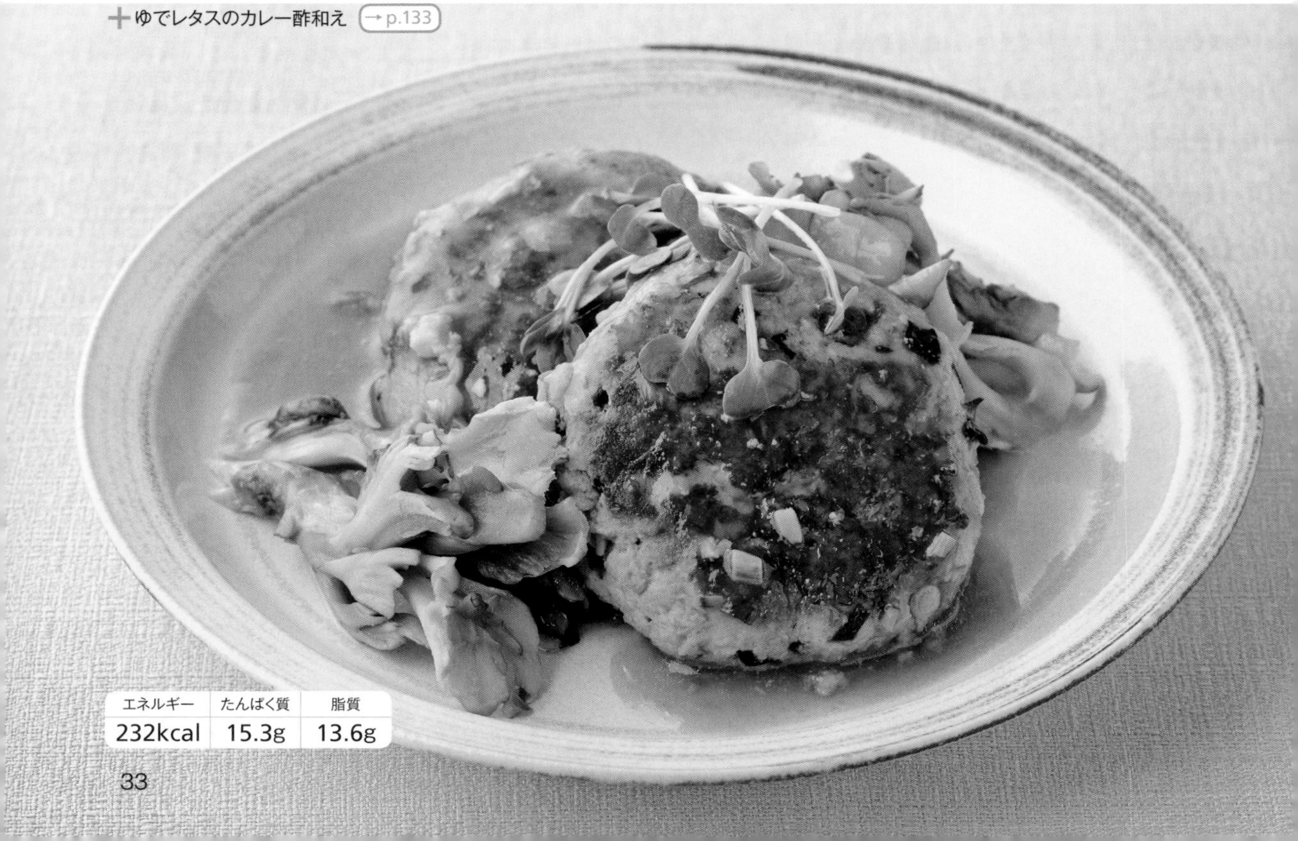

エネルギー	たんぱく質	脂質
232kcal	15.3g	13.6g

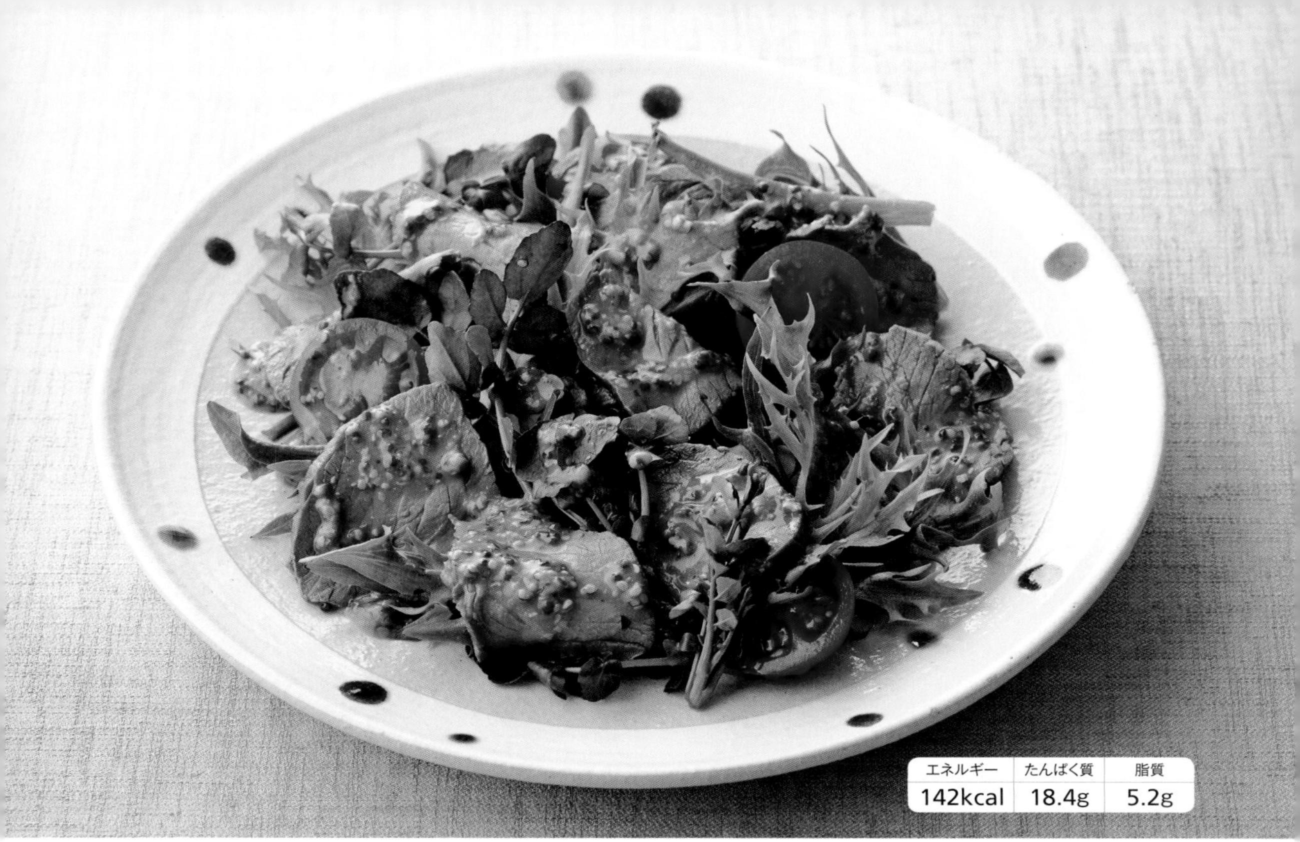

エネルギー	たんぱく質	脂質
142kcal	18.4g	5.2g

レンジを使って、手軽にごちそうメニュー

レンジローストビーフ

かんたん　20分（肉をおいておく時間は含まず）

［材料（2人分）］

牛ももかたまり肉	150g
塩・こしょう	各少々
にんにく（薄切り）	1片分
プリーツレタス	2〜3枚
クレソン	½束
ミニトマト	4個
A 粒マスタード	大さじ1
めんつゆ	小さじ2
白ワイン	小さじ1

［作り方］

準備

1 **プリーツレタス**は適当なサイズにちぎる。**クレソン**は葉先をつみ、軸は斜め切りにする。**ミニトマト**は半分に切る。

2 常温に30分ほどおいた**牛肉**に塩、こしょうをすりこみ、にんにくをはりつける。

焼く・仕上げる

3 耐熱皿に割りばしなどを間隔をあけておき、その上に**2**をのせる。ラップをしないで電子レンジ（600W）で2分半加熱し、とり出してアルミホイルで包みそのまま10分ほどおいておく。

4 アルミホイルからとり出し、**牛肉**を薄切りにして、野菜と一緒に盛り合わせ、蒸し汁と混ぜ合わせた**A**を全体にかける。

［おすすめ献立例］

＋長ねぎのコンソメ煮

→p.94

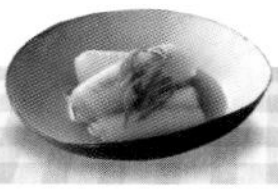

＋にんじんしりしり

→p.96

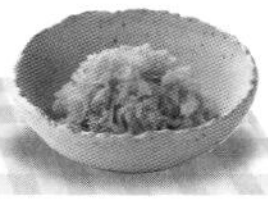

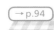

低カロリーのコツ!

アルミホイルで巻くことで、熱を逃さず保温されるので余熱で火を入れることができ、やわらかく仕上がります。

トマトのうま味が味の決め手

トマト入りすき焼き

20分

[材料（2人分）]

牛しゃぶしゃぶ用肉	120g
焼き豆腐	100g
トマト	2個
長ねぎ	½本
春菊	100g
しらたき	150g
生しいたけ	2枚
A だし汁	2カップ
酒	大さじ2
めんつゆ	大さじ2

[作り方]

準備

1 **豆腐**はひと口大に、**トマト**は細かく刻む。**長ねぎ**は斜め切りに、**春菊**は4～5cm長さにする。**しらたき**は下ゆでして適当な長さに切る。**しいたけ**は十字に飾り切りにする。

煮る

2 鍋に**A**と**1**の**トマト**を加え火にかける（写真）。

3 沸騰してきたら、残りの具材を加え、全体がしんなりするまで中火で煮込み、器に盛り合わせる。

[おすすめ献立例]

＋かぶときゅうりの梅ふりかけ和え

＋みょうがと枝豆のごま酢和え

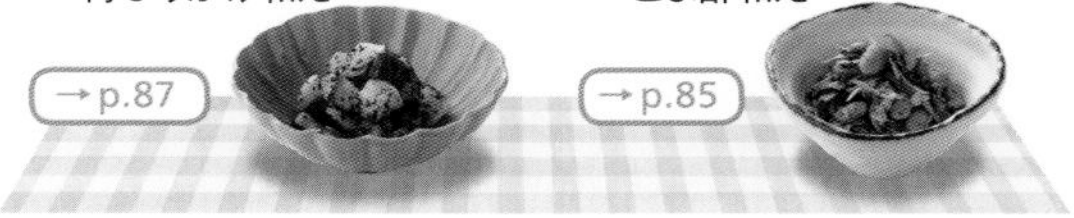

→p.87

→p.85

低カロリーのコツ！

トマトの水分もいっしょに煮込むことで、だしのうま味だけではなくトマトのうま味もしみこませることができます。

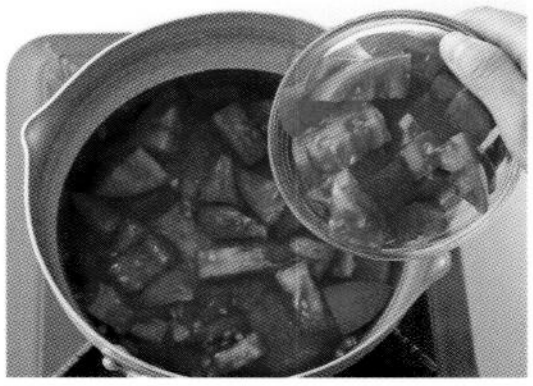

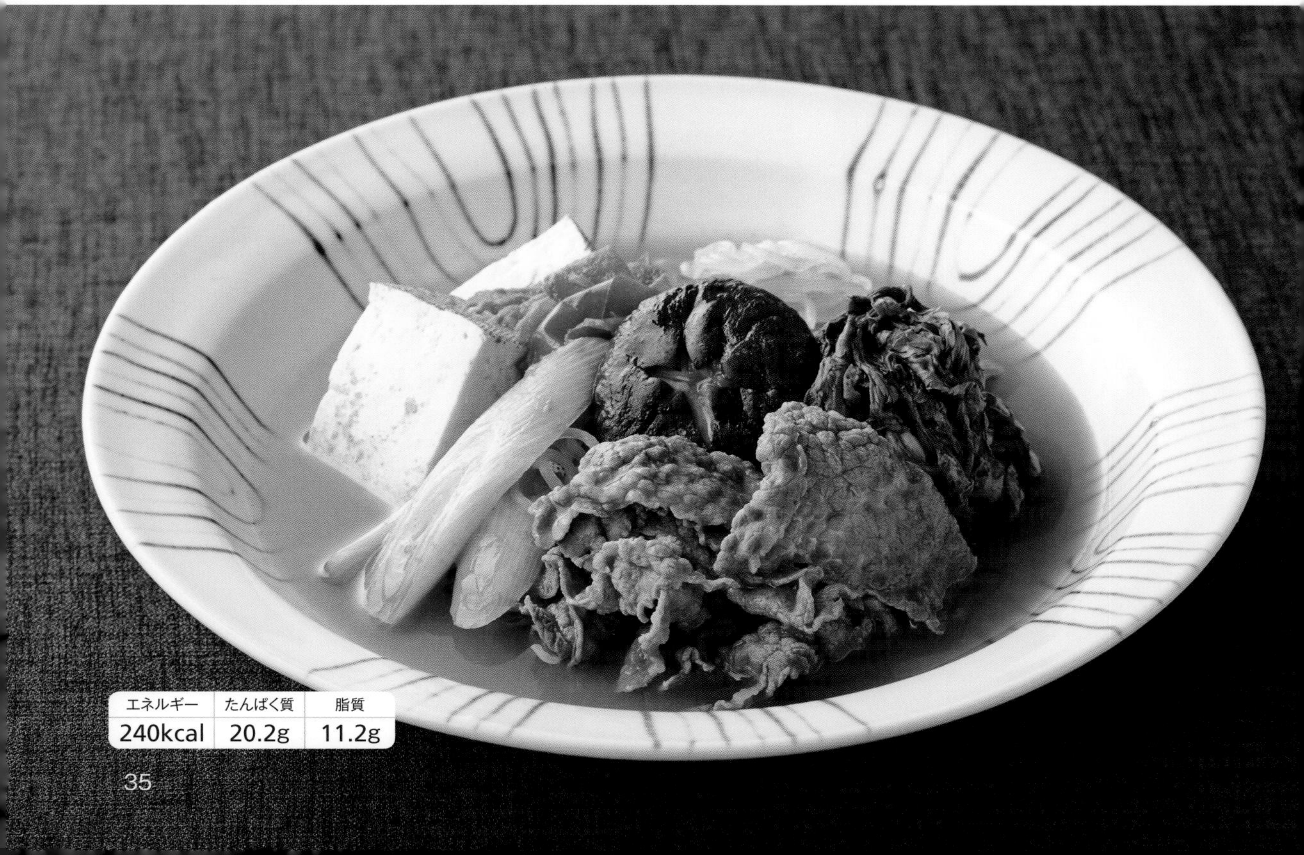

エネルギー	たんぱく質	脂質
240kcal	20.2g	11.2g

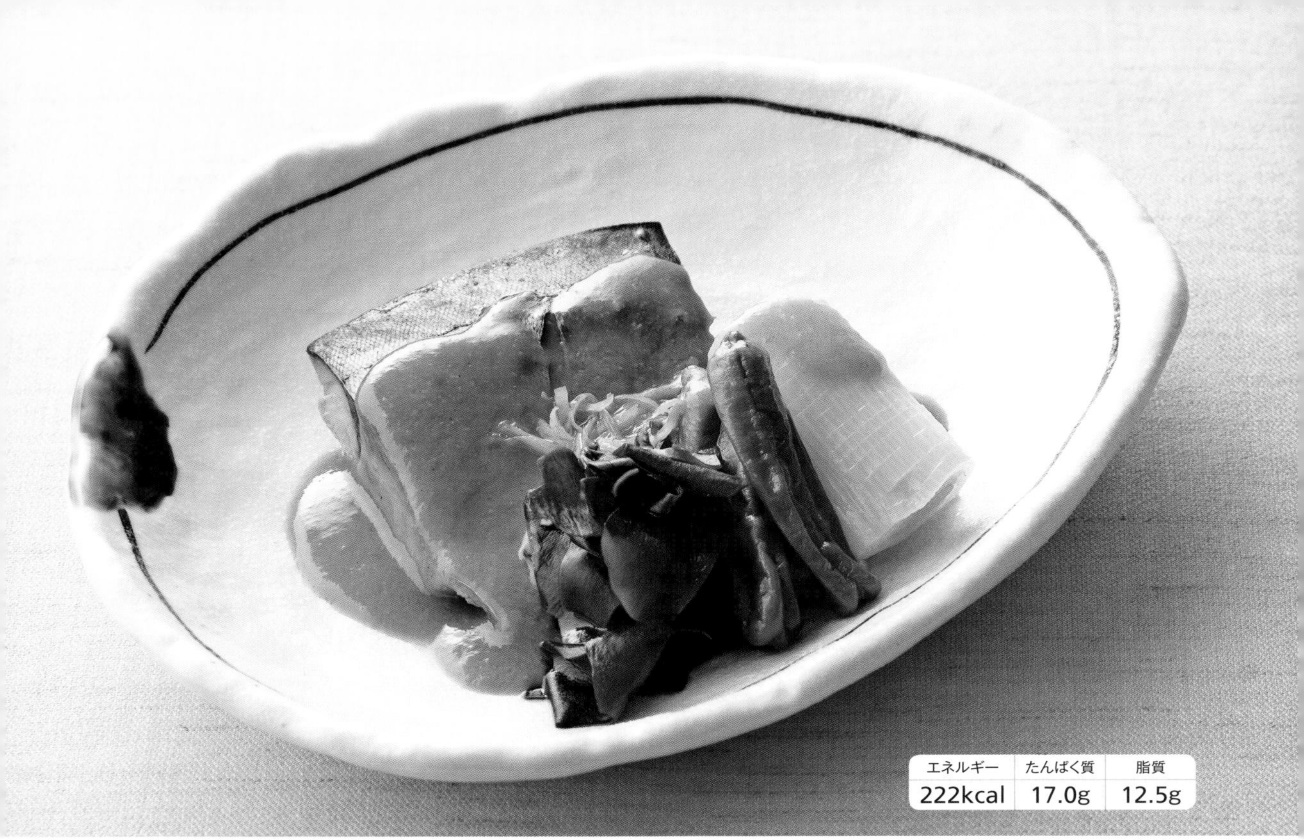

エネルギー	たんぱく質	脂質
222kcal	17.0g	12.5g

ゆずの香りと、みそのコクでうま味アップ

ゆず風味のさばのみそ煮 20分

[材料（2人分）]

さば	2切れ
長ねぎ	½本
しし唐辛子	4本
カットわかめ	4g
A 砂糖	大さじ1
しょうゆ	小さじ1
水	1カップ
酒	大さじ2
しょうが（薄切り）	15g分
みそ	大さじ1
ゆずの果汁	大さじ1
ゆずの皮（せん切り）	少々

[作り方]

準備

1 **さば**は皮目に切り込みを入れ、熱湯をかける。**長ねぎ**は切り込みを入れて3～4cm長さに、**しし唐辛子**は切り込みを入れる。**わかめ**は水で戻しておく。

煮る・仕上げる

2 鍋にAとしょうがを入れて火にかける。

3 沸騰したら、みそを溶き入れて、1の**さば**と**長ねぎ**、**しし唐辛子**、水気をきった**わかめ**を加える。落としぶたをして、10～12分ほど煮る。

4 器に具材を盛り合わせ、煮汁のみを煮詰め（写真）、ゆずの果汁を加えたら、具材にかけ、ゆずの皮をのせる。

[おすすめ献立例]

＋ほうれん草のなめたけ和え

→p.132

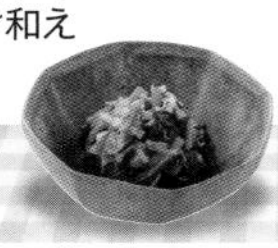

＋みょうがと焼き油揚げのすまし汁

→p.103

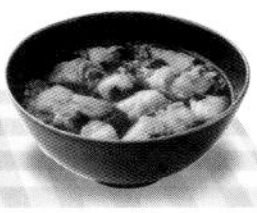

低カロリーのコツ!

少ない調味料ですが、煮詰めて使うことで、味の調節をすることができます。とろみがついてきたら火を止めます。

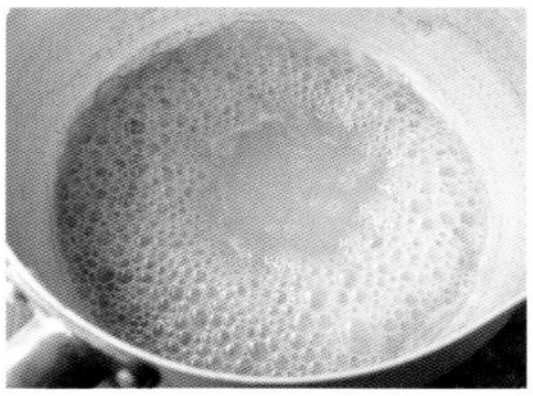

揚げ出し豆腐を、大根おろしで消化よく食べる

揚げ出し豆腐のおろしあんかけ

15分

［材料（2人分）］

絹豆腐	1丁
片栗粉	少々
オクラ	4本
しめじ	½パック
揚げ油	適量
A 薄口しょうゆ	大さじ1
酒	大さじ1
みりん	小さじ2
だし汁	150ml
大根おろし	150g
なめこ	50g

［作り方］

準備

1 **豆腐**はペーパータオルで包み、電子レンジ（600W）で3分加熱し、水気をきる。**オクラ**はゆでて斜めに切る。**しめじ**は小房に分ける。

2 **豆腐**は4等分に切って、薄く片栗粉をまぶし、170℃に熱した油で揚げて器に盛りつける。

煮る・仕上げる

3 鍋に**A**を入れて火にかけ、1の**しめじ**を加え2～3分煮る。

4 2を1の**オクラ**と3の**しめじ**と器に盛り合わせる。

5 3の鍋に水気をきった**大根おろし**と熱湯にくぐらせた**なめこ**を加え（写真）、温まったら4にかける。

［おすすめ献立例］

＋絹さやとちくわのかいわれ大根巻き →p.86

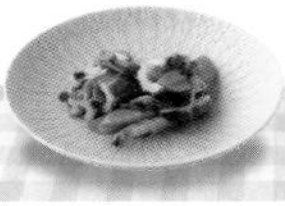

＋たけのことこんにゃくのおかか煮 →p.92

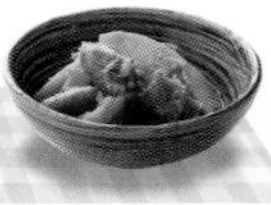

低カロリーのコツ！

大根おろしは、胃腸の消化を助ける成分があるので、揚げ出し豆腐の脂っこさを緩和させることができます。

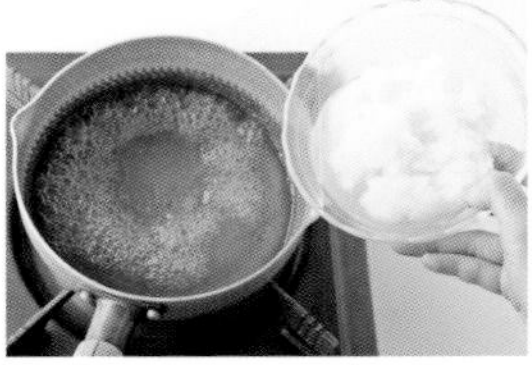

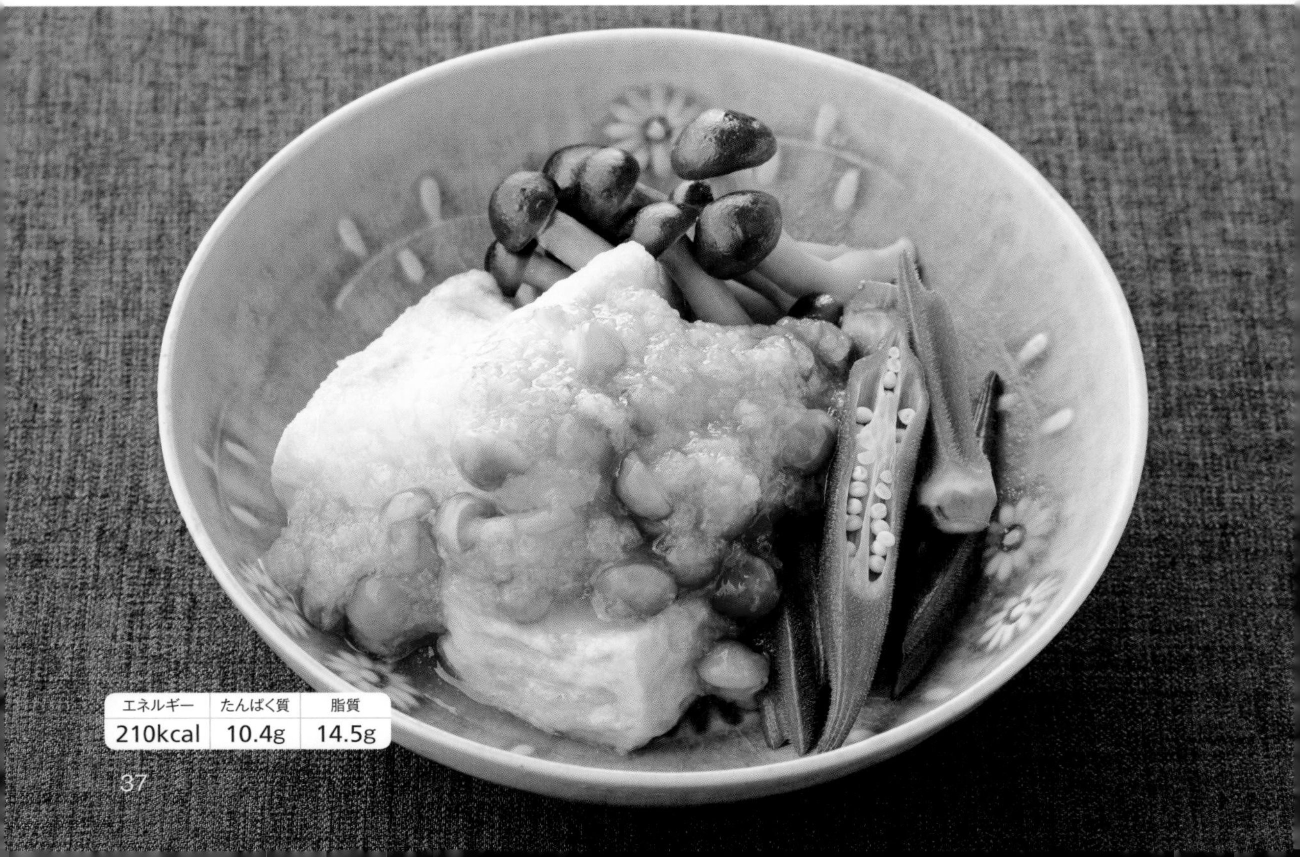

エネルギー	たんぱく質	脂質
210kcal	10.4g	14.5g

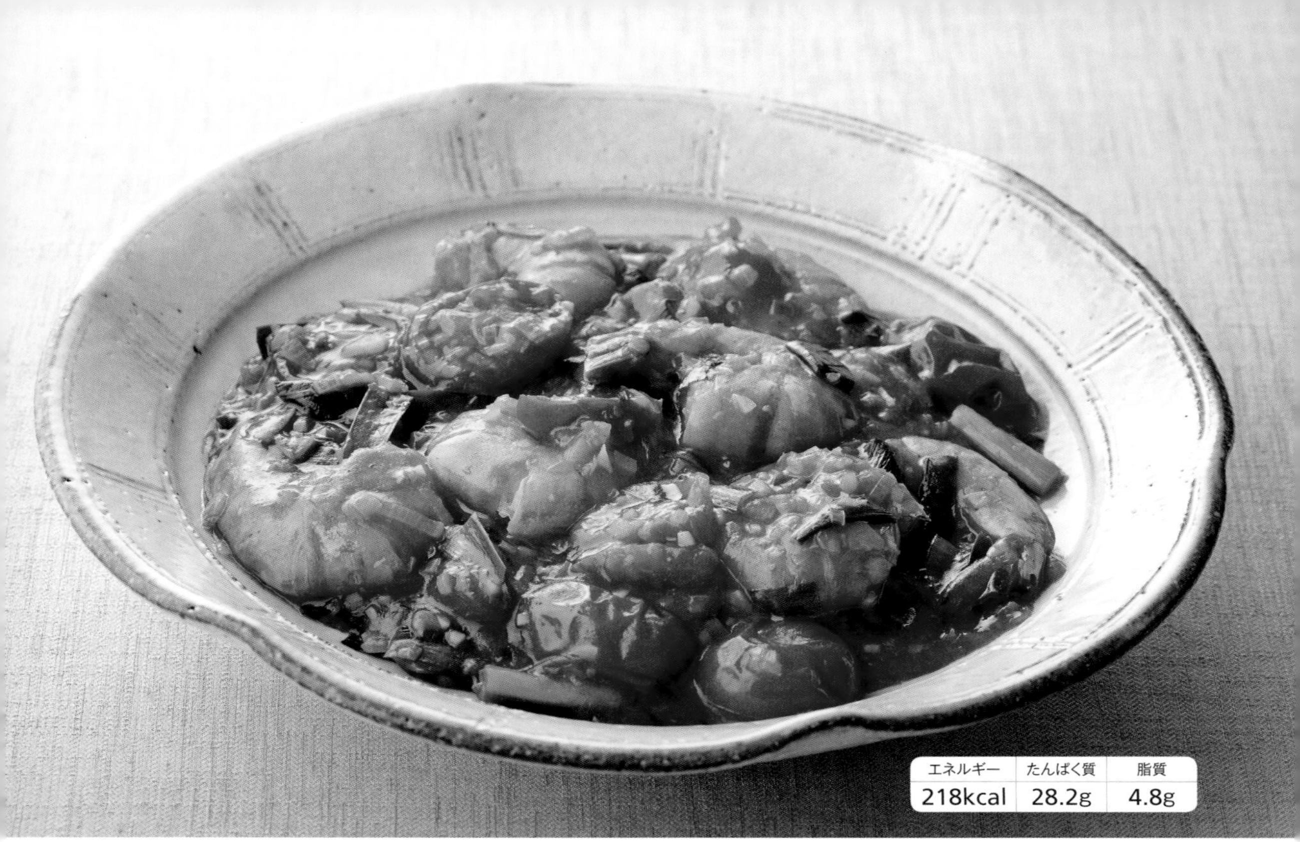

エネルギー	たんぱく質	脂質
218kcal	28.2g	4.8g

ミニトマトの酸味とスパイシーなチリソースで味わい深く

ミニトマトのえびチリソース

15分

[材料(2人分)]

えび	14尾
ミニトマト	14粒
ニラ	50g
ねぎ(みじん切り)	½本分
豆板醤	小さじ⅔
ごま油	小さじ2
にんにく(みじん切り)	1片分
しょうが(みじん切り)	10g分
A 酒	大さじ1
ケチャップ	大さじ2
砂糖	ひとつまみ
水	大さじ3
片栗粉	小さじ1

[作り方]

準備

1 えびは尾を残し、背わたをとり除く。ミニトマトは半分に切る。ニラは2㎝幅に切る。

炒める・仕上げる

2 フライパンにごま油とにんにく、しょうが、豆板醤を入れて弱火にかける。

3 香りがしてきたら、1のえびとねぎを加え炒める。

4 えびの色が変わってきたら、ミニトマトとAを加える(写真)。

5 2～3分煮込み、1のニラを加え、再度炒め合わせたら器に盛りつける。

[おすすめ献立例]

＋わかめと小ねぎの酢の物

→p.131

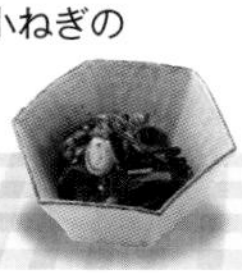

＋糸寒天入りかき玉スープ

→p.106

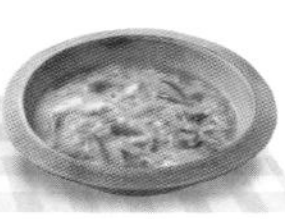

低カロリーのコツ!

ミニトマトを入れることで、食べごたえがアップします。また、トマトのうま味も一緒にとることができます。

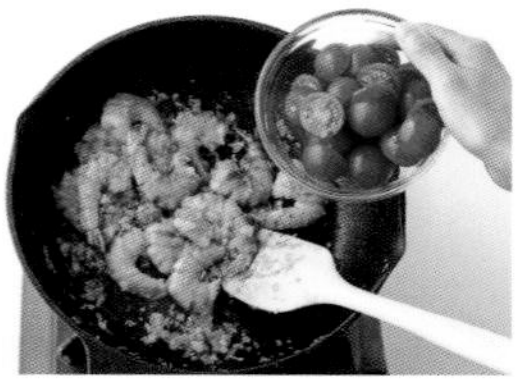

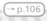

野菜のシャキシャキ感とほたてのうま味がおいしい

野菜とほたての焼売

20分

[材料（2人分）]

A 豚ひき肉	100g
ほたて貝柱（細かく刻む）	60g分
桜えび（刻む）	3g分
玉ねぎ（みじん切り）	¼個分
しょうが（みじん切り）	10g分
生しいたけ（あらく刻む）	2枚分
B 片栗粉	大さじ1
酒	大さじ1
ごま油	小さじ1
しょうゆ	大さじ1
焼売の皮	14枚
グリーンピース（水煮）	8個
レタス	4枚
練りからし	少々

[おすすめ献立例]

＋もやしのラー油和え →p.131

＋糸寒天入りかき玉スープ →p.106

[作り方]

準備

1 ボウルにAを入れ（写真）、Bも加え、練り合わせる。

2 焼売の皮に等分にのせ、形を整え上にグリーンピースをのせる。

蒸す・仕上げる

3 器にレタスをしき、蒸気のあがっている蒸し器で10分ほど蒸しあげる。

4 3のレタスごと器に盛りつけ、練りからしを添える。

低カロリーのコツ!

豚肉の他に、具材が5種類も入っているので、それぞれの食感も楽しめ、肉が少量でも満足のいく焼売です。

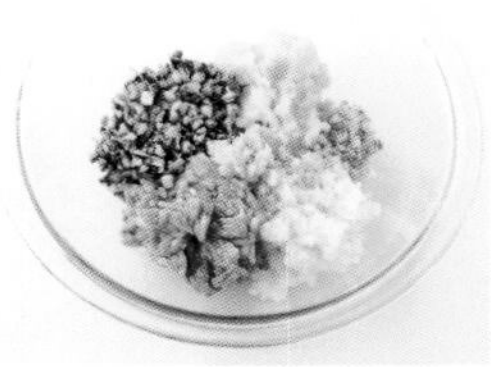

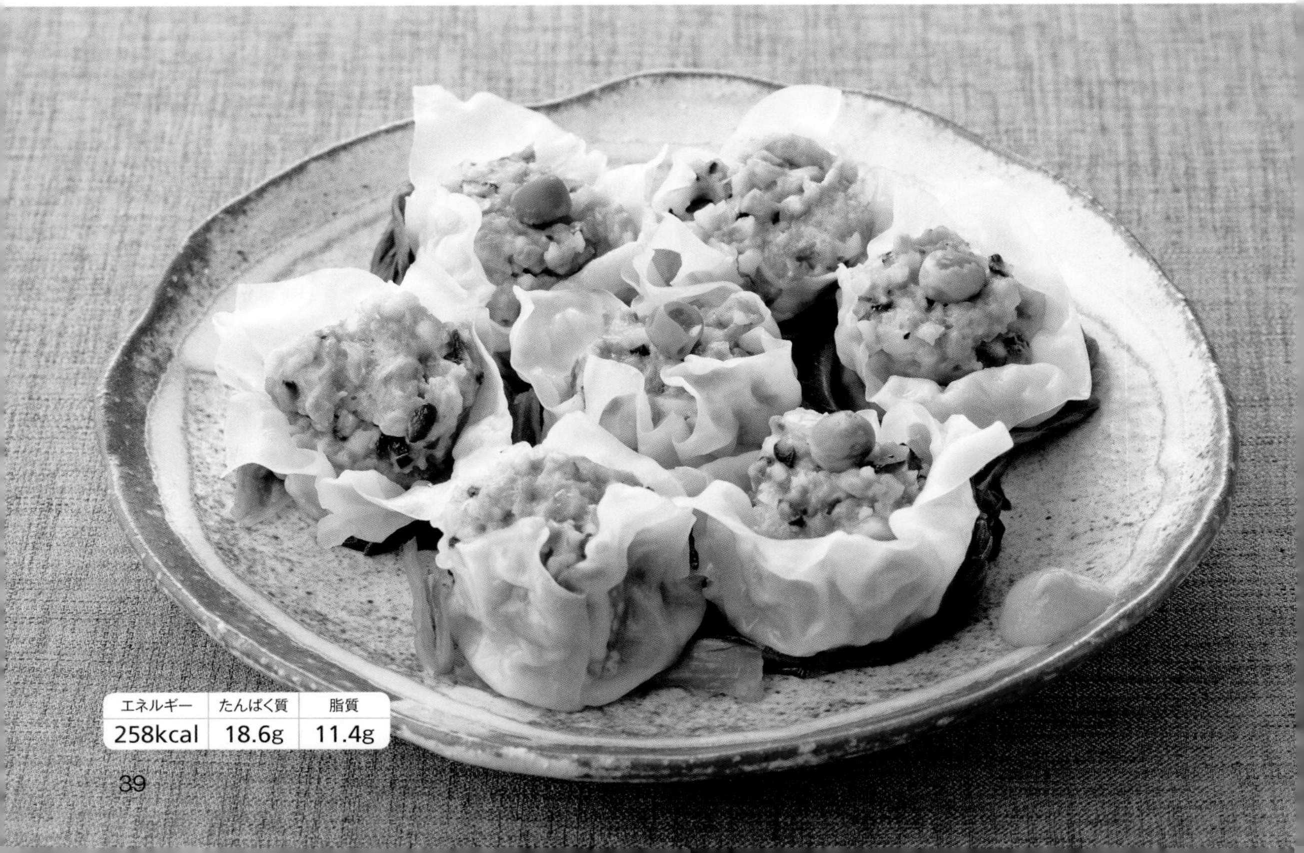

エネルギー	たんぱく質	脂質
258kcal	18.6g	11.4g

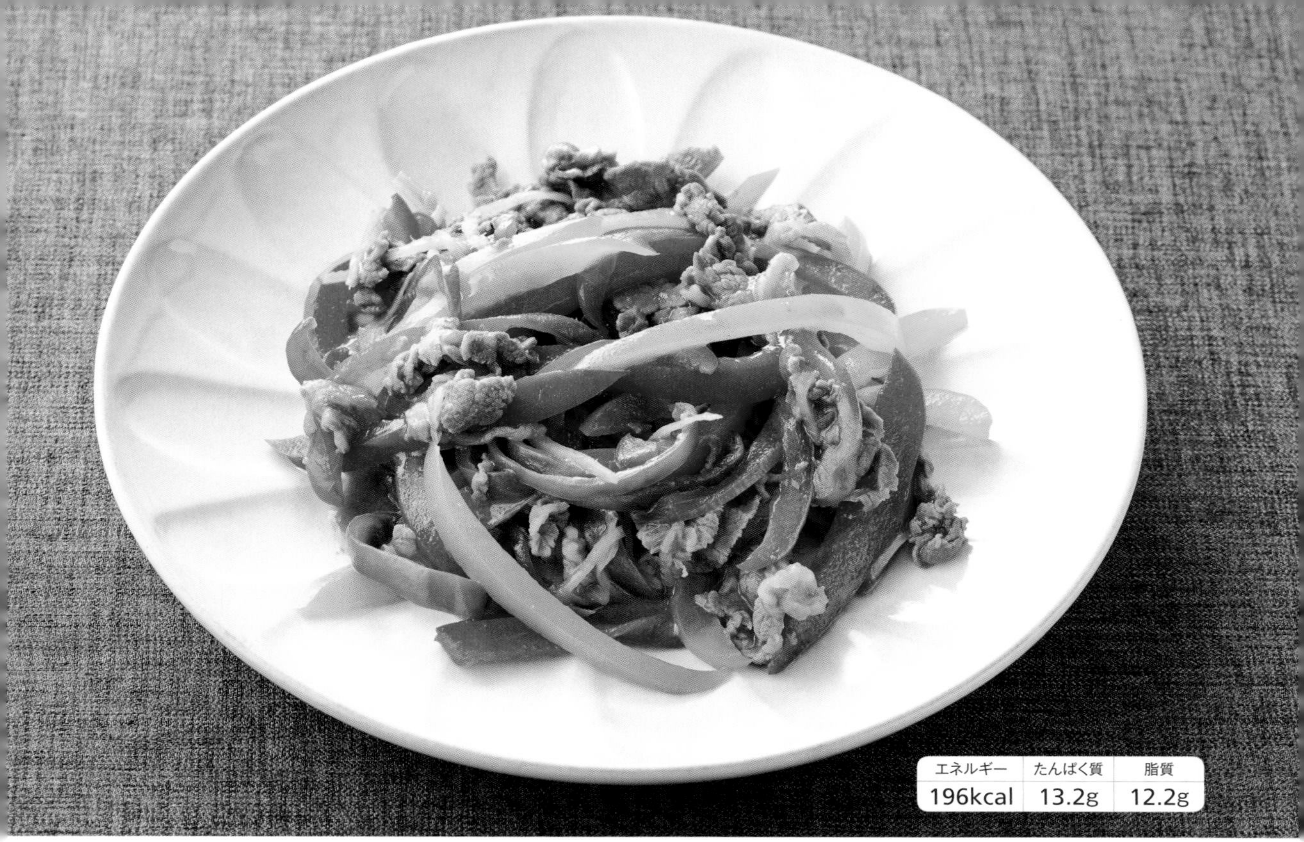

エネルギー	たんぱく質	脂質
196kcal	13.2g	12.2g

パプリカがたくさん入っているのでボリュームアップ

カラフルチンジャオロース

15分

［材料（2人分）］

牛もも薄切り肉	120g
A 片栗粉	小さじ1
酒	小さじ2
ピーマン	1個
赤パプリカ	½個
黄パプリカ	½個
ごま油	小さじ2
しょうが（せん切り）	10g分
B しょうゆ	小さじ1
酒	小さじ2
鶏ガラスープの素	小さじ⅔
オイスターソース	小さじ2
水	大さじ2

［作り方］

準備

1 牛肉は5mm幅に切り、**A**をもみこんでおく。ピーマン、赤パプリカ、黄パプリカは太めのせん切りにする。

炒める

2 フライパンにごま油を熱し、しょうがと**1**の牛肉を加え炒める。

3 牛肉の色が白っぽくなってきたら、**1**のピーマン、各パプリカを加え炒める。

4 全体に油がまわってきたら、**B**を加え全体を混ぜ合わせ、汁気がなくなるまで炒める。

［おすすめ献立例］

＋大根のレモン浅漬け

→p.91

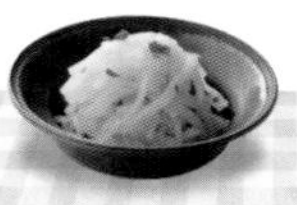

＋もずくと豆腐の黒酢スープ

→p.104

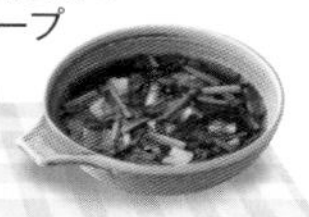

低カロリー のコツ!

野菜を多くすることで、見た目にも華やかになり、肉の分量が少なくても、十分満足のいくボリュームです。

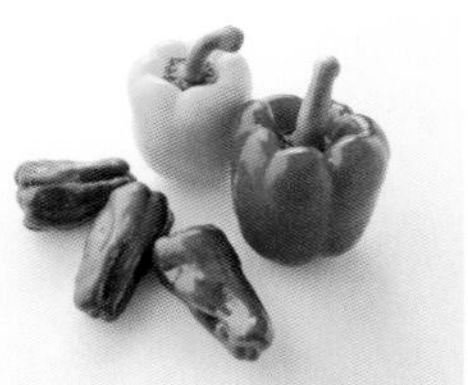

揚げずに焼くのでとってもヘルシー

野菜たっぷりの焼き春巻き

かんたん　20分

［材料（2人分）］

豚薄切り肉	80g
にんにく（みじん切り）	1片分
長ねぎ	½本
ニラ	50g
もやし	100g
たけのこ（水煮）	80g
玉ねぎ	¼個
A しょうゆ・酒	各大さじ1
みりん	小さじ2
鶏ガラスープの素	少々
水	大さじ2
酢	大さじ1
片栗粉	小さじ1
春巻きの皮	4枚
B 小麦粉	小さじ½
水	小さじ2
ごま油	小さじ2
サラダ菜	4枚
ミニトマト	4個
練りからし	適量

［作り方］

準備

1 **豚肉**は細切り、**長ねぎ**も細切りにする。**ニラ**は3～4cm長さにし、**もやし**はひげ根をとる。**たけのこ、玉ねぎ**は薄切りにする。

2 ボウルにAとにんにく、1の**豚肉**を加えて、もみ混ぜる。

包む

3 耐熱皿に野菜を均等に広げ、上に2を均等にのせ、軽くラップをして電子レンジ（600W）で4分加熱して、そのまま冷ます。

4 春巻きの皮に3を均等にのせて、ふちに混ぜ合わせたBをつけて、包み込む。

焼く

5 4の表面にごま油を薄くぬり、オーブントースターで薄く焼き色がつくまでこんがり焼く。**サラダ菜**をしいた器に盛りつけ、**ミニトマト、練りからし**を添える。

低カロリーのコツ!

春巻きに油をぬって焼くことでカロリーオフにつながります。また、表面がカリッと仕上がります。

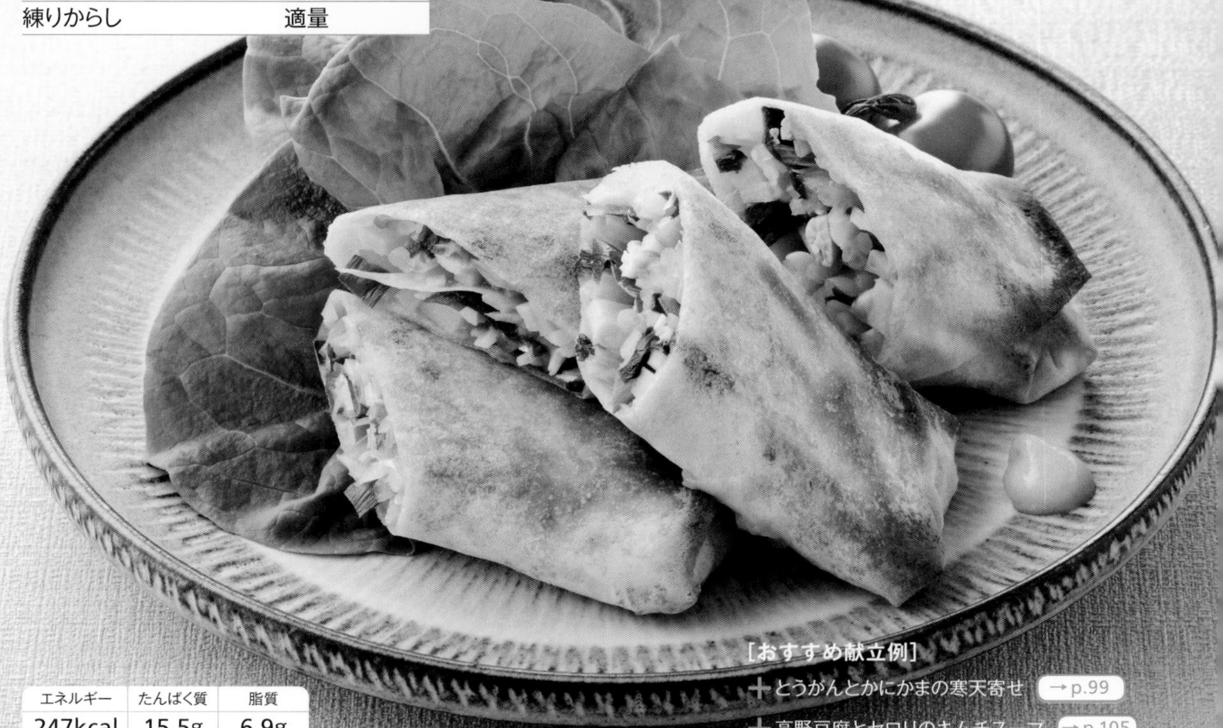

エネルギー	たんぱく質	脂質
247kcal	15.5g	6.9g

［おすすめ献立例］

＋とうがんとかにかまの寒天寄せ →p.99

＋高野豆腐とセロリのキムチスープ →p.105

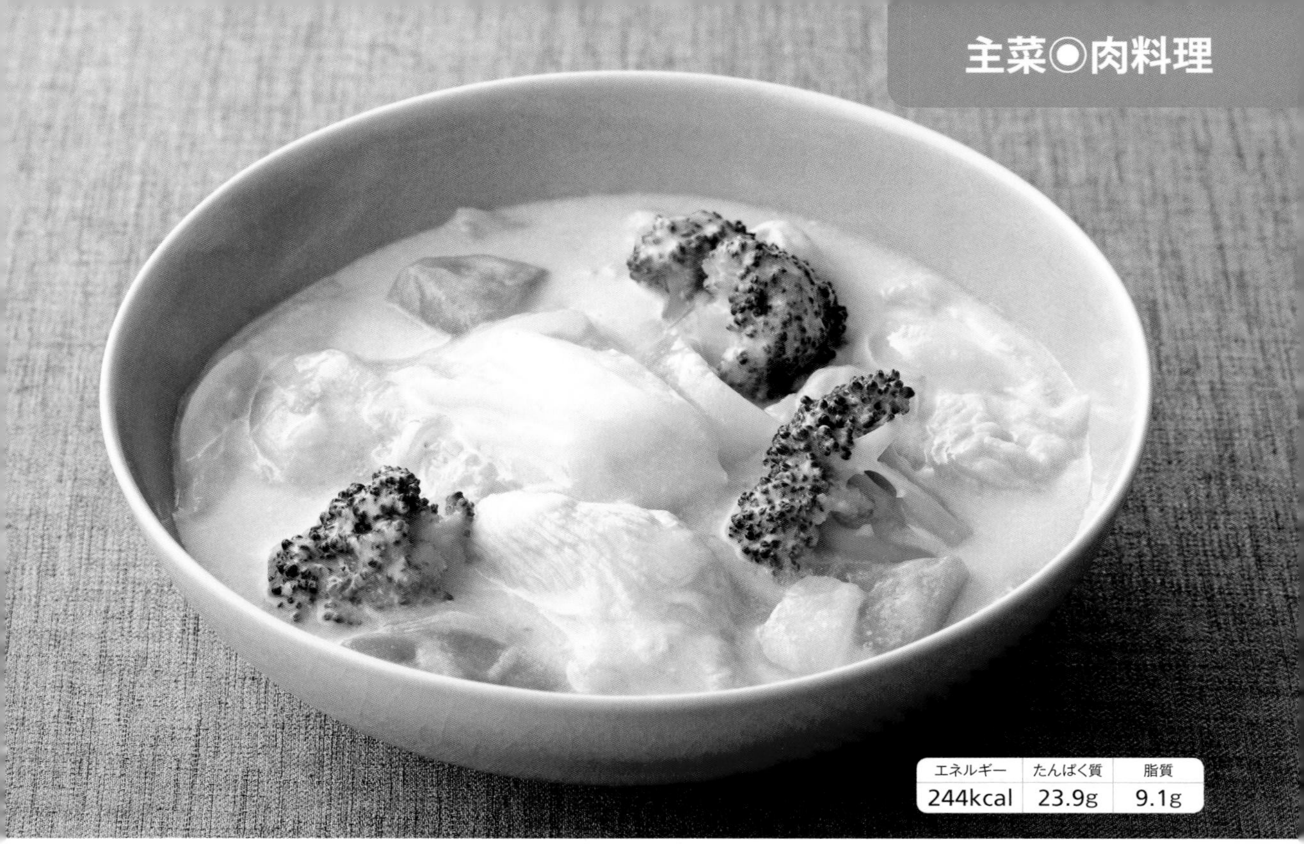

エネルギー	たんぱく質	脂質
244kcal	23.9g	9.1g

シチューのとろみは片栗粉でつけてカロリーもオフ

鶏と野菜のホワイトシチュー

25分

[材料（2人分）]

鶏むね肉（皮なし）	140g
片栗粉	少々
白菜	2枚
ブロッコリー	80g
バター	小さじ2
玉ねぎ（くし切り）	½個分
にんじん（乱切り）	50g分
小麦粉	大さじ1
A 水	250ml
コンソメ	小さじ⅓
牛乳	1カップ
塩・こしょう	各少々
水溶き片栗粉	大さじ1

[おすすめ献立例]

＋パプリカのトマトドレッシング和え →p.97

[作り方]

準備

1 鶏肉はそぎ切りにし、薄く片栗粉をまぶす。白菜はそぎ切りにし、ブロッコリーは小房に分けてゆでておく。

炒める

2 鍋にバターを熱し、玉ねぎ、にんじんを加え炒める。小麦粉をふり入れて、粉っぽさがなくなったら、Aを加える。

煮る・仕上げる

3 沸騰したら、1の白菜、鶏肉も加えアクをとり除きながら、7～8分煮る。

4 牛乳も加え温まったら、1のブロッコリーを入れ、塩、こしょうで味をととのえ、水溶き片栗粉でとろみをつける（写真）。

低カロリーのコツ！

シチューの素を使うよりも、片栗粉を使ってカロリーオフ。とろみのおかげでボリュームもアップします。

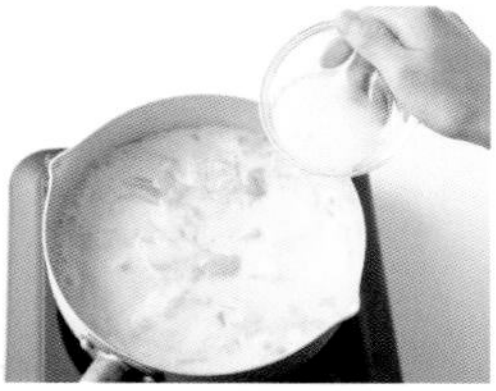

鶏ささみをピザ生地にしたボリュームのある一品

鶏ささみのピザ風焼き

12分

[材料（2人分）]

鶏ささみ	4枚
玉ねぎ	¼個
トマト	1個
ピーマン	1個
ピザ用ソース	大さじ2
ピザ用チーズ	40g
白ワイン	大さじ1
黒こしょう	少々

[作り方]

準備

1 **鶏ささみ**は観音開きにして、麺棒やビンなどでたたいて薄くする（写真）。**玉ねぎ**、**トマト**は薄切りにする。**ピーマン**は輪切りにする。

2 フライパンに**1**の**鶏ささみ**2枚を組み合わせ、丸く形を整える。

3 **ピザ用ソース**をぬり、**玉ねぎ**・**トマト**・**チーズ**・**ピーマン**の順番にのせる。

焼く

4 火にかけ、まわりに白ワインをふり入れて、ふたをして5～6分蒸し焼きにしてから、器に盛りつけ黒こしょうをふる。

[おすすめ献立例]

＋マッシュかぼちゃのマスタードサラダ

→p.88

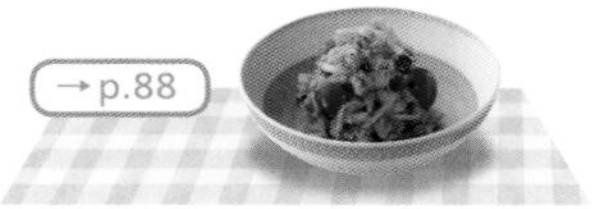

低カロリーのコツ!

まな板の上で、麺棒やビンなどでたたきましょう。たたいて広げると、火の通りもよく、見た目にもボリュームアップ。

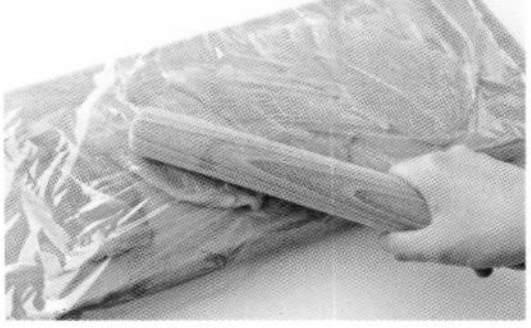

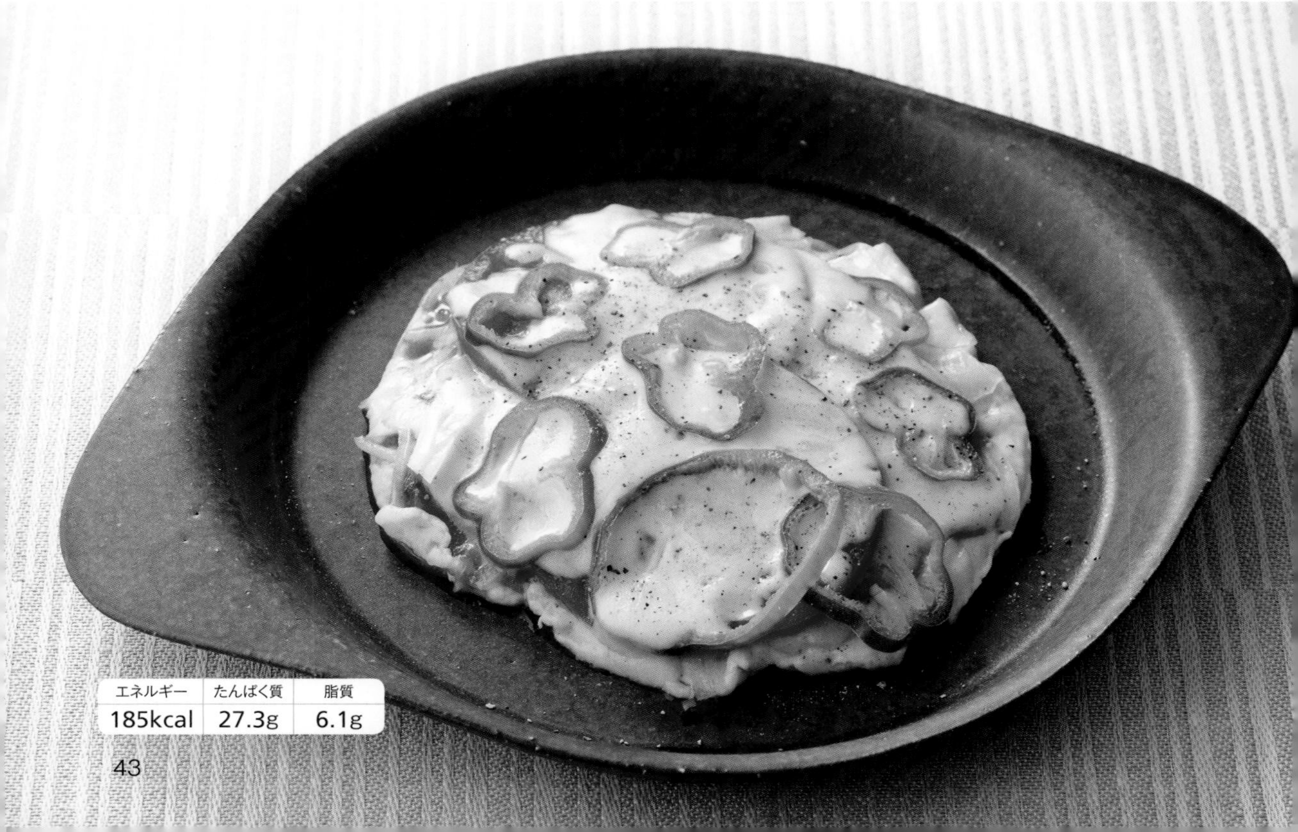

エネルギー	たんぱく質	脂質
185kcal	27.3g	6.1g

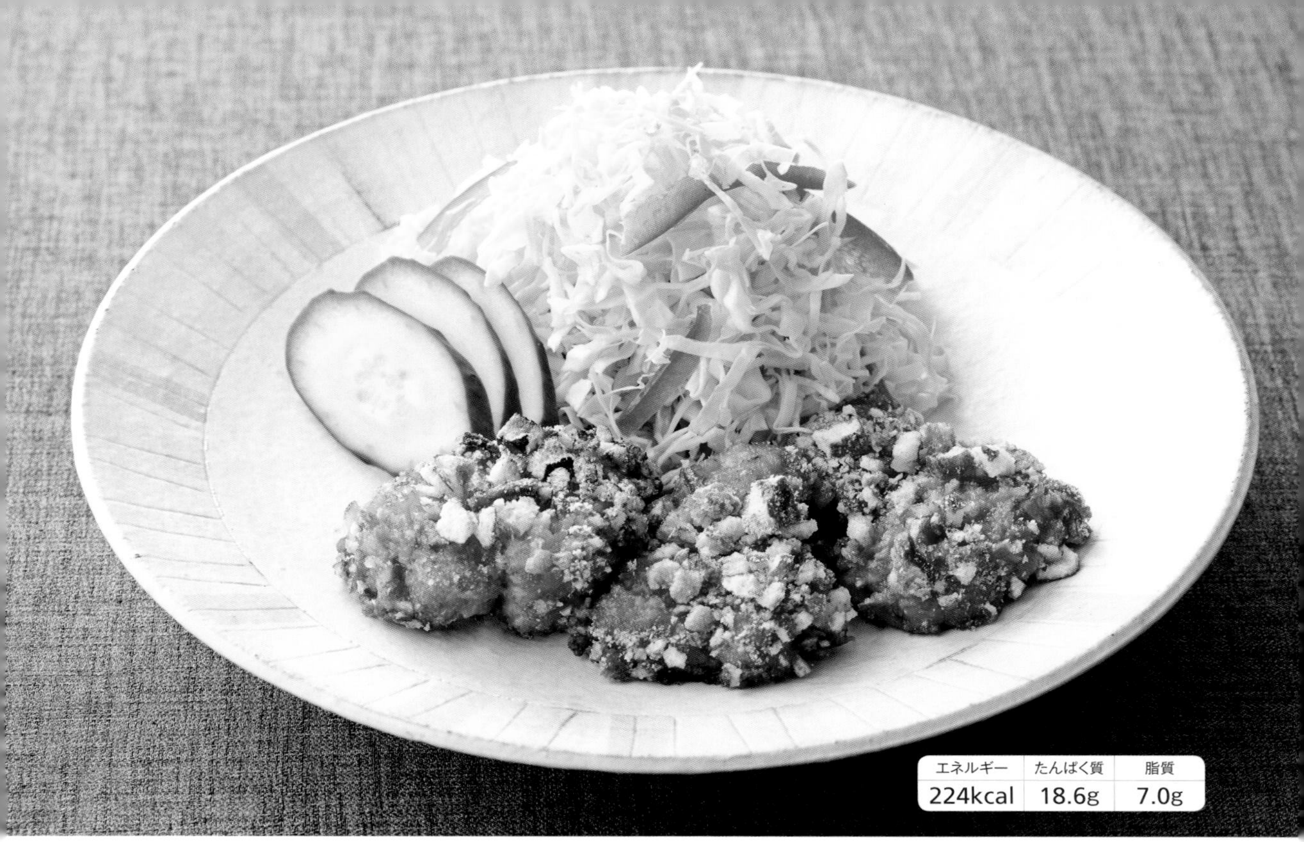

エネルギー	たんぱく質	脂質
224kcal	18.6g	7.0g

砕いたせんべいが衣の揚げないカツ

豚ひれ肉のせんべいカツ

かんたん 18分

[材料（2人分）]

豚ひれ肉	140g
しょうゆせんべい	40g
A 小麦粉	小さじ1
水	大さじ1
しょうゆ	小さじ1
サラダ油	小さじ2
キャベツ（せん切り）	2枚分
赤パプリカ（薄切り）	¼個分
きゅうり（斜め薄切り）	⅓本分

[作り方]

準備

1 **豚肉**は1cm幅に切り、麺棒やビンなどでたたき薄く伸ばす。**せんべい**は細かく砕いておく。

2 混ぜ合わせた**A**をバットに入れて、**1**の**豚肉**を加えよくからめる。表面に**せんべい**をまぶす（写真）。

焼く

3 オーブントースターの天板にアルミホイルをしき、**2**を並べ、サラダ油をまわしかけて、こんがり焼く（焦げるようなら、上にアルミホイルをかぶせる）。

仕上げる

4 器に盛りつけ、**キャベツ**と**赤パプリカ**を合わせた物と**きゅうり**を添える。

[おすすめ献立例]

＋ひじきとあさりの煮つけ

→p.98

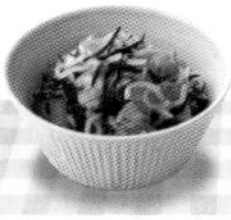

＋大根の白煮

→p.128

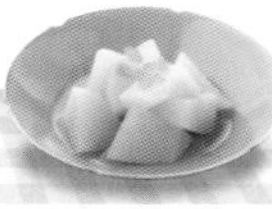

低カロリー のコツ!

せんべいは、香ばしさが出るのでしょうゆ味がおすすめ。また、揚げずに焼くことでカロリーを抑えることができます。

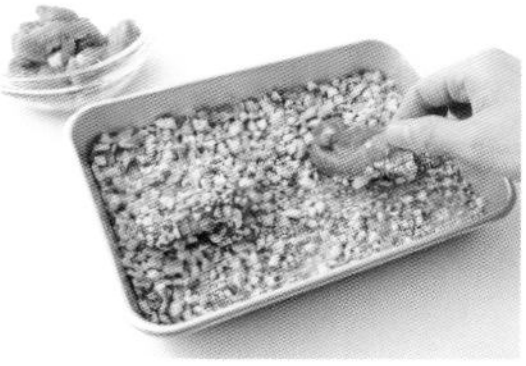

手羽の中に餃子の具がたっぷり

鶏手羽餃子

かんたん　20分（野菜をおいておく時間は含まず）

［材料（2人分）］

鶏手羽先	4本
A 酒	小さじ1
片栗粉	大さじ1
B 長ねぎ（みじん切り）	30g分
にんにく（みじん切り）	1片分
しょうが（みじん切り）	15g分
ニラ（みじん切り）	30g分
キャベツ（みじん切り）	1枚分
塩	少々
C 水	100mℓ
酒	大さじ1
しょうゆ・酢・みりん	各大さじ1
ラー油	少々
レタス（くし切り）	¼個分
ミニトマト（半分に切る）	4個分

［おすすめ献立例］

＋ごぼうチップスのせ海藻サラダ →p.89

［作り方］

準備

1 **鶏手羽**は、骨をとり出し、中を袋状にしてAをもみこんでおく。

2 ボウルにBを入れて塩をまぶし、10分ほどおいてから水気をきる。1に詰め込み（写真）、耐熱皿に均等にのせて、混ぜ合わせたCをまわしかける。

加熱・仕上げる

3 軽くラップをして電子レンジ（600W）で3分加熱したら裏返し、さらに2分加熱し、そのまま3分ほどなじませる。

4 器に盛りつけ、**レタス**と**ミニトマト**を添えて、3の蒸し汁とラー油をかける。

低カロリー のコツ！

餃子の皮の代わりに手羽を使いボリュームアップ。餃子の皮よりうま味も増すので、満足のいくおかずになります。

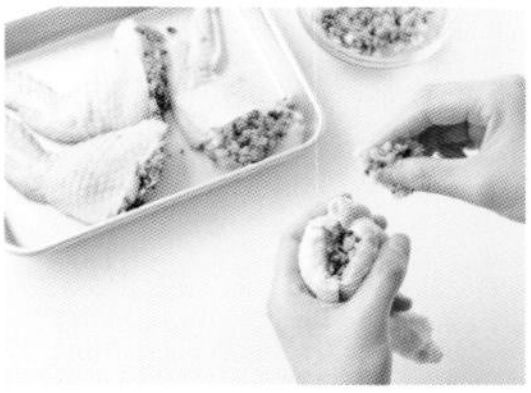

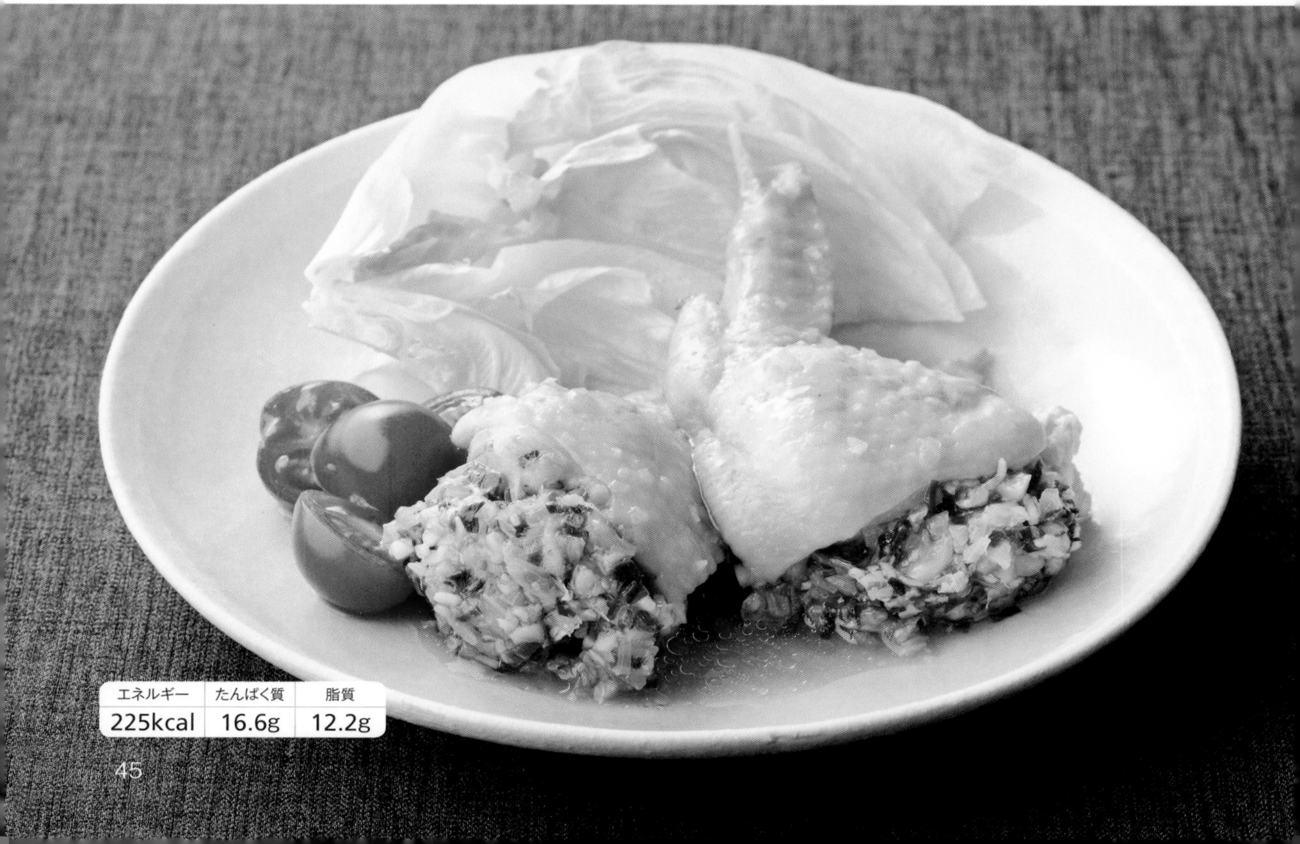

エネルギー	たんぱく質	脂質
225kcal	16.6g	12.2g

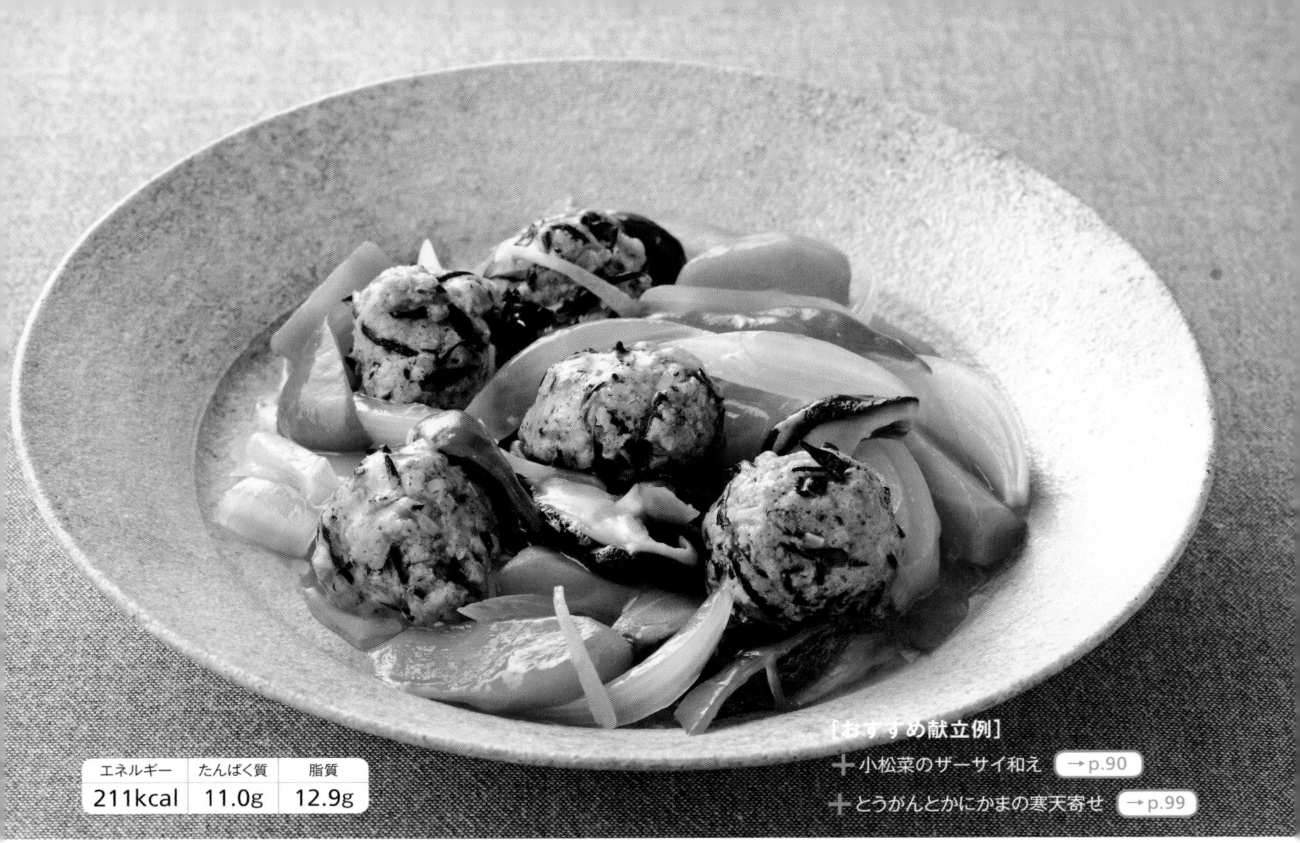

エネルギー	たんぱく質	脂質
211kcal	11.0g	12.9g

[おすすめ献立例]

＋小松菜のザーサイ和え →p.90

＋とうがんとかにかまの寒天寄せ →p.99

揚げずにゆでた肉団子でカロリーオフ

肉団子と野菜の酢豚風

20分（ひじきを水で戻す時間は含まず）

[材料（2人分）]

豚ひき肉	100g
ひじき	4g
長ねぎ（みじん切り）	5cm長さ分
A 酒・片栗粉	各小さじ1
塩	少々
ごま油	小さじ2
しょうが（せん切り）	10g分
玉ねぎ（くし切り）	½個分
にんじん（乱切り）	60g分
生しいたけ（そぎ切り）	2枚分
ピーマン（乱切り）	1個分
B 水	180mℓ
鶏ガラスープの素	小さじ½
しょうゆ・砂糖	各小さじ2
酒・酢	各大さじ1
片栗粉	小さじ1

[作り方]

準備

1 **ひじき**は水で戻して水気をきる。

2 ボウルに**豚肉**と**ひじき**、**長ねぎ**、**A**を加えよく練り合わせる。

3 **2**をひと口大に丸め、鍋で沸騰した湯で5分ほどゆでて、ザルにあける。

炒める・仕上げる

4 フライパンに**ごま油**を熱し、**しょうが**、**玉ねぎ**を加え中火で炒める。**にんじん**、**しいたけ**、**ピーマン**も加え炒め、油がなじんだら、混ぜ合わせた**B**を加える。

5 沸騰したら、**3**を戻し入れて、炒め合わせ、全体がからんだら器に盛りつける。

低カロリーのコツ！

通常は揚げて使う肉団子をゆでて、他の野菜も揚げずに炒めることでカロリーを抑えることができます。

桜えびの香りが香ばしい野菜炒め

豚こまとチンゲン菜のオイスターソース炒め

かんたん　10分

[材料（2人分）]

豚こま切れ肉	120g
A 酒	大さじ1
片栗粉	小さじ1
長ねぎ	½本
チンゲン菜	1株
ごま油	大さじ1
桜えび	8g
にんにく（薄切り）	1片分
B 水	大さじ2
酒	大さじ1
鶏ガラスープの素	小さじ⅓
オイスターソース	大さじ1
しょうゆ	小さじ½
みりん	小さじ1

[おすすめ献立例]

+大豆もやしのナムルのり巻き →p.95

+もずくと豆腐の黒酢スープ →p.104

[作り方]

準備

1 **豚肉**と**A**を合わせておく（写真）。**長ねぎ**は斜め薄切り、**チンゲン菜**は縦4等分に切って、斜め切りにする。

炒める・仕上げる

2 フライパンにごま油、**桜えび**、にんにくを入れて弱火にかける。

3 香りがしてきたら、中火にして、1の**豚肉**と**長ねぎ**を加え炒め、最後に**チンゲン菜**を加える。

4 全体がしんなりしてきたら、混ぜ合わせた**B**を加え炒め合わせる。

低カロリーのコツ！

下味をもみこむことで、肉がかたくなるのを防ぐことができます。また味のからみもよく調味料も少なくてすみます。

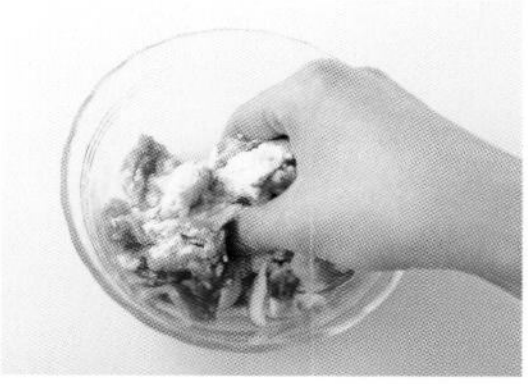

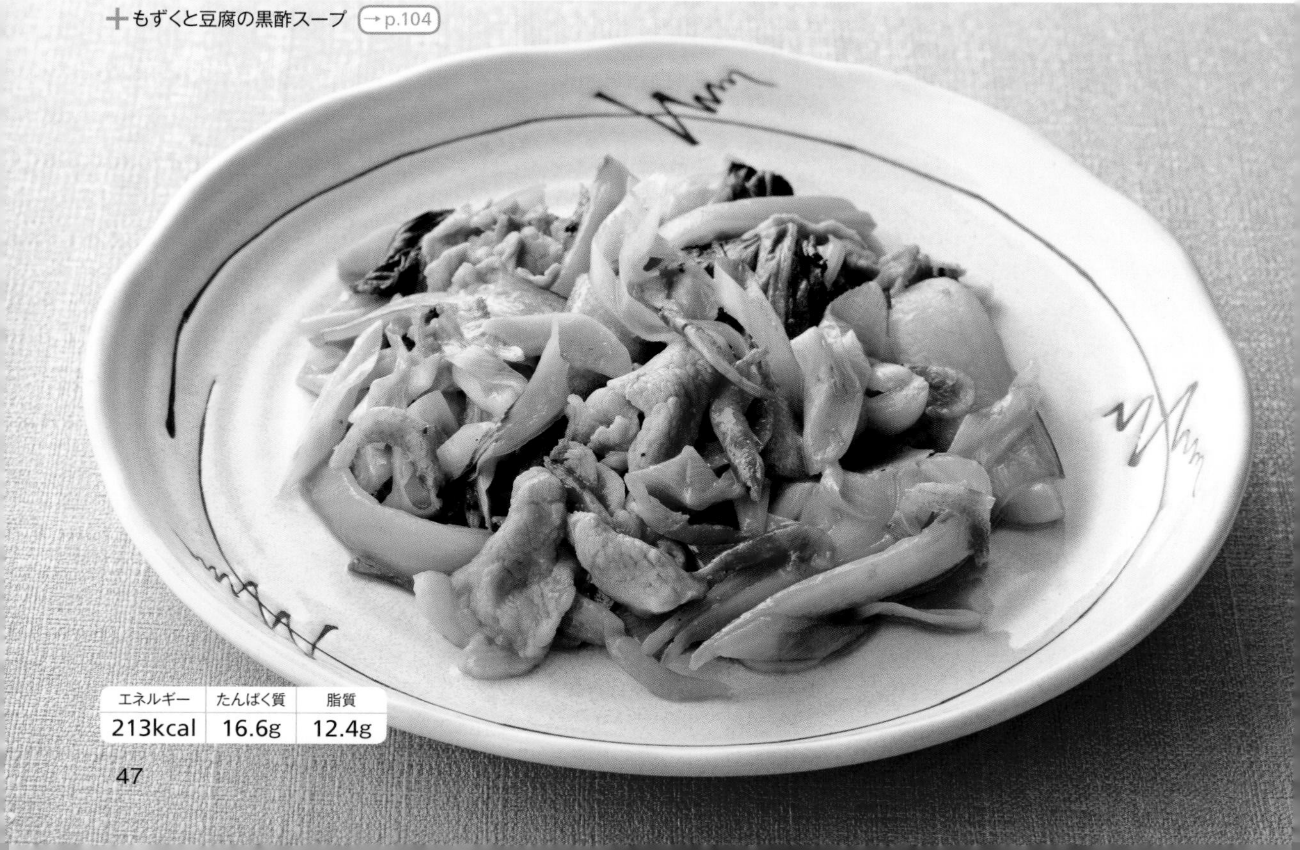

エネルギー	たんぱく質	脂質
213kcal	16.6g	12.4g

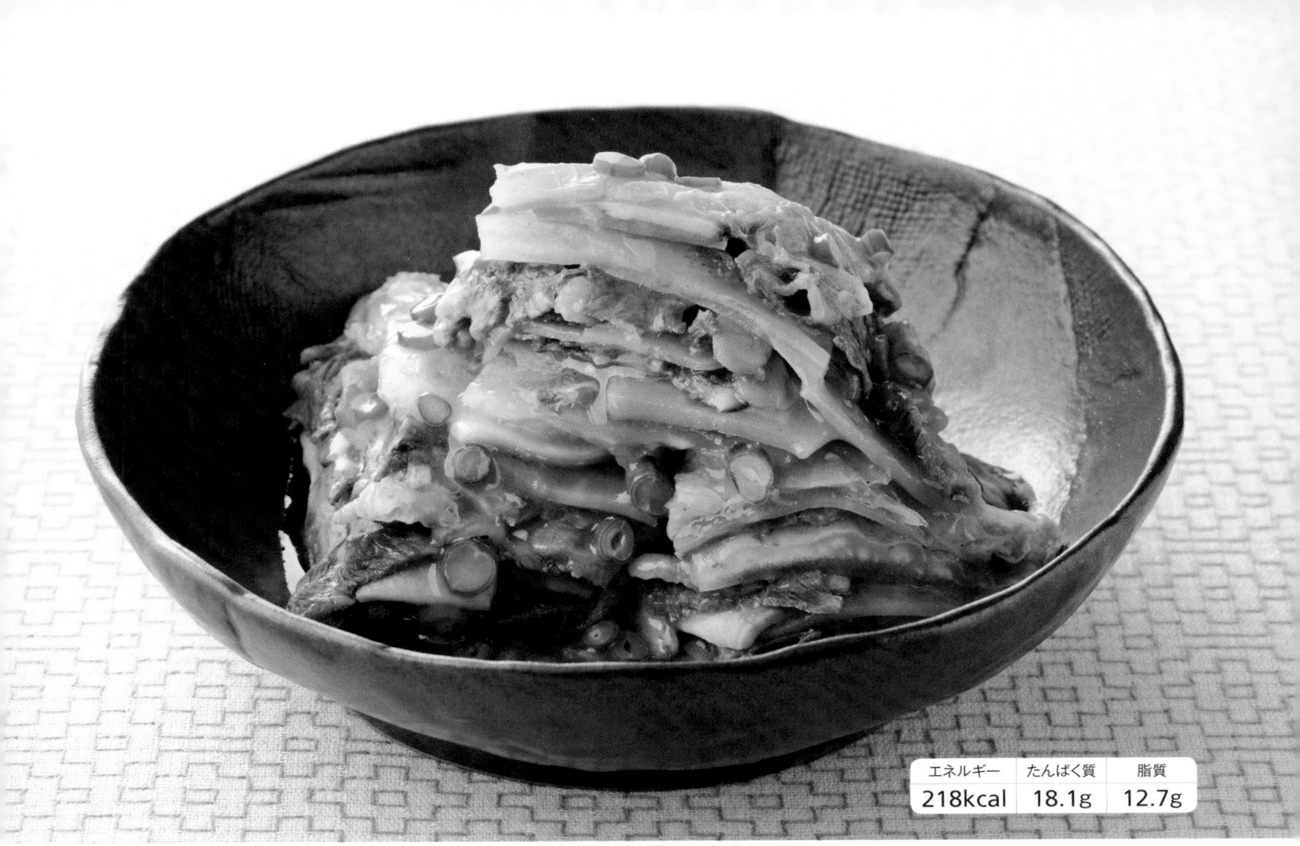

エネルギー	たんぱく質	脂質
218kcal	18.1g	12.7g

牛肉と野菜ときのこの層がきれいで食べごたえのある一品

牛肉と白菜の重ね煮 30分

[材料（2人分）]

牛薄切り肉	8枚
白菜	2枚
にんじん	⅓本
エリンギ	2本
片栗粉	少々
A コンソメ	小さじ1
白ワイン	大さじ2
水	2カップ
バター	小さじ1
塩·こしょう	各少々
さやいんげん	2〜3本

[作り方]

準備

1 白菜は長さを半分に切る。にんじん、エリンギは薄切り、さやいんげんは細かく刻む。

2 鍋に白菜を1枚しき、片栗粉を薄くふり、牛肉、にんじん、エリンギと均等にのせる。その上に白菜をのせて、くり返し重ねていく（写真）。

煮る・仕上げる

3 Aを加え火にかけ、沸騰してきたら、中火で15〜20分ほど煮込む。

4 具材をとり出し、切り分けて、器に盛りつけておく。

5 煮汁にさやいんげんを加え2〜3分煮て、塩、こしょうで味をととのえ4にかける。

[おすすめ献立例]

＋豆乳クラムチャウダー

→p.107

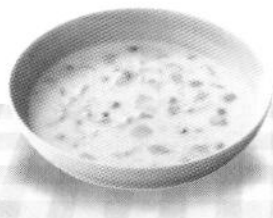

低カロリー のコツ!

少ない肉でも、野菜やきのこと重ねることで、ボリュームがアップ。さらに見た目にも華やかな一品になります。

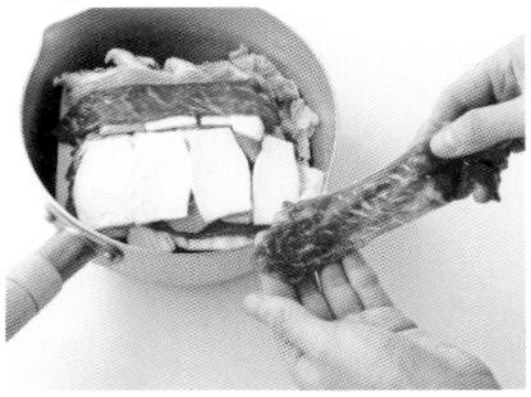

しいたけのうま味をたっぷり含んだ肉団子

鶏ひき肉としいたけのはさみ焼き

作りおき　20分

[材料（2人分）]

A	鶏ひき肉	120g
	しょうが（みじん切り）	10g分
	グリンピース（冷凍）	20g
	にんじん（みじん切り）	40g分
	えのきだけ（みじん切り）	50g分
	チンゲン菜	1株
B	酒・片栗粉	各小さじ2
	塩	少々
	生しいたけ	小8枚
	片栗粉	少々
	ごま油	小さじ2
C	酒	小さじ2
	みりん	小さじ1
	オイスターソース	大さじ1
	鶏ガラスープの素	少々
	水	120mℓ

[作り方]

準備

1 **チンゲン菜**は縦に6等分に切って、長さは半分に切る。

2 ボウルに**A**と**B**を加えよくよく練り混ぜる。

3 **しいたけ**の石づきをとり、内側に薄く片栗粉をふり、2を等分にのせて、2枚1組ではさむ（写真）。

焼く

4 フライパンにごま油を熱し3を入れて両面を焼き、空いているところで1の**チンゲン菜**を炒め、混ぜ合わせた**C**を加え、落としぶたをして、8～10分ほど焼き含め、器に盛りつける。

低カロリーのコツ！

しいたけのうま味が、はさんだひき肉にしみ込みます。刻んだ野菜も加えているので、食べごたえもアップ。

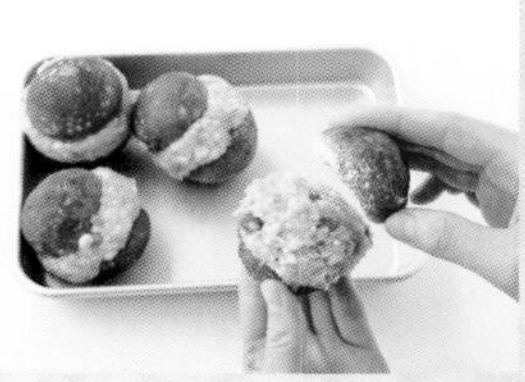

[おすすめ献立例]

＋かぶときゅうりの梅ふりかけ和え →p.87

＋糸寒天入りかき玉スープ →p.106

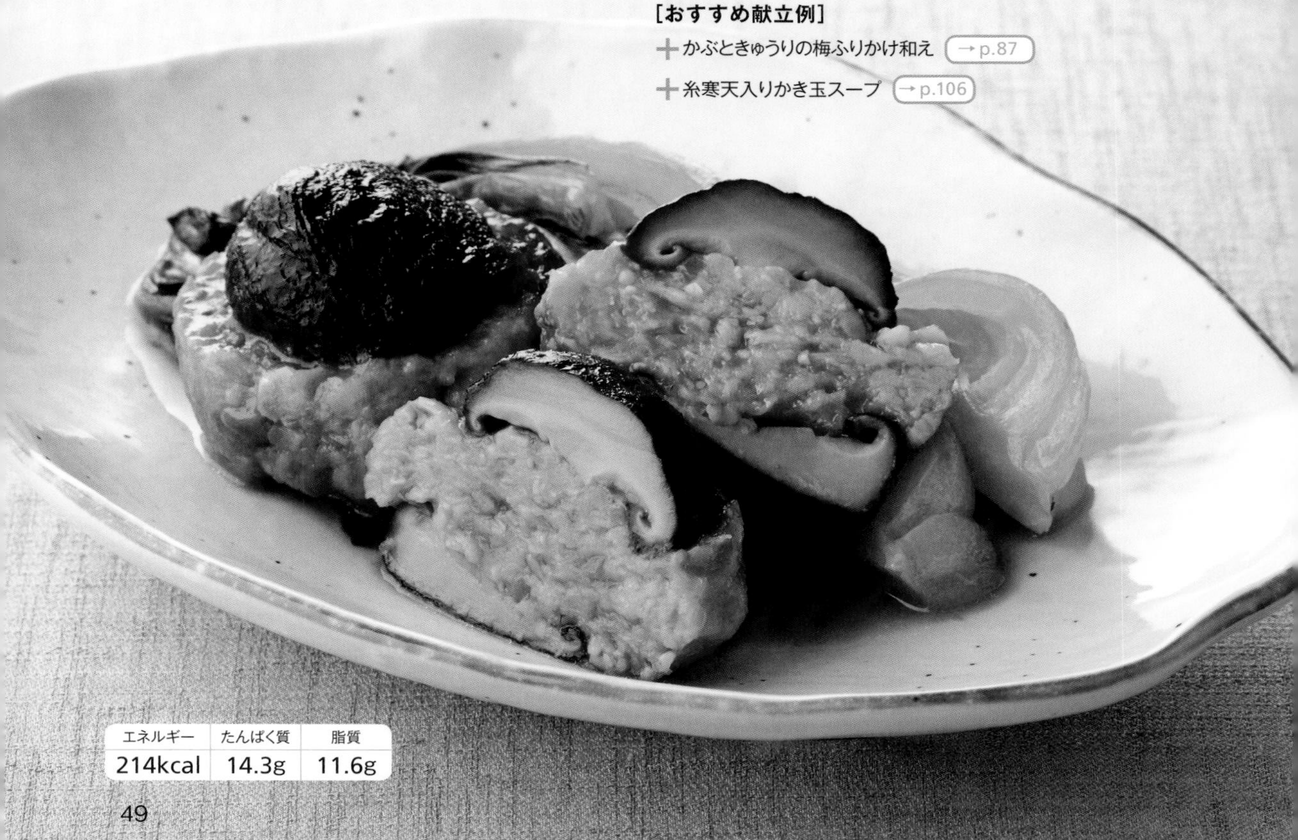

エネルギー	たんぱく質	脂質
214kcal	14.3g	11.6g

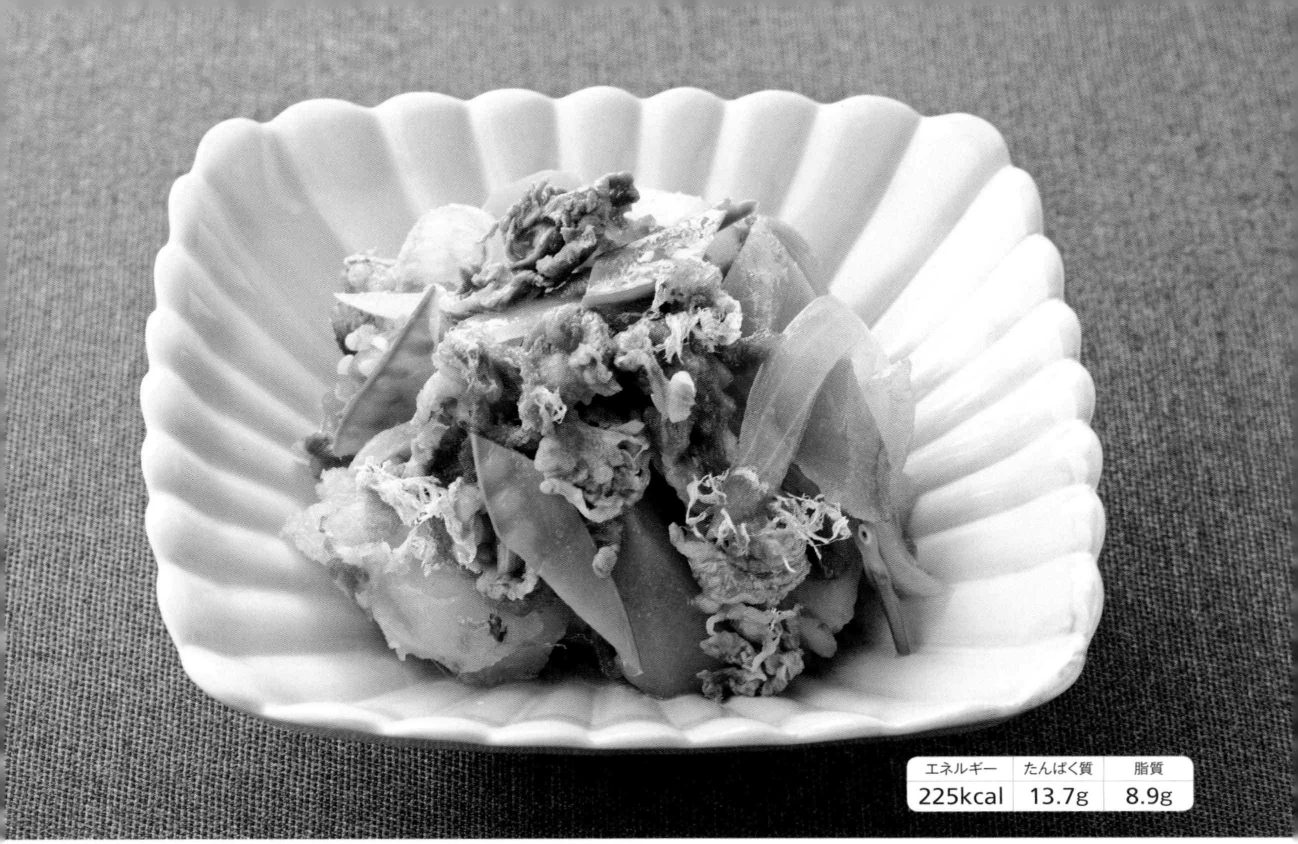

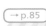

エネルギー	たんぱく質	脂質
225kcal	13.7g	8.9g

とろろ昆布の口溶けが新しい肉じゃが

とろろ昆布と牛肉入り肉じゃが

30分

[材料（2人分）]

牛もも薄切り肉	100g
酒	大さじ1
じゃがいも	1個
玉ねぎ	½個
にんじん	½本
絹さや	4枚
とろろ昆布	5g
サラダ油	小さじ1
A だし汁	1 ½カップ
酒	大さじ1
みりん	大さじ1
しょうゆ	大さじ1 ½

[おすすめ献立例]

＋みょうがと枝豆のごま酢和え

→p.85

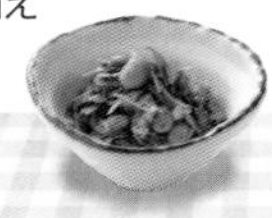

＋ほうれん草のなめたけ和え

→p.132

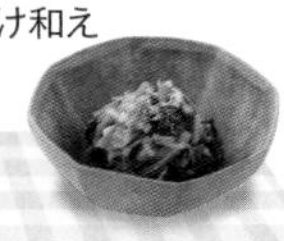

[作り方]

準備

1 **牛肉**はひと口大に切り、酒と合わせる。**じゃがいも**はひと口大に切り、**玉ねぎ**はくし切り、**にんじん**は乱切り、**絹さや**は筋をとりゆでて半分に切る。

炒める・煮る

2 鍋にサラダ油を熱し、1の**牛肉**と**玉ねぎ**を加えて炒める。**牛肉**の色が変わってきたら、1の**にんじん**、**じゃがいも**を加えて炒める。

3 全体に油がまわったら、Aを加え、沸騰したらアクをとり除き、落としぶたをし10 ～ 15分煮る。

4 しょうゆを加えて、途中混ぜながら、さらに5 ～ 6分煮る。

仕上げる

5 仕上げに**とろろ昆布**を加えて軽く混ぜ、器に盛りつけて1の**絹さや**を添える。

低カロリー のコツ!

通常より、薄味に仕上げています。少し物足りないと思ったときには、とろろ昆布で味の調節をしましょう。

梅のさっぱりした味がおいしい炒め物

牛肉とアスパラガスの梅おかか炒め

15分

[材料（2人分）]

牛こま切れ肉	140g
酒	小さじ2
玉ねぎ	¼個
アスパラガス	6本
えのきだけ	1袋
サラダ油	小さじ2
A だし汁	大さじ2
梅肉	1個分
みりん	大さじ1
しょうゆ	小さじ½
かつおぶし	2g

[作り方]

準備

1 **牛肉**は酒と合わせておく。**玉ねぎ**は薄切り、**アスパラガス**は筋をとり斜め切り、**えのきだけ**は根を切りおとしほぐす。

炒める・仕上げる

2 フライパンにサラダ油を熱し、1の**牛肉**と**玉ねぎ**を加え炒める。

3 牛肉の色が変わってきたら、1の**アスパラガス**と**えのきだけ**も加え炒め合わせる。

4 混ぜ合わせたAを加え、汁気を飛ばすように中火で炒め合わせ、器に盛りつける。

[おすすめ献立例]

＋冷や汁

→p.104

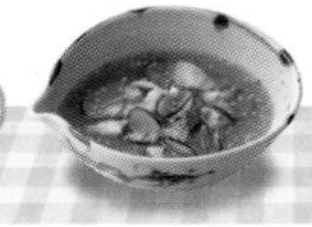

＋レンジなすの紅しょうが和え

→p.130

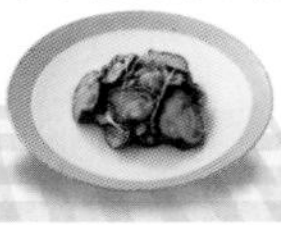

低カロリー のコツ！

梅の酸味、かつおぶしのうま味で、薄味でも満足のいく仕上がりに。酸味のもとであるクエン酸には疲労回復効果もあります。

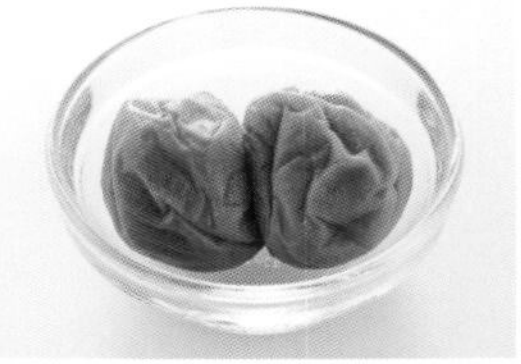

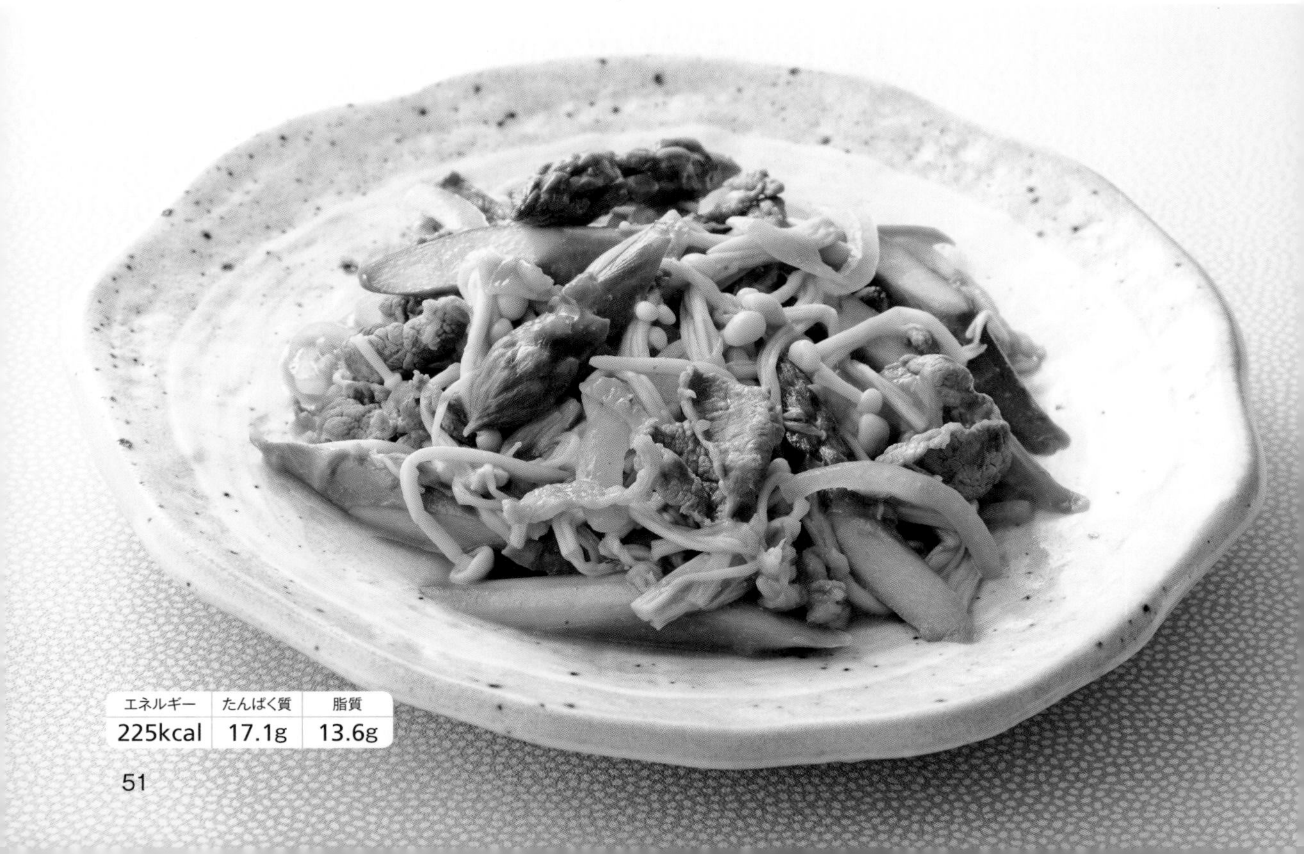

エネルギー	たんぱく質	脂質
225kcal	17.1g	13.6g

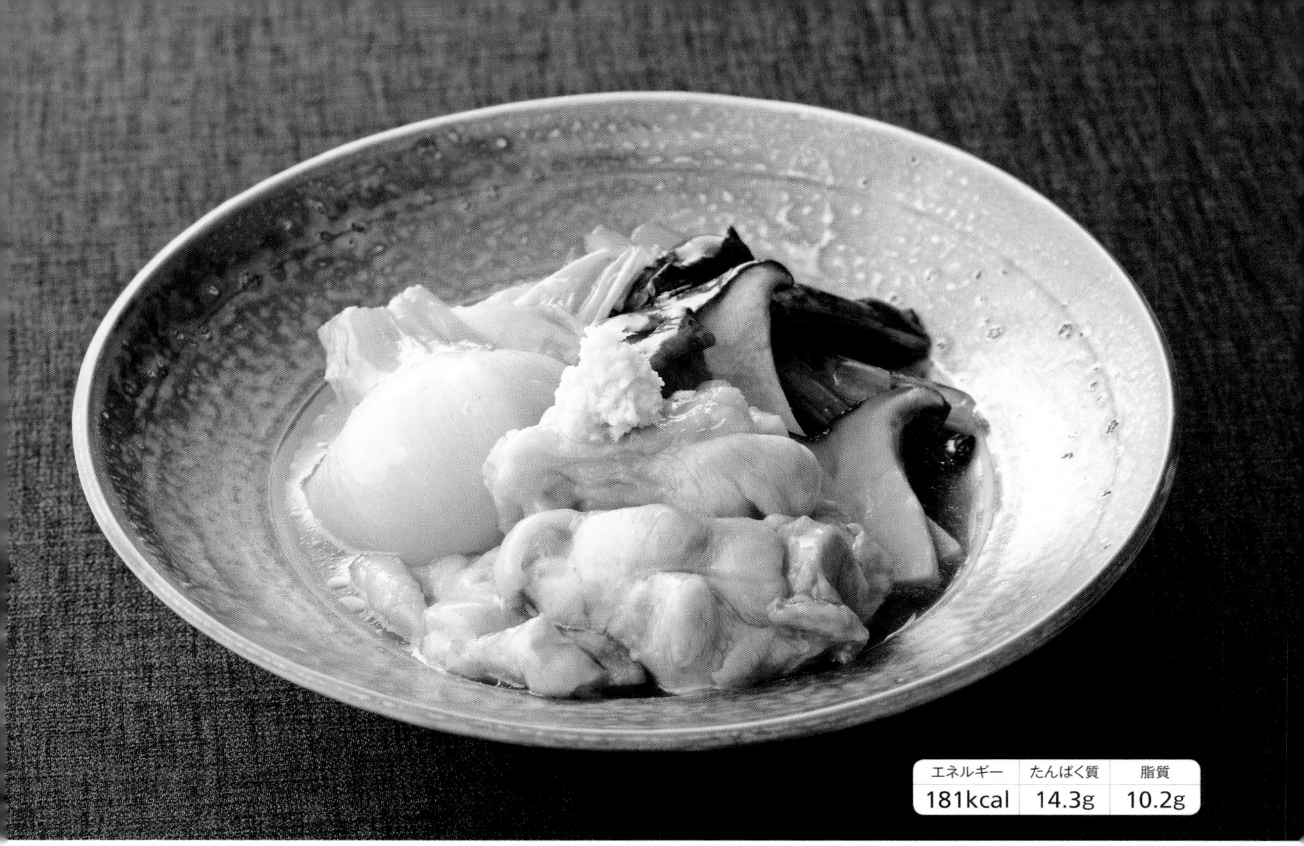

エネルギー	たんぱく質	脂質
181kcal	14.3g	10.2g

片栗粉で食感とボリュームを足し少量の肉でも満足

鶏とかぶと青菜の治部煮

25分

［材料（2人分）］

鶏もも肉	140g
片栗粉	少々
かぶ	2個
エリンギ	1本
小松菜	80g
A だし汁	300mℓ
酒	大さじ1
みりん	小さじ2
薄口しょうゆ	大さじ1
おろししょうが	小さじ2

［作り方］

準備

1 **鶏肉**はそぎ切りにして薄く片栗粉をまぶす。**かぶ**は葉を2cmほど残し皮をむき、半分に切る。**エリンギ**は長さを半分に切って、縦に薄切りにする。**小松菜**は3 ～ 4cm長さに切る。

煮る・仕上げる

2 鍋に**A**を入れ火にかけ、沸騰したら、**1**の**かぶ**と**エリンギ**を加える。

3 再度沸騰したら、中火にして5分ほど煮てから、**1**の**鶏肉**を入れ煮る（写真）。**鶏肉**の色が変わってきたら、**1**の**小松菜**も加え1 ～ 2分煮る。

4 器に煮汁ごと盛り合わせ、おろししょうがをのせる。

［おすすめ献立例］

＋ピーマンのみそ煮

→p.98

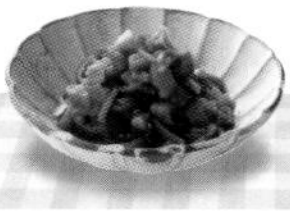

＋絹さやとちくわのかいわれ大根巻き

→p.86

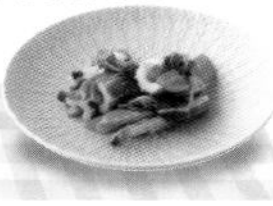

低カロリー のコツ!

鶏肉にまぶした片栗粉が全体のとろみづけになり、ボリュームアップ効果あり。また鶏肉もかたくなりにくくなります。

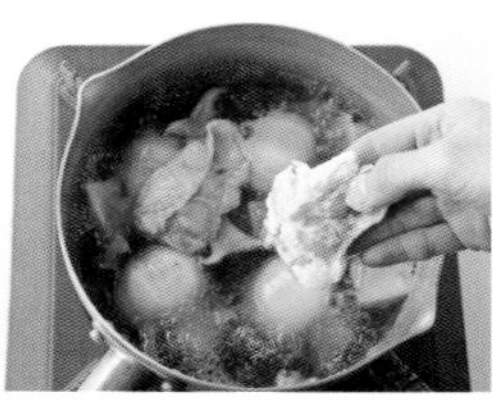

たっぷりの野菜を肉巻きにしてバランスよく

豚肉の野菜ロールレンジ蒸し

かんたん　20分

[材料（2人分）]

豚しゃぶしゃぶ用肉	160g
小麦粉	少々
A にんじん	40g
たけのこ（水煮）	150g
小ねぎ	5本
大豆もやし	150g
B だし汁	大さじ2
酒	小さじ1
おろししょうが	大さじ1
みりん	小さじ2
しょうゆ	大さじ1

[作り方]

準備

1 **にんじん**、**たけのこ**は4cm長さのせん切り、**小ねぎ**は**にんじん**の長さにそろえて切る。**大豆もやし**はひげ根をとっておく。

2 **豚肉**を広げ、小麦粉を薄くふり、1で切ったAを等分にのせて、巻き込む（写真）。

加熱・仕上げる

3 耐熱皿に1の**大豆もやし**をのせて、2を均等な間隔でのせる。上に混ぜ合わせたBをまわしかけて、ラップをして、電子レンジ（600W）で7分ほど加熱し、そのまま3分ほどおく。

4 2を半分に切って、**大豆もやし**といっしょに器に盛り合わせ、蒸し汁を上からかける。

[おすすめ献立例]

＋きのこのしぐれ煮

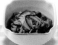

→p.133

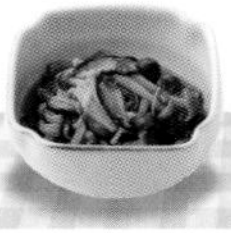

＋大根のレモン浅漬け

→p.91

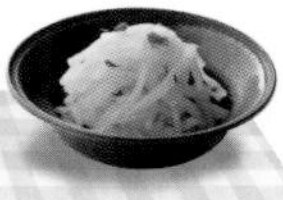

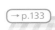

低カロリーのコツ！

3種類の野菜を巻いて、シャキシャキの食感を楽しめます。また、薄切り肉でも満足のいく食べごたえになります。

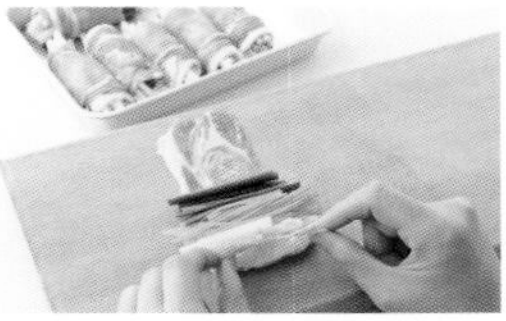

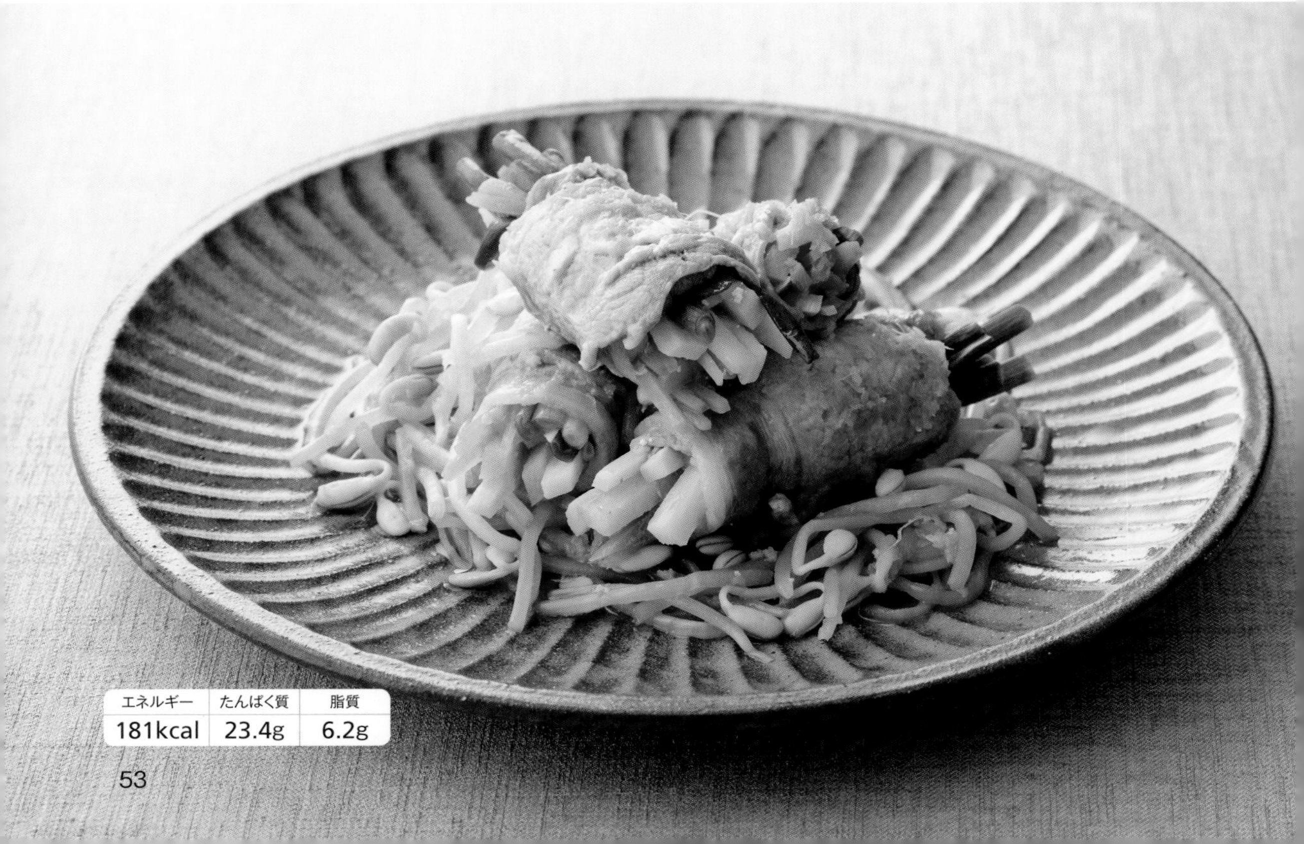

エネルギー	たんぱく質	脂質
181kcal	23.4g	6.2g

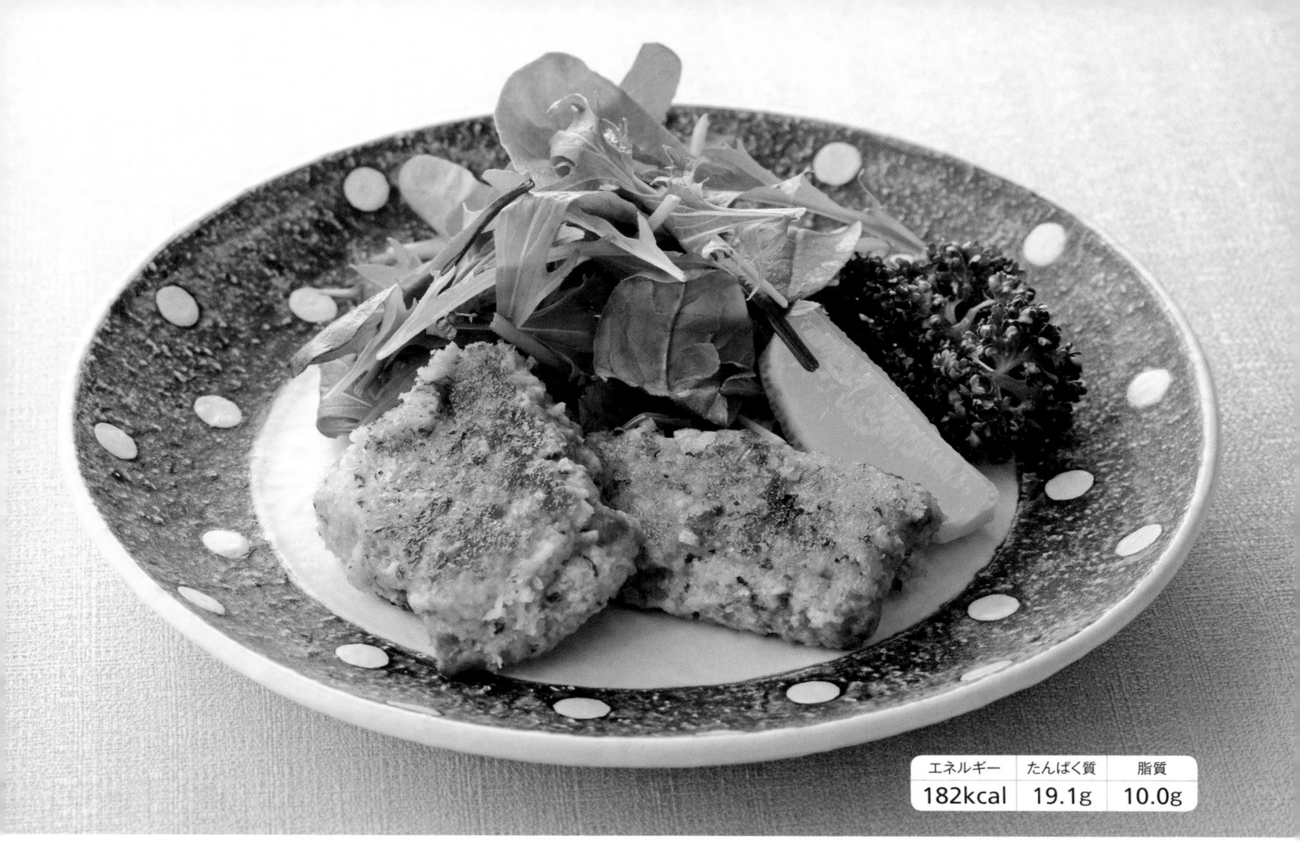

エネルギー	たんぱく質	脂質
182kcal	19.1g	10.0g

豚ひれ肉でヘルシーな仕上がり

豚肉のパセリパン粉焼き 15分

[材料（2人分）]

豚ひれ肉	160g
塩·こしょう	各少々
マスタード	小さじ2
A パセリ（みじん切り）	少々
にんにく（みじん切り）	1片分
パン粉	大さじ2
オリーブ油	大さじ1
ベビーリーフ	30g
パセリ	少々
レモン（くし切り）	2切れ分

[作り方]

準備

1 豚肉は4等分にして、厚みを均等にするように麺棒ビンなどでたたく。Aを混ぜておく。

2 豚肉に薄く塩、こしょうで下味をつけて、マスタードを片面にぬる。

3 マスタードをぬった面に、1のAをまぶす。

焼く

4 フライパンにオリーブ油を熱し、3を加え両面こんがり焼きあげ、ベビーリーフとパセリ、レモンを添える。

[おすすめ献立例]

＋きゅうりの
ハーブ和え

→p.130

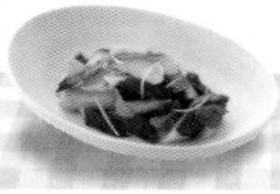

＋ツナとせん切り野菜の
即席トマトスープ

→p.106

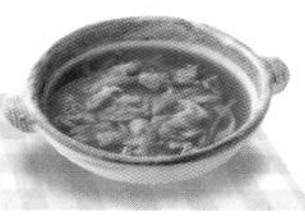

低カロリー のコツ！

ひれ肉は、低脂肪です。また豊富に含まれるミネラル分は貧血予防や骨そしょう症予防にも効果があります。

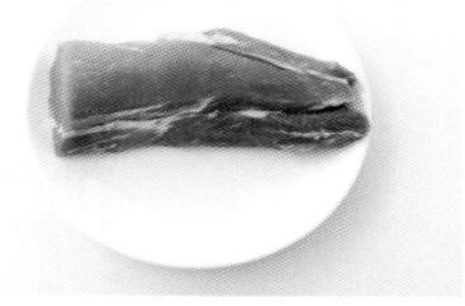

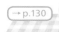

片栗粉をまぶすので、たれとのからみがよくなる

牛しゃぶ入りおかずサラダ

かんたん　8分

[材料（2人分）]

牛しゃぶしゃぶ用肉	160g
片栗粉	少々
サニーレタス	2枚
トマト	1個
きゅうり	½本
セロリ	¼本
A ぽん酢しょうゆ	大さじ½
わさび	小さじ1
粉山椒	少々

[作り方]

準備　**1** サニーレタスは適当な大きさにちぎる。**トマト**はくし切り、**きゅうり**は縦に2等分して斜め切り、**セロリ**は筋をとり斜め薄切りにする。

ゆでる　**2** 沸騰した湯で、薄く片栗粉をまぶした**牛肉**をゆでて（写真）、冷水にとり、水気をふきとる。

和える　**3** ボウルに**1**と**2**を加え、混ぜ合わせた**A**を入れ、和えて器に盛りつけた後、山椒をふる。

[おすすめ献立例]

＋にんじんしりしり

→p.96

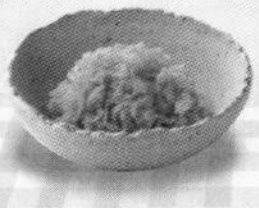

＋めかぶとたたき山いものみそ汁

→p.102

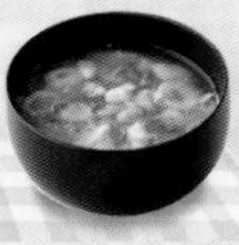

低カロリー のコツ!

牛肉に片栗粉をつけてゆでることで、味のからみをよくする効果があります。また肉が硬くなるのを防ぐ働きも。

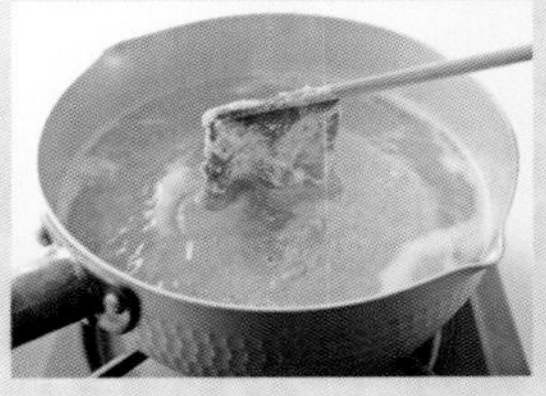

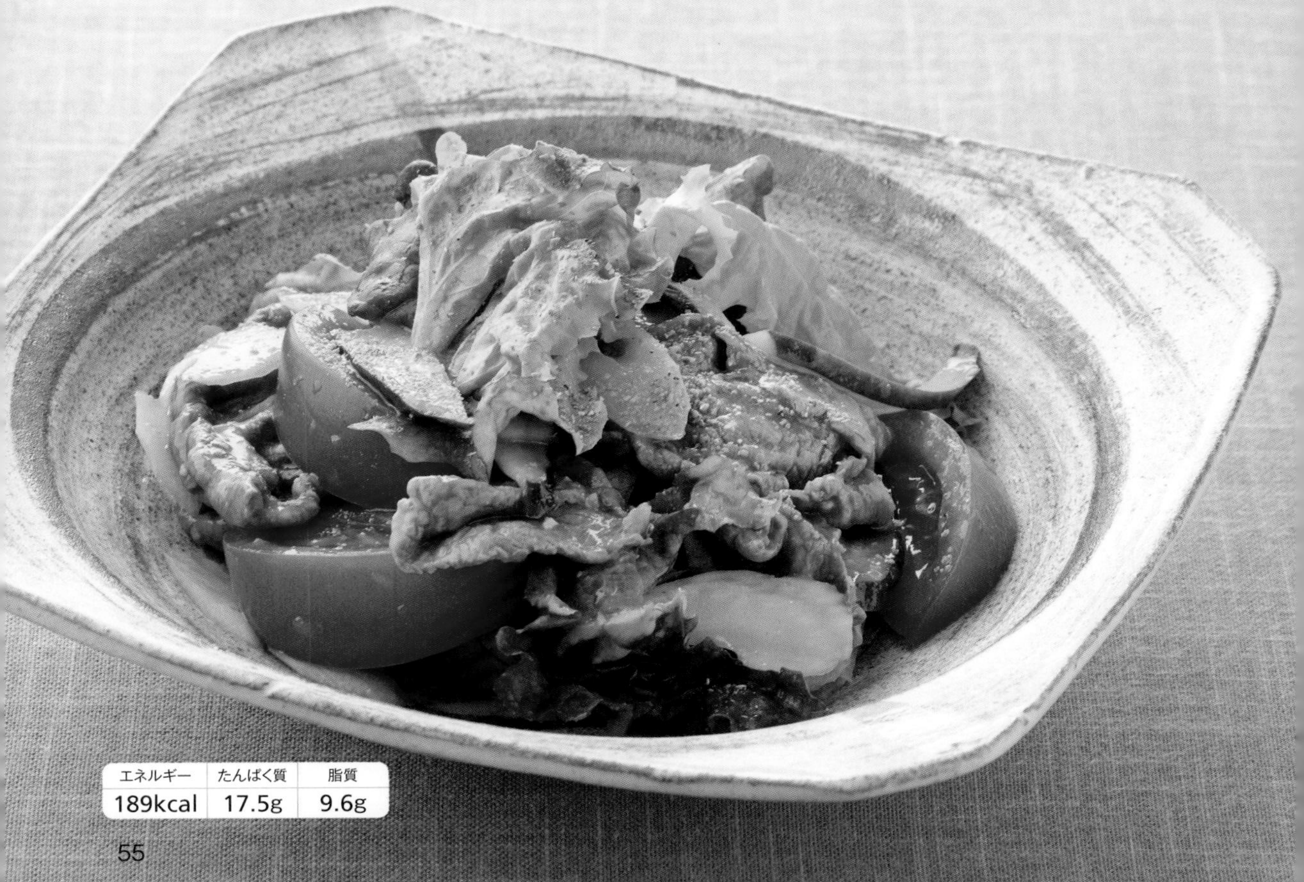

エネルギー	たんぱく質	脂質
189kcal	17.5g	9.6g

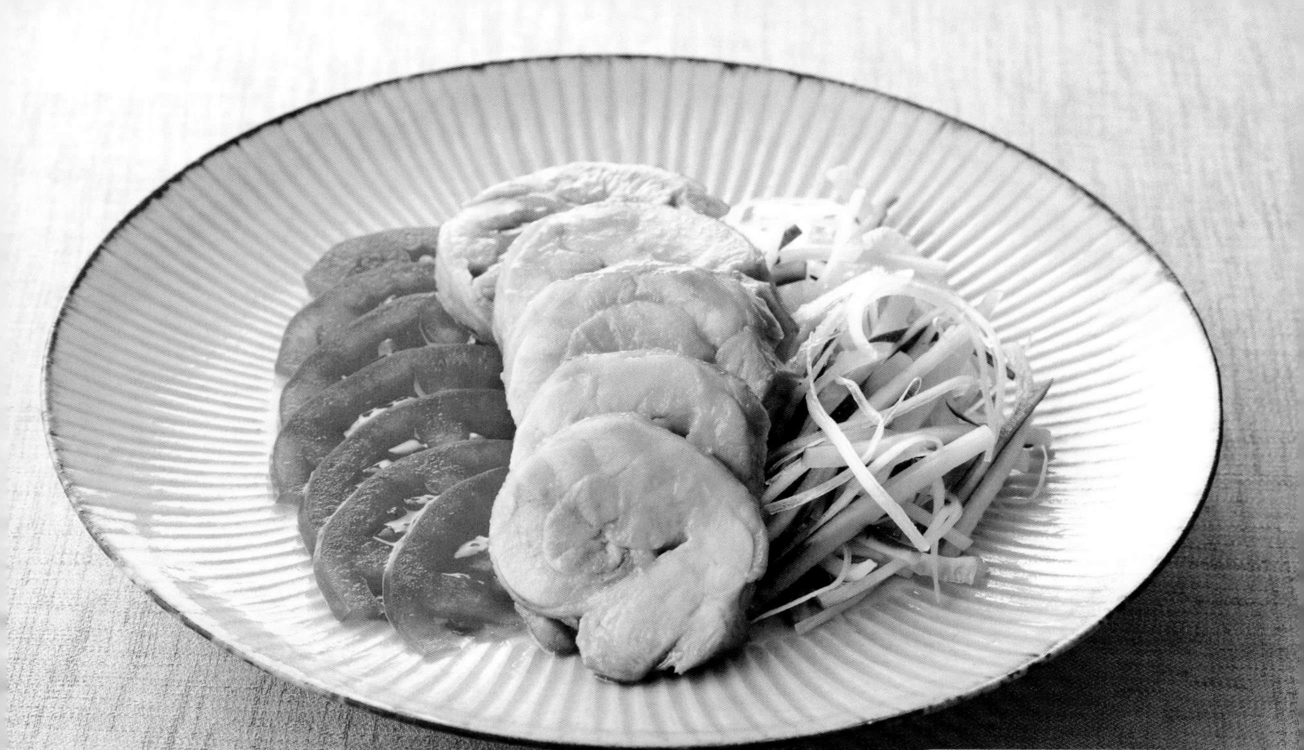

エネルギー	たんぱく質	脂質
197kcal	24.2g	8.1g

余熱で中までじっくり火を通してやわらかく仕上げる

鶏チャーシュー

作りおき 30分（おく時間を含む）

[材料（2人分）]

鶏もも肉	1枚
しょうが·青ねぎ	各少々
サラダ油	小さじ1
A 酒	大さじ1
みりん	大さじ2
しょうゆ	大さじ1
白髪ねぎ	少々
きゅうり（せん切り）	½本分
トマト（薄切り）	½個分

低カロリーのコツ!

余熱で味をしみこませます。肉にうま味をしみこませることで、少ない調味料でもおいしく仕上がります。

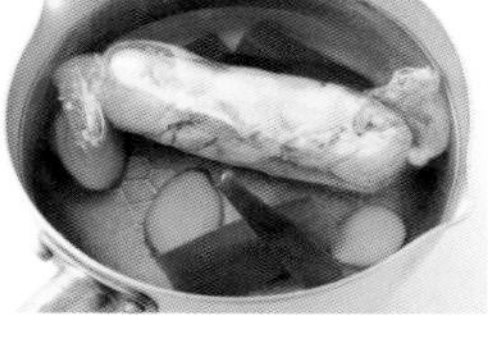

[作り方]

準備

1 均等に厚みを広げた**鶏肉**を巻き込み、ラップで包み、両端を結ぶ。

2 深めの鍋に、たっぷりの水（分量外）と**しょうが**、**青ねぎ**を加え火にかける。

ゆでる

3 1を加え、中火で6分ゆでて火を止めて、そのまま20分ほどおいたら（写真）、ラップからとり出す。そのとき出た蒸し汁はとっておく。

仕上げる

4 フライパンに**サラダ油**をなじませ、3の表面をこんがり焼き、**A**と蒸し汁を加え焼きからめる。

5 輪切りにし、**白髪ねぎ**、**きゅうり**、**トマト**といっしょの器に盛り合わせ、4の焼き汁をかける。

[おすすめ献立例]

＋豆苗とかりかり油揚げのみそマヨネーズ和え →p.85

＋かぶとすりおろしれんこん汁 →p.103

ゆでた野菜をくるくる巻いて見た目の量も大きく

牛肉のナムル巻きソテー

15分

[材料（2人分）]

	牛もも薄切り肉	140g
	テンメンジャン	小さじ2
	小麦粉	少々
	もやし	120g
	ほうれん草	100g
	にんじん	30g
A	ごま油	小さじ½
	塩	少々
	砂糖	小さじ½
	サラダ油	大さじ½
	酒	大さじ1
	塩・こしょう	各少々
	かいわれ大根	少々

[作り方]

準備

1 **もやし**はひげ根をとる。**ほうれん草**は4cm長さに切り、**にんじん**はせん切りにする。

2 耐熱皿に1を均等に広げ、Aをまわしかけ、軽くラップをして電子レンジ（600W）で3分加熱し、そのままあら熱をとる。

焼く・仕上げる

3 **牛肉**にテンメンジャンを薄くぬり、軽く小麦粉をふった後、2をのせて巻く（写真）。表面にも小麦粉を薄くまぶす。

4 フライパンにサラダ油をひき、3を転がしながら、こんがり焼く。酒、塩、こしょうで味をつけ、器に盛り、根をとった**かいわれ大根**を添える。

[おすすめ献立例]

＋切り干し大根とじゃこのすし酢和え

→p.92

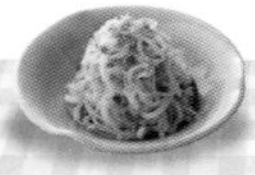

＋高野豆腐とセロリのキムチスープ

→p.105

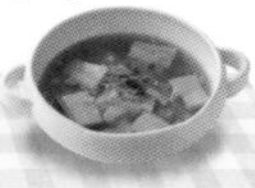

低カロリーのコツ！

野菜を加熱するので、かさが減り多くの量を肉で巻くことができます。肉といっしょに野菜をたっぷり食べられる一品。

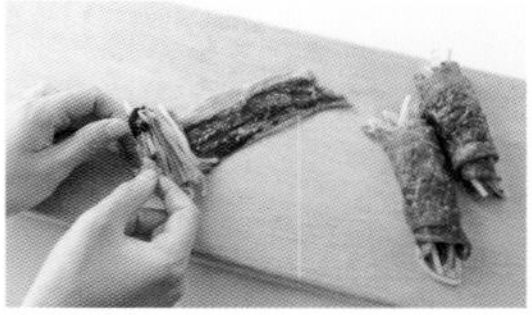

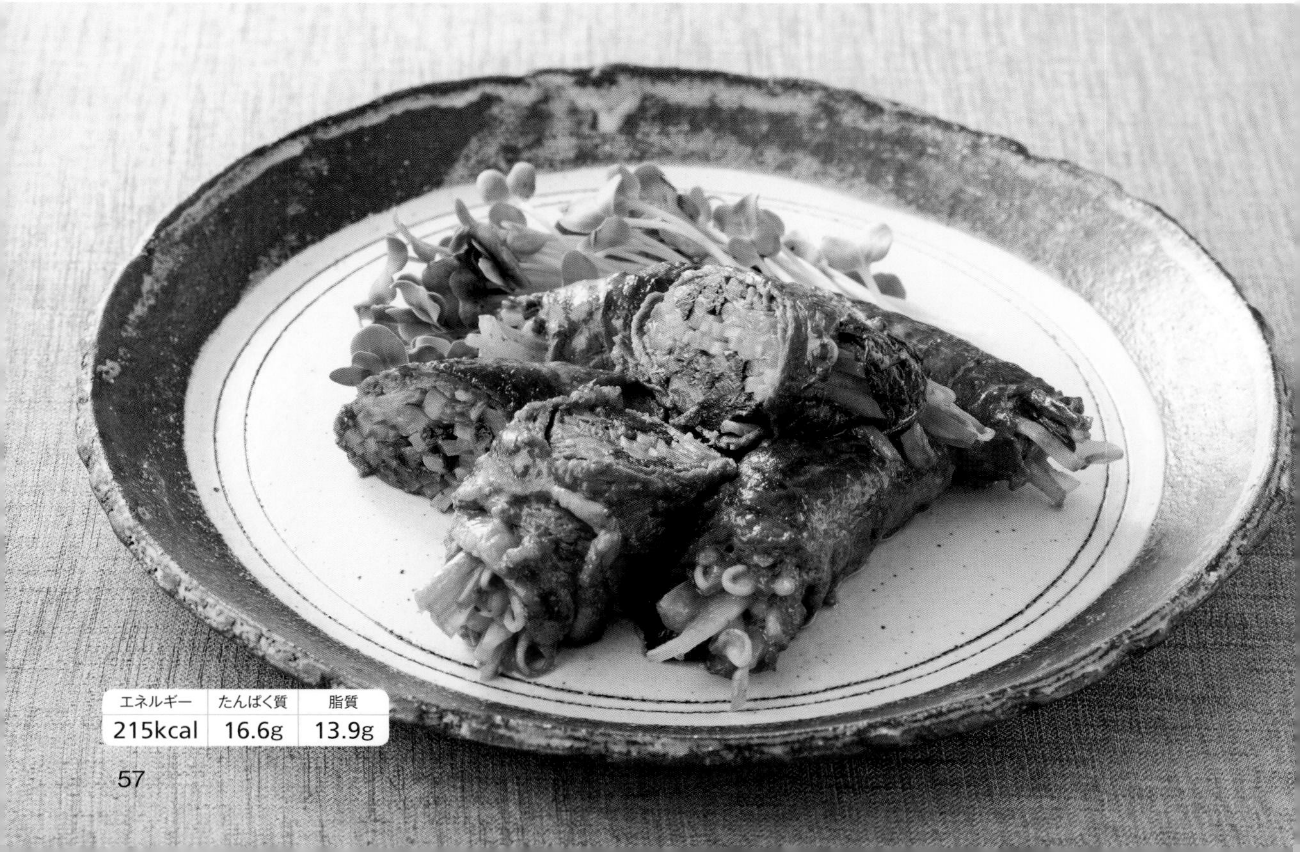

エネルギー	たんぱく質	脂質
215kcal	16.6g	13.9g

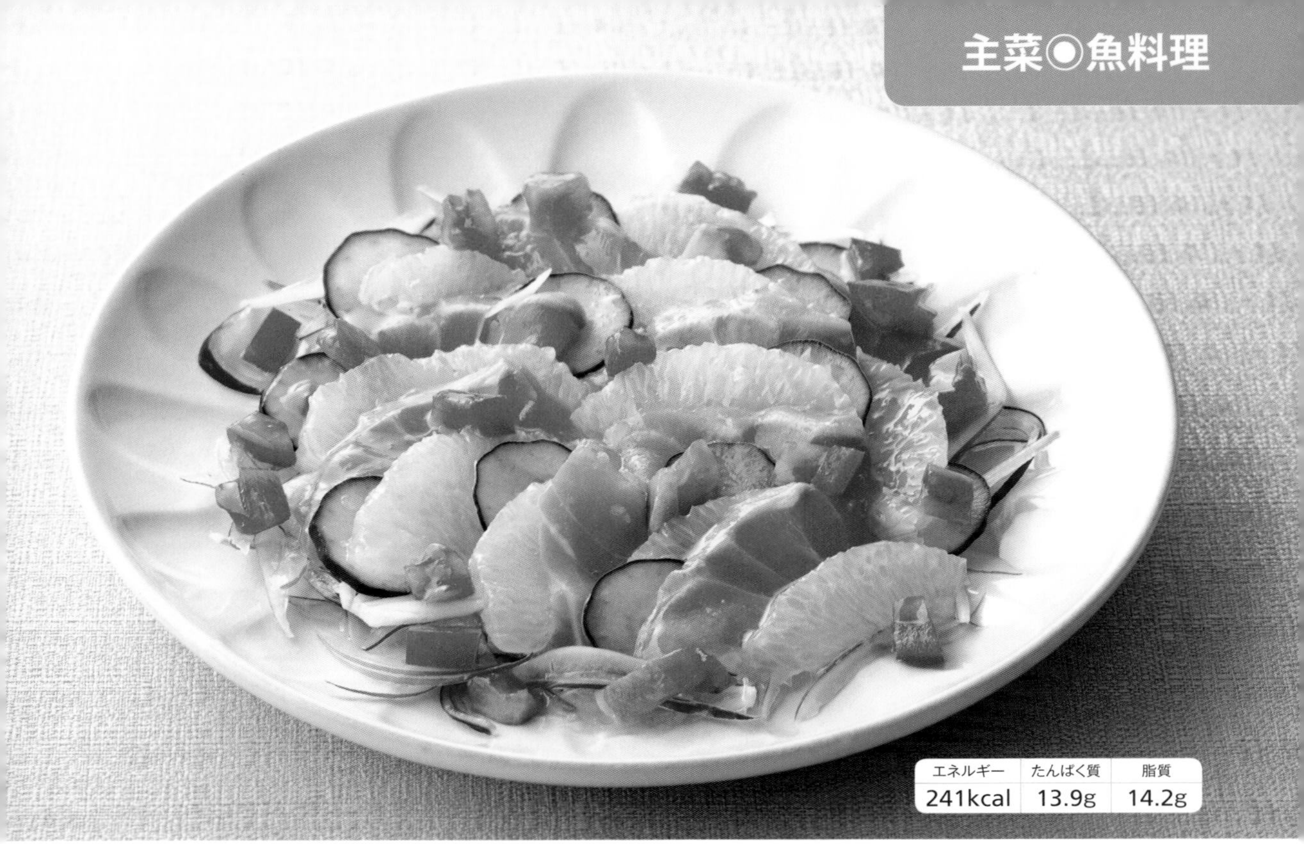

エネルギー	たんぱく質	脂質
241kcal	13.9g	14.2g

グレープフルーツの酸味とサーモンがベストマッチ!

サーモンとフルーツのカルパッチョ

かんたん　10分

[材料(2人分)]

サーモン	120g
グレープフルーツ	1個
赤玉ねぎ	¼個
きゅうり	½本
トマト	½個
A オリーブ油	小さじ2
グレープフルーツ果汁	大さじ3
レモン果汁	大さじ1
砂糖	小さじ1
塩	小さじ⅓
白こしょう	少々

[作り方]

準備

1 サーモンは薄くそぎ切りに、グレープフルーツは半分は果肉をとり出し、半分は果汁をしぼる。赤玉ねぎは薄切りにし水にさらす。きゅうりは輪切りにし、トマトは小さめに切る。

仕上げる

2 器に水気をよくきった1の赤玉ねぎを敷き詰め、きゅうりとサーモンとグレープフルーツを盛り合わせる。

3 トマトを全体に散らし、混ぜ合わせたAを上からかける。

[おすすめ献立例]

＋キャベツのグリル ガーリックソース

→p.88

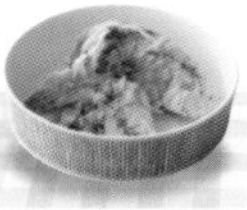

＋丸ごと玉ねぎのチーズのせスープ

→p.107

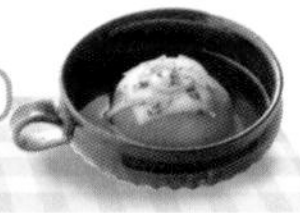

低カロリー のコツ!

グレープフルーツは、甘味が少ないので、料理に使っても味のじゃまをしません。甘さ控えめな柑橘類であれば代用 OK。

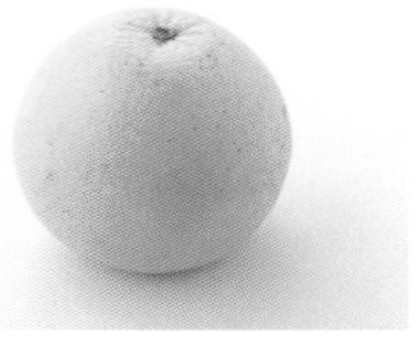

アーモンドのさくさく食感がおいしい

あじのアーモンドソテー

18分

［材料（2人分）］

あじ	2尾分
塩·こしょう	各少々
サニーレタス	2枚
ミニトマト	2個
A 卵白	1個分
片栗粉	小さじ½
マスタード	小さじ2
スライスアーモンド	20g
オリーブ油	大さじ1
白ワイン	大さじ1
黒こしょう	少々

［作り方］

準備

1 **あじ**は三枚におろしてそぎ切りにし、塩、こしょうをする。**サニーレタス**は適当な大きさにちぎる。**ミニトマト**は4等分する。

2 1の**あじ**によく混ぜ合わせた**A**をからめ、片面に**アーモンド**をまぶす。

焼く・仕上げる

3 フライパンでオリーブ油を熱し、2を弱火で両面こんがり焼き、白ワインをふり、水分がとんだら、黒こしょうをふる。

4 器に**サニーレタス**をしき、3を盛りつけ、**ミニトマト**を添える。

［おすすめ献立例］

＋長ねぎのコンソメ煮

→p.94

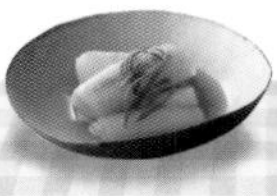

＋わかめとセロリのガーリックソテー

→p.99

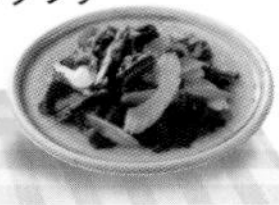

低カロリー のコツ！

あじは、ビタミン、カルシウムなどがバランスよく含まれています。あじ以外にも、いわし、さばなどでも代用できます。

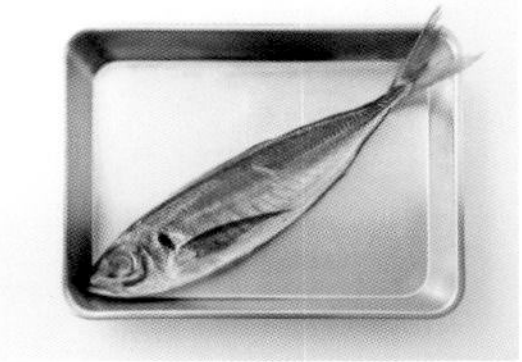

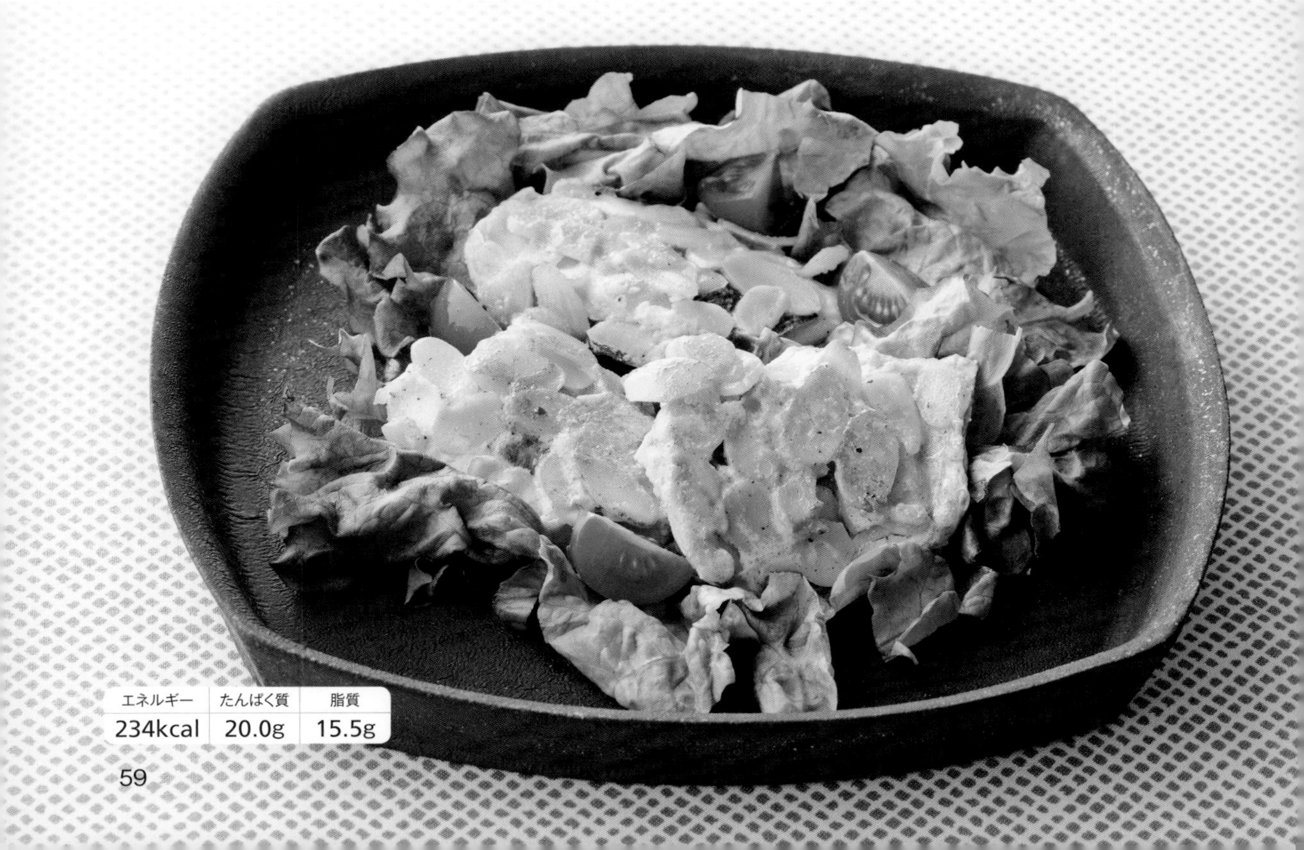

エネルギー	たんぱく質	脂質
234kcal	20.0g	15.5g

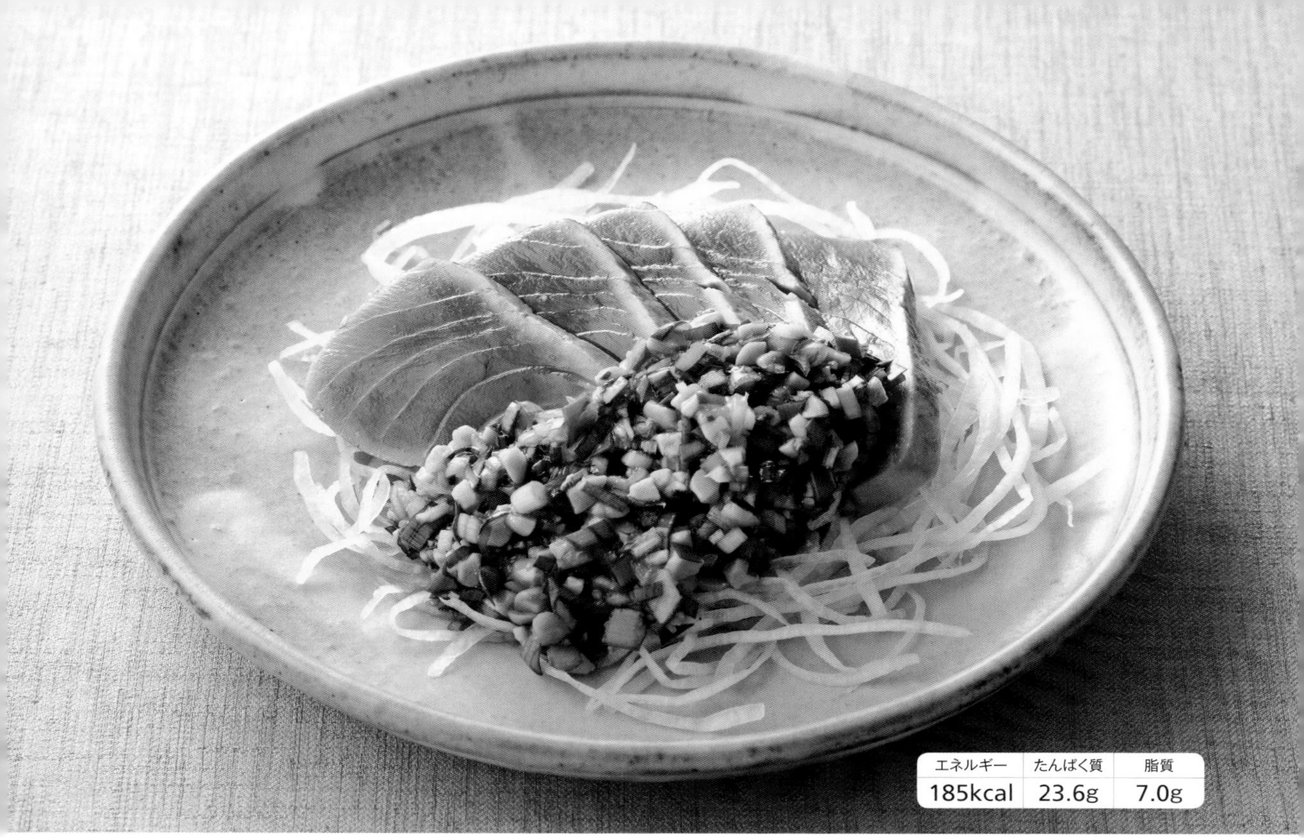

エネルギー	たんぱく質	脂質
185kcal	23.6g	7.0g

納豆と薬味で栄養価もアップ

かつおのたたき納豆香味だれ

かんたん　10分

[材料（2人分）]

かつお	140g
塩	少々
大根	100g
ごま油	小さじ2
A ひきわり納豆	1パック
ニラ	40g
みょうが（みじん切り）	1個分
しょうが（みじん切り）	10g分
B だし汁	大さじ1
みりん	小さじ1
しょうゆ	大さじ1

[作り方]

準備・焼く

1 **かつお**は塩をふる。**ニラ**は細かく刻む。**大根**は刺身のツマのように細く切る。

2 フライパンにごま油を熱し、**かつお**を表面だけ、さっと焼きつけてとり出しそぎ切りにする。

3 ボウルに**A**と**B**を加えよく混ぜ合わせておく（写真）。

仕上げる

4 器に1の**大根**をしき、2を盛りつけ、3をたっぷりとかける。

[おすすめ献立例]

＋おかひじきと桜えびの煮つけ

→p.86

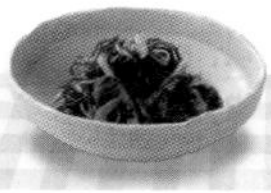

＋かぶとすりおろしれんこん汁

→p.103

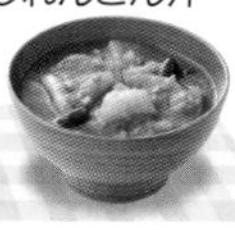

低カロリーのコツ！

良質なたんぱく源の納豆、殺菌や臭み消し効果のある薬味を混ぜた具だくさんなたれで、食べごたえのあるたたきに。

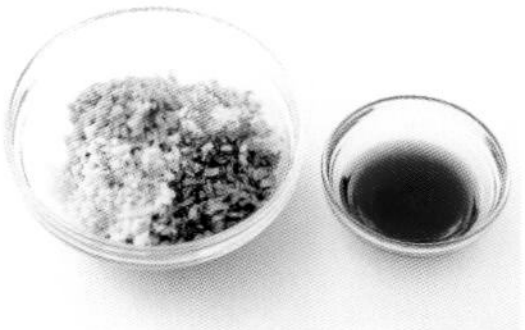

にんにくの香りが食欲をそそる一品

はまぐりとわけぎの酒蒸しにんにく風味

12分

[材料（2人分）]

はまぐり（砂出し済みのもの）	6個
ほたて	4個
わけぎ	4本
生しいたけ	4枚
にんにく	2片
酒	50mℓ
薄口しょうゆ	小さじ⅓
A ごま油	小さじ1
ラー油	少々

[おすすめ献立例]

＋アスパラガスとえのきののり佃煮和え →p.84

＋焼きトマトしそぽん酢かけ →p.128

[作り方]

準備

1 **ほたて**は厚みを半分に切る。**わけぎ**は3cm長さに切り、**しいたけ**はそぎ切り、にんにくは縦半分にして、さらに横にスライスする。

煮る・仕上げる

2 フライパンに、1のにんにくと**はまぐり**をのせ、酒をまわし入れ、ふたをして火にかける。

3 **はまぐり**の殻が開いたら、1の**ほたて**と**わけぎ**、**しいたけ**を加えさらに1分ほど蒸し煮してしょうゆで味をととのえる。

4 **はまぐり**の殻をとり除き、器に盛り合わせ、Aをかける。

低カロリーのコツ!

炒めずに、蒸すことで低カロリーにつながります。また酒蒸しは、魚介の臭み消し、うま味も引き出す調理法なのでおすすめ。

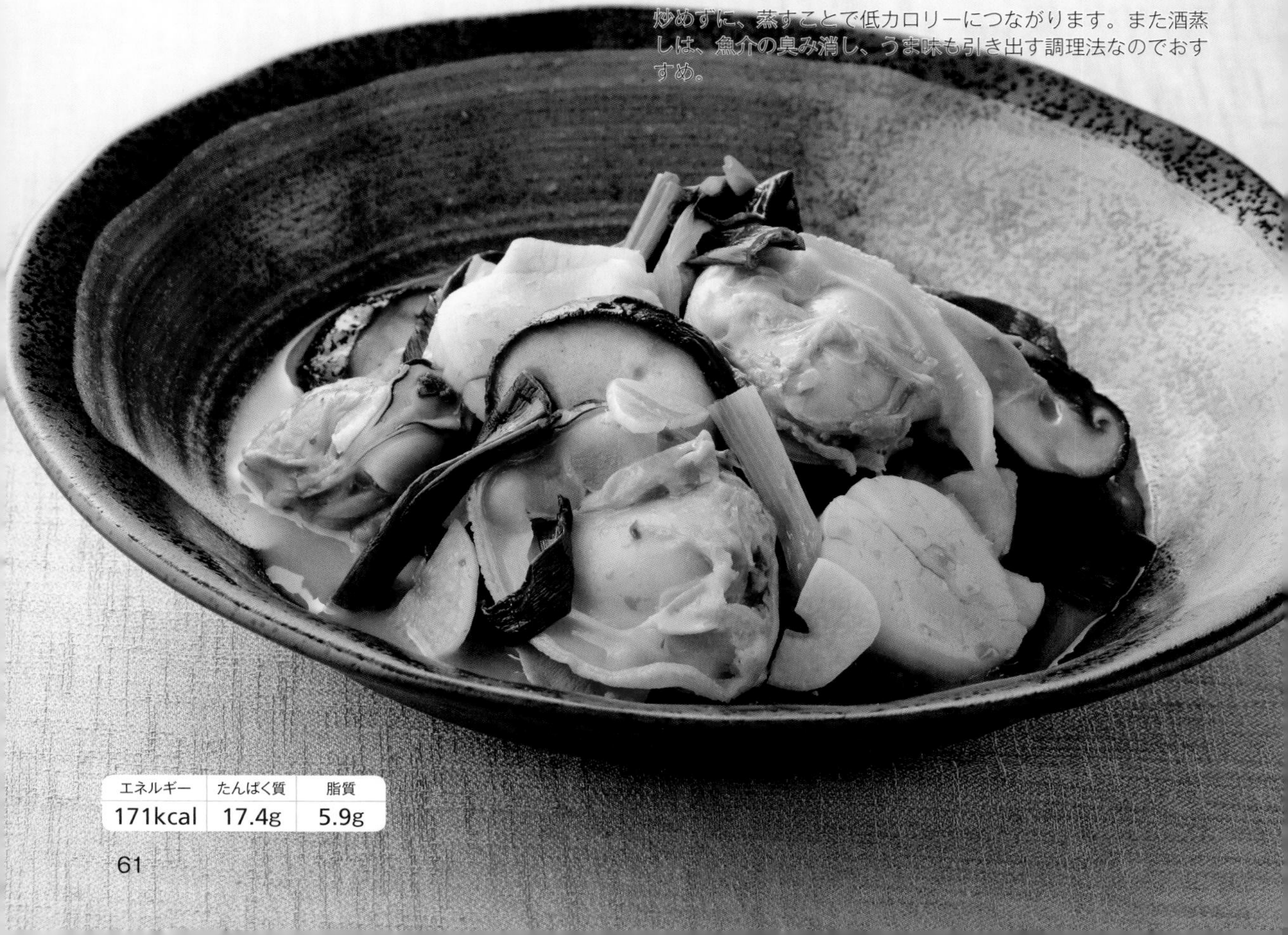

エネルギー	たんぱく質	脂質
171kcal	17.4g	5.9g

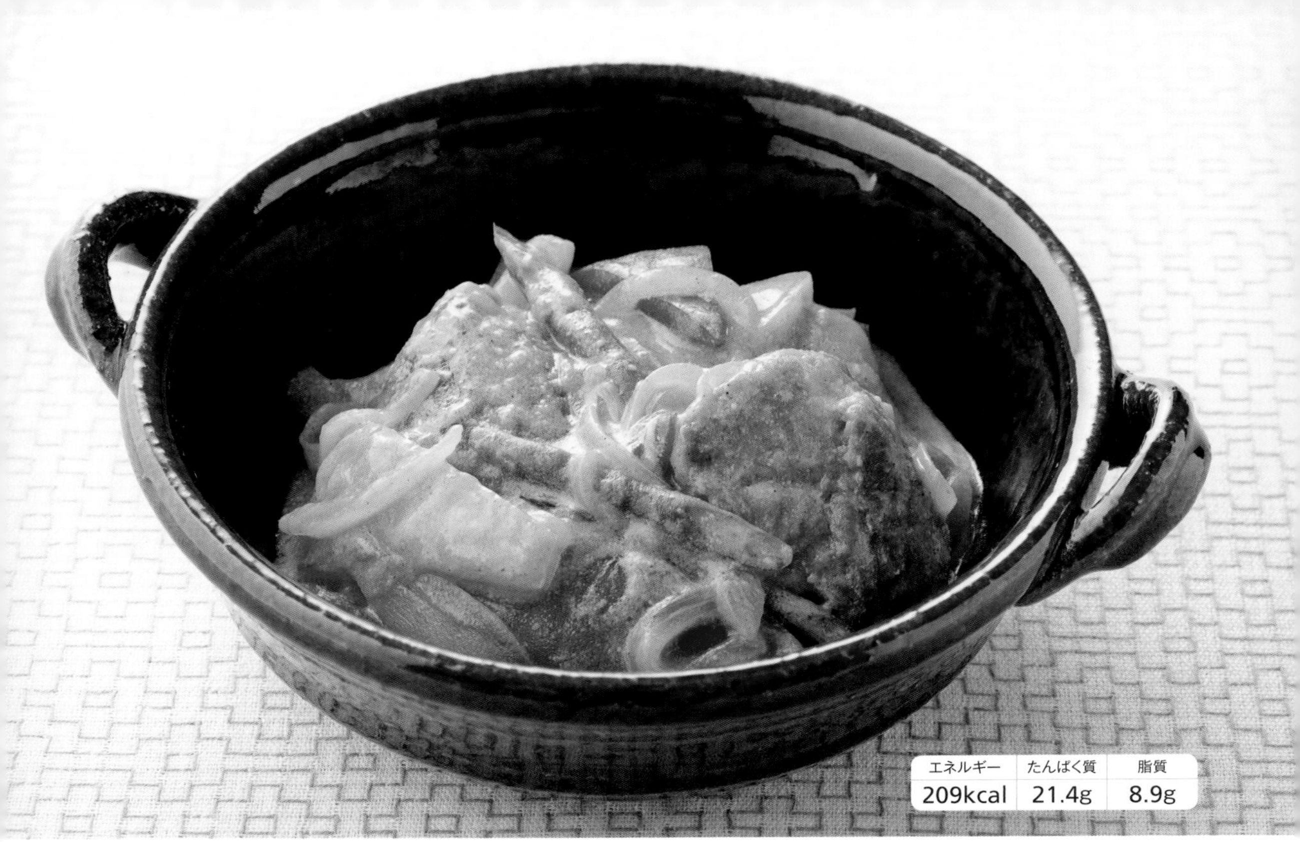

エネルギー	たんぱく質	脂質
209kcal	21.4g	8.9g

豆乳を入れることでマイルドでコクがある食べごたえ

さけのカレー豆乳煮

作りおき 20分

[材料（2人分）]

さけ	2切れ
オリーブ油	小さじ2
A 小麦粉・カレー粉	各少々
玉ねぎ（薄切り）	½個分
赤パプリカ（薄切り）	½個分
黄パプリカ（薄切り）	½個分
B コンソメ	小さじ½
水	180㎖
カレー粉	小さじ½
さやいんげん（斜め切り）	6本分
豆乳	100㎖
塩・こしょう	各少々
水溶き片栗粉	小さじ2

[作り方]

準備・焼く

1 さけは3等分に切り薄くAをまぶす。

2 フライパンに半量のオリーブ油を熱し、さけを加え両面を焼き、一度とり出す。

3 同じフライパンに残りのオリーブ油を熱し、玉ねぎ、各パプリカを加え炒める。

煮る・仕上げる

4 Bを加え、沸騰したら中火にして3～4分煮て、2とさやいんげんを加える。

5 再度2～3分煮て、豆乳を加え混ぜながら温め、塩、こしょうで味をととのえ、水溶き片栗粉でとろみをつけて、器に盛りつける。

[おすすめ献立例]

＋トマトとスプラウトのチーズサラダ →p.93

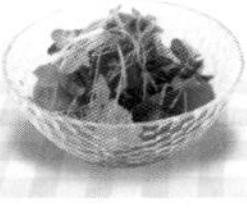

低カロリー のコツ！

豆乳と片栗粉で、とろみをつけています。とろみは、ボリュームを出したり、あつあつのまま食べることができます。

梅味のさっぱりしたソテー

いわしの梅しそ巻きソテー

15分

[材料（2人分）]

いわし	3尾分
小麦粉	小さじ1
しその葉	7枚
A 梅肉	2個分
小ねぎ	5本
赤パプリカ	½個
ごま油	大さじ½
B だし汁	50mℓ
酢	小さじ2
みりん	小さじ2
大根おろし	100g

[作り方]

準備

1 **いわし**は三枚におろす。**小ねぎ**は4cm長さに切る。**赤パプリカ**はせん切り、**大根おろし**は水気をきっておく。

2 **いわし**に薄く小麦粉をふり、半分に切った**しその葉**をしき、Aをのせて巻く。表面にも薄く小麦粉をまぶし、ようじでとめる（同じものを6個作る）。

焼く・仕上げる

3 フライパンにごま油をひき、2を返しながら焼き、Bを加え、焼きからめる。

4 **しその葉**2枚をしいた器に盛りつけ、**大根おろし**を添えて、焼き汁をかける。

[おすすめ献立例]

＋オクラとめかぶのにんにくじょうゆ和え

→p.129

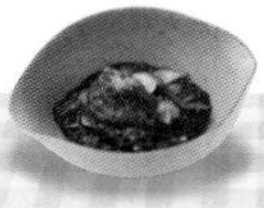

＋きのこの白和え

→p.96

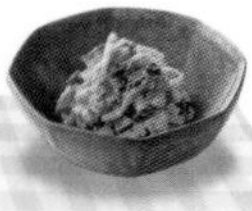

低カロリーのコツ！

いわしは、カルシウム、ビタミンD、ビタミンB_2、タウリン、鉄分なども豊富に含まれている栄養満点な食材です。

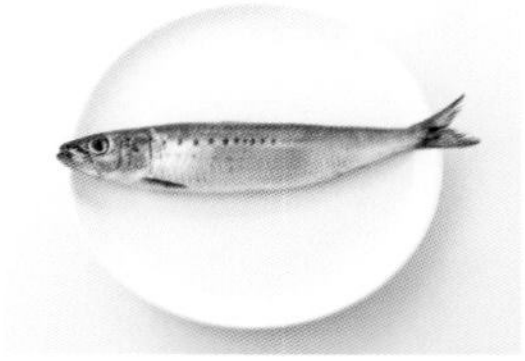

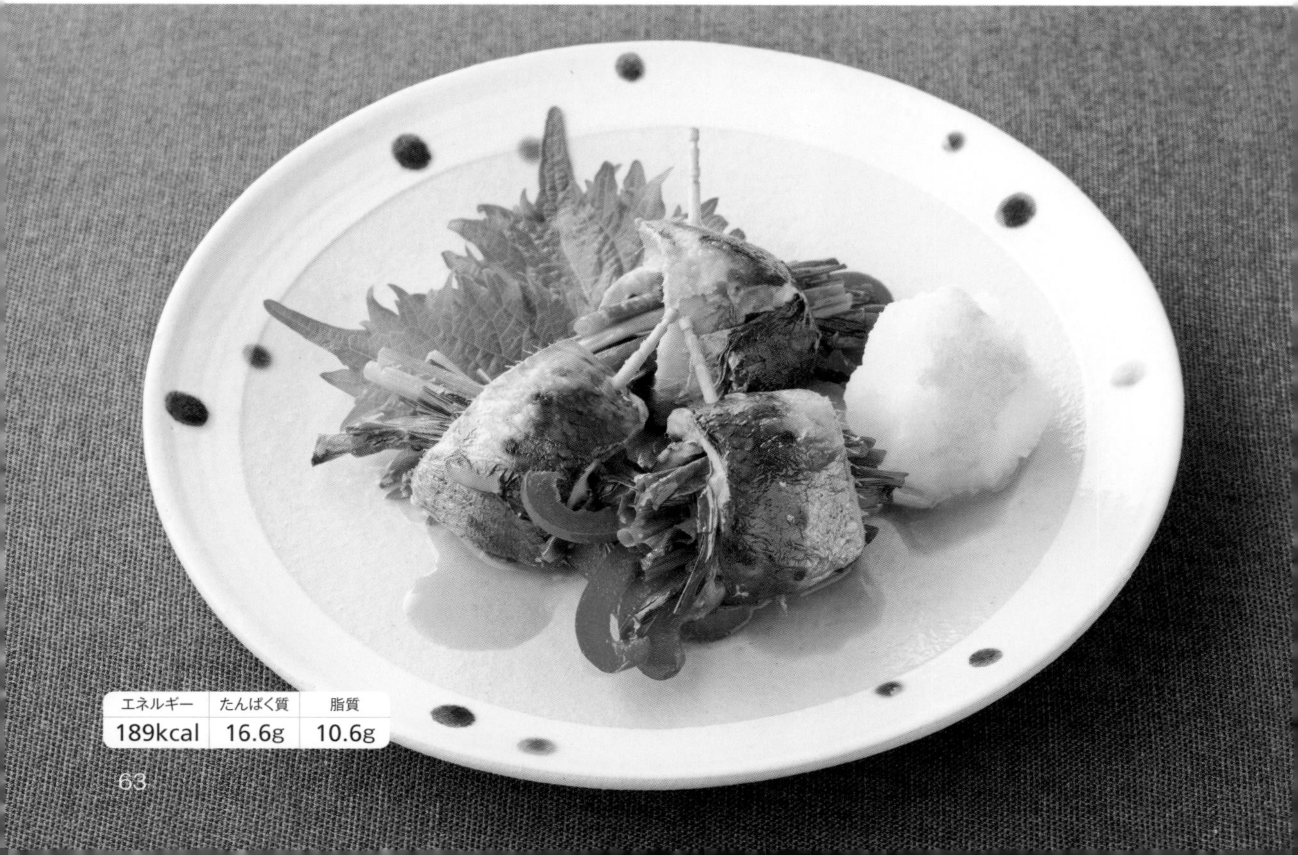

エネルギー	たんぱく質	脂質
189kcal	16.6g	10.6g

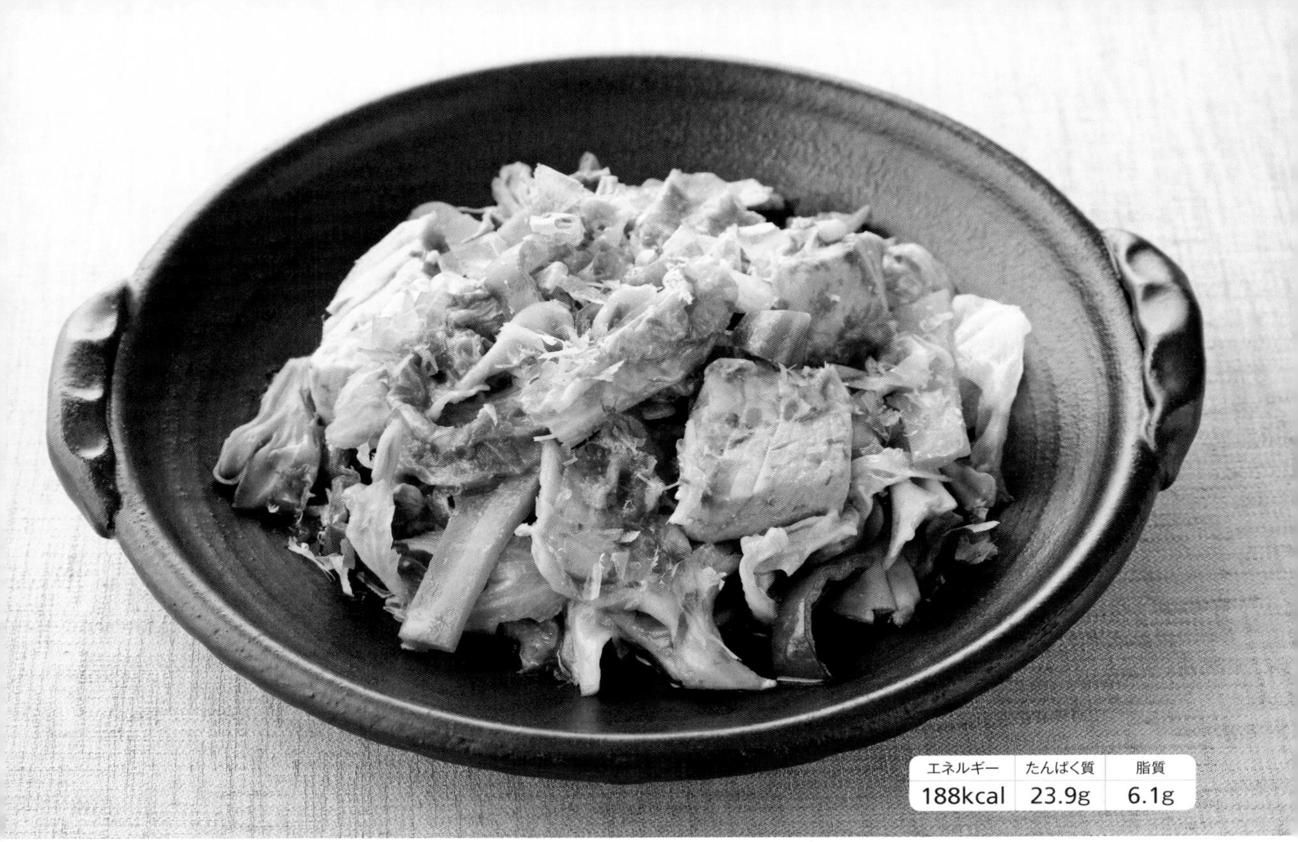

エネルギー	たんぱく質	脂質
188kcal	23.9g	6.1g

野菜がたくさん食べられるみそ味の北海道名物

まぐろのちゃんちゃん焼き

12分

[材料(2人分)]

まぐろ(赤身)	140g
キャベツ	2枚
にんじん	40g
ピーマン	1個
まいたけ	1パック
A だし汁	大さじ1
みそ	大さじ1
砂糖	小さじ1
酒	大さじ1
みりん	小さじ1
ごま油	小さじ2
かつおぶし	5g

[作り方]

準備

1 まぐろはぶつ切り、キャベツは適当な大きさにちぎる。にんじんは短冊切り、ピーマンは細切り、まいたけは小房に分ける。

2 フライパンに1の野菜とまいたけを敷き詰め、上にまぐろをのせる。

焼く・仕上げる

3 Aとかつおぶし(仕上げ用に少し残す)を混ぜ合わせ、2の上にのせてふたをし、7~8分蒸し焼きにする。

4 ふたをとり、全体を混ぜ合わせ、器に盛りつけ、かつおぶしを散らす。

[おすすめ献立例]

+わかめと小ねぎの酢の物

→p.131

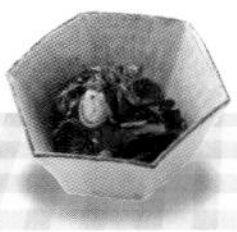

+水菜のしょうが煮びたし

→p.129

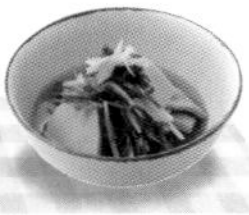

低カロリー のコツ!

まぐろにはたんぱく質、タウリン、ビタミンE、鉄が多く含まれている。ドコサヘキサエン酸の含有量が魚の中でもトップ。

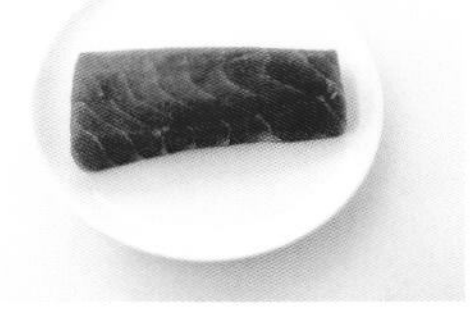

蒸すことで野菜がたっぷり食べられる

さばとかぶの重ね蒸し

かんたん　15分

[材料（2人分）]

さば	140g
片栗粉	少々
かぶ	2個
にんじん	40g
春菊	80g
A だし汁	50mℓ
赤みそ	大さじ1
しょうゆ	小さじ1
酒	小さじ2
砂糖	小さじ2
白すりごま	小さじ2

[作り方]

準備

1 さばは8等分のそぎ切り、かぶは葉の部分を2cmほど残し横に薄切りにし、にんじんも薄切りにする。春菊は3～4cm長さに切る。

2 1のかぶとにんじん、さばに薄く片栗粉をまぶし、交互に重ねる。

加熱・仕上げる

3 耐熱皿に春菊を均等にしき、2をのせて（写真）、軽くラップをして電子レンジ（600W）で5分半加熱し、器に盛り合わせる。

4 鍋に3の蒸し汁とAを入れて火にかけ、みその硬さになったら、火を止めて、3にかける。

[おすすめ献立例]

＋さやいんげんの山椒炒め

→p.84

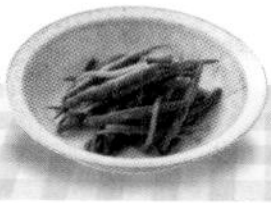

＋焼きトマトしそぽん酢かけ

→p.128

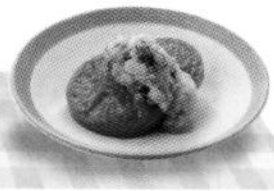

低カロリーのコツ！

蒸すので、油を使わず低カロリーに仕上がります。また野菜もかさが減るので、生野菜よりも多く食べることができます。

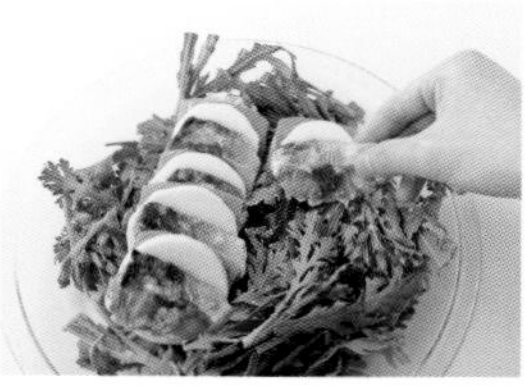

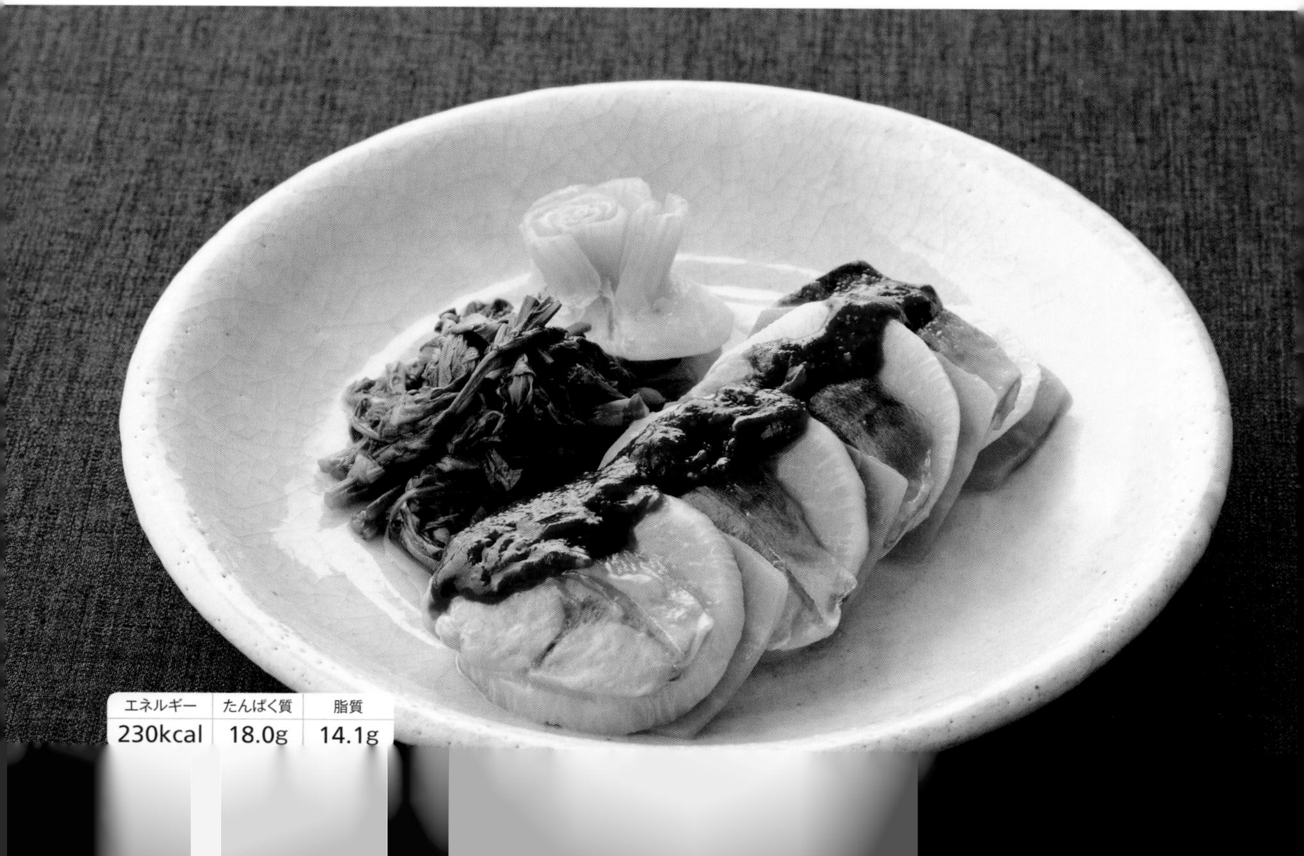

エネルギー	たんぱく質	脂質
230kcal	18.0g	14.1g

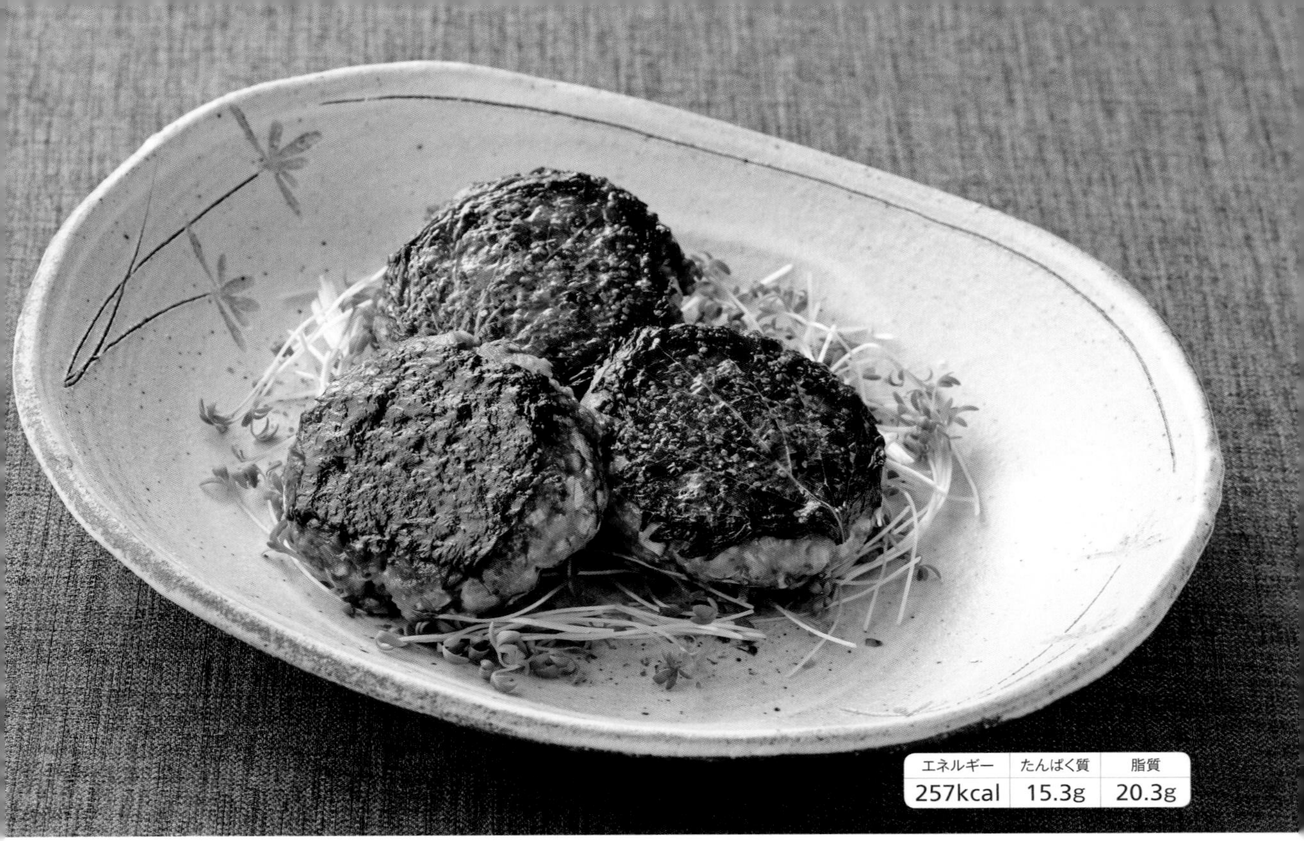

エネルギー	たんぱく質	脂質
257kcal	15.3g	20.3g

薬味がたくさん入ったさんまのつくね

さんまのつくねのかば焼き

作りおき　15分

［材料（2人分）］

さんま	小2尾分
生しいたけ	2枚
A 長ねぎ（みじん切り）	30g分
しょうが（みじん切り）	10g分
B しょうゆ	小さじ⅓
みそ	小さじ1
片栗粉	小さじ1
しその葉	6枚
のり（4cm角）	6枚
サラダ油	小さじ1
C だし汁	80mℓ
酒	大さじ1
ぽん酢しょうゆ	大さじ1
スプラウト・一味唐辛子	各少々

［おすすめ献立例］

＋かぶときゅうりの梅ふりかけ和え →p.87

＋納豆のみぞれ汁 →p.102

［作り方］

準備

1 さんまは三枚におろす。**しいたけ**はあらく刻む。

2 1の**さんま**を包丁で細かく刻み、1の**しいたけ**、Aと**B**を加え混ぜ合わせておく（写真）。

3 6等分にして、丸く平たく形を整え、片面に**しその葉**、片面に**のり**を貼り付ける。

焼く・仕上げる

4 フライパンにサラダ油を熱し、3をのせて、両面焼く。

5 Cを加え、焼きからめ、根元を切った**スプラウト**をしいた器に盛りつけ、一味唐辛子をかける。

低カロリーのコツ！

肉のつくねよりも低カロリー。少ない調味料でも、いっしょに混ぜる薬味の香りで薄味とは感じません。

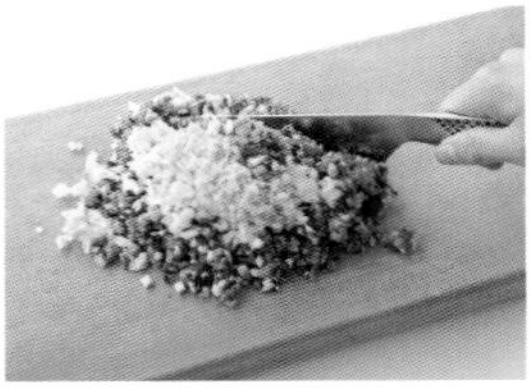

レモンのさわやかな酸味がおいしい

ぶりと野菜のレモン蒸し

かんたん　10分

[材料（2人分）]

ぶり	2切れ
塩	少々
玉ねぎ	¼個
赤パプリカ	½個
ズッキーニ（緑・黄）	各½本
ほうれん草	80g
レモン（輪切り）	½個分
塩・こしょう	少々
A 白ワイン	大さじ2
A レモン果汁	大さじ1
A 砂糖	ひとつまみ

[作り方]

準備

1 **ぶり**は3等分のそぎ切りにして塩をふる。**玉ねぎ**はせん切り、**赤パプリカ**は細めの乱切り、**各ズッキーニ**は輪切り、**ほうれん草**は3～4cm長さに切る。

2 フライパンに**1**の**ほうれん草**をしきつめ、他の野菜、**レモン**も均等にのせる。

蒸す

3 軽く水分をふいた**ぶり**をのせて、塩、こしょうをして、**A**をまわしかけ、ふたをして5～6分蒸し煮して、器に盛り合わせる。

低カロリーのコツ!

ぶりにはコレステロールの代謝を促進するビタミンB_1、B_2が豊富。またビタミン豊富なレモンでさらに効果アップ。

[おすすめ献立例]

＋ミニトマトのパセリ炒め →p.91

＋ゆでレタスのカレー酢和え →p.133

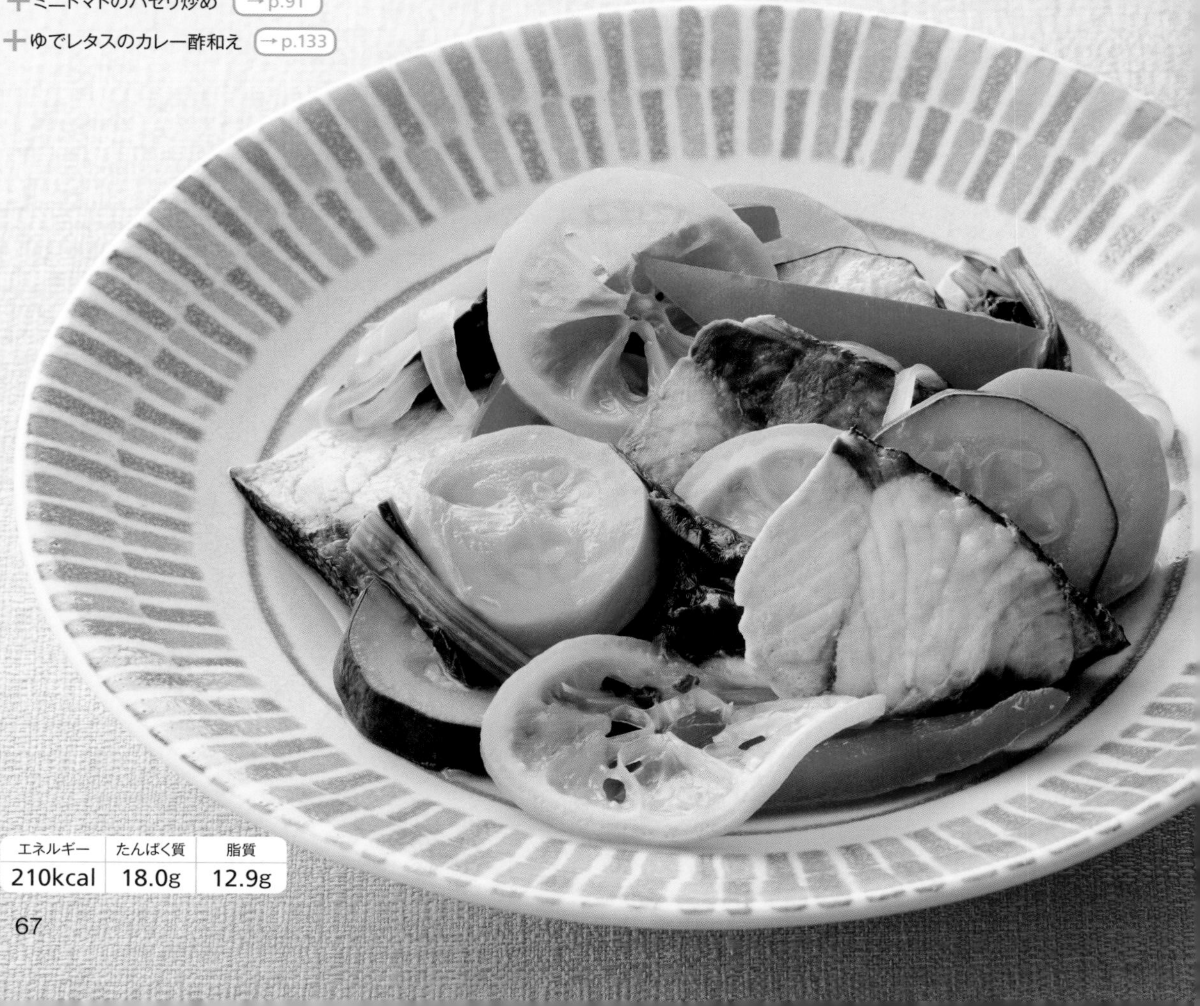

エネルギー	たんぱく質	脂質
210kcal	18.0g	12.9g

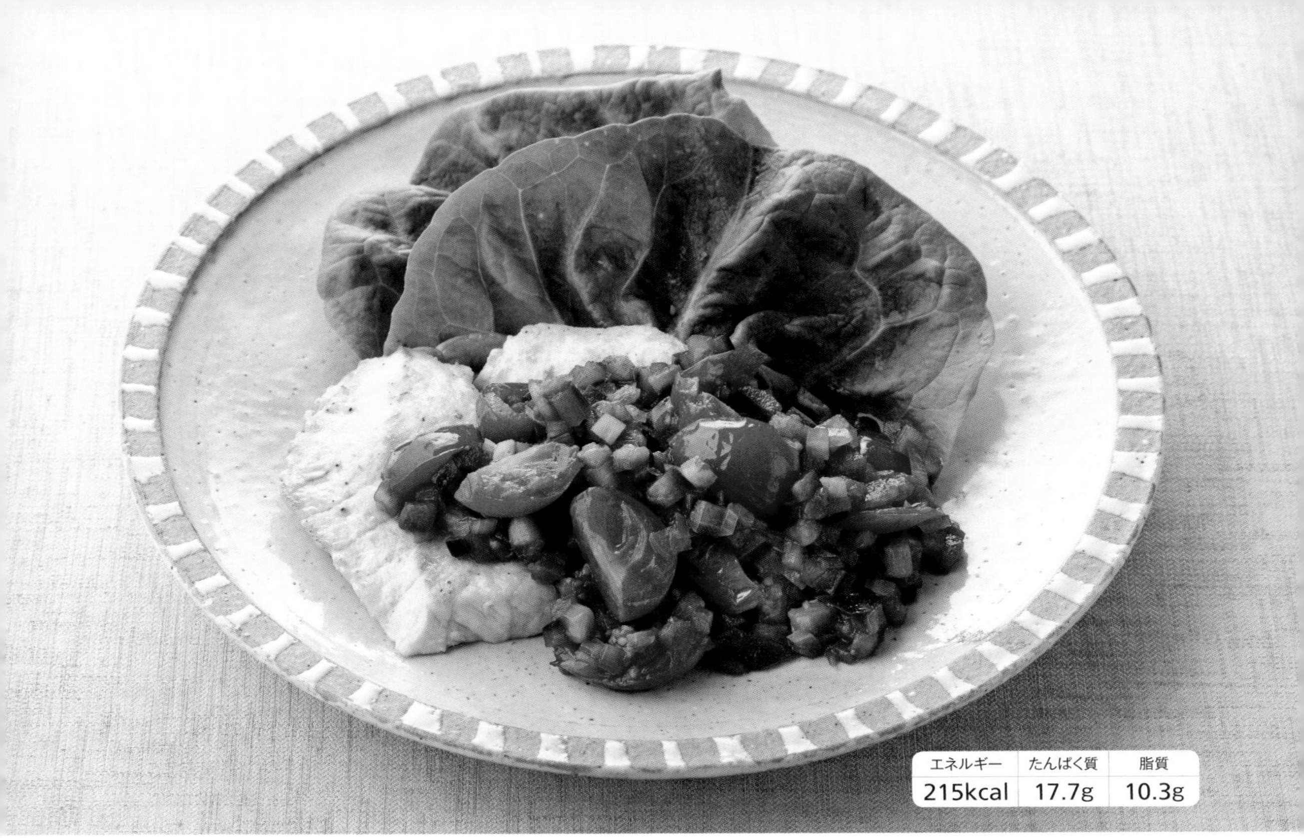

エネルギー	たんぱく質	脂質
215kcal	17.7g	10.3g

具だくさんソースがボリュームアップのコツ

かじきまぐろのステーキ トマトバルサミコソースかけ

15分

[材料（2人分）]

かじきまぐろ	2切れ
塩・こしょう	各少々
小麦粉	少々
玉ねぎ	¼個
なす	1本
ミニトマト	8個
オリーブ油	小さじ2
A 白ワイン	大さじ1
しょうゆ	小さじ2
バルサミコ酢	大さじ1
トマトケチャップ	大さじ1
みりん	大さじ1
サラダ菜	4枚

[おすすめ献立例]

＋ブロッコリーとゆで卵のサラダ →p.97

＋大根のレモン浅漬け →p.91

[作り方]

準備

1 **かじきまぐろ**は半分に切って塩、こしょうをふっておく。**玉ねぎ**はあらめのみじん切り、**なす**は5mmの角切り、**ミニトマト**は4等分に切る。

焼く・仕上げる

2 フライパンに半量のオリーブ油を熱し、薄く小麦粉をまぶした1の**かじきまぐろ**を入れて、表面をこんがり焼き、一度とり出しておく。

3 同じフライパンに残りのオリーブ油を熱し、1の**玉ねぎ**と**なす**を炒め、しんなりしてきたら、Aと1の**ミニトマト**を加え炒め、煮詰まってきたら、火を止める。

4 器に**サラダ菜**をしき、2を盛りつけ、3をかける。

低カロリーのコツ！

かじきまぐろは、低カロリー、高たんぱく、低脂肪。淡白な味なので、どんな味つけにも合う食材です。

肉のかわりにまぐろを使いカロリーオフ

まぐろとれんこんのコロッケ

20分

[材料（2人分）]

まぐろ（赤身）	120g
玉ねぎ（みじん切り）	¼個分
しょうが（みじん切り）	15g分
生しいたけ	2枚
A れんこん（すりおろす）	80g分
山いも（すりおろす）	50g分
B 酒	小さじ1
和風ドレッシング（市販）	大さじ2
片栗粉	小さじ2
パン粉（細かいもの）	適量
揚げ油	適量
パセリ	少々
レモン（半月切り）	2切れ

[作り方]

準備

1 **しいたけ**はあらく刻んでおく。

2 **まぐろ**は適当な大きさに切ってから、包丁で細かくたたき、**玉ねぎ**、**しょうが**と合わせて、もう一度たたく。

3 ボウルに1と2、AとBを加え混ぜ合わせる。

焼く

4 6等分にして丸く形を整え、表面にパン粉をまぶし、170℃に熱した油で揚げ、器に盛りつけ、**パセリ**、**レモン**を添える。

[おすすめ献立例]

＋切り干し大根とじゃこのすし酢和え

→p.92

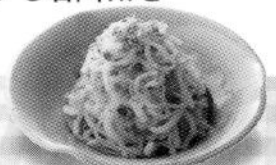

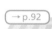

＋みょうがと焼き油揚げのすまし汁

→p.103

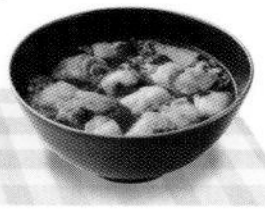

低カロリー のコツ！

細かいパン粉は、あらいパン粉や生パン粉よりも、油の吸収率が抑えられるのでカロリーオフになります。

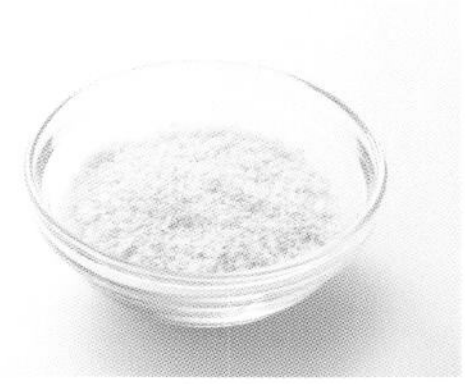

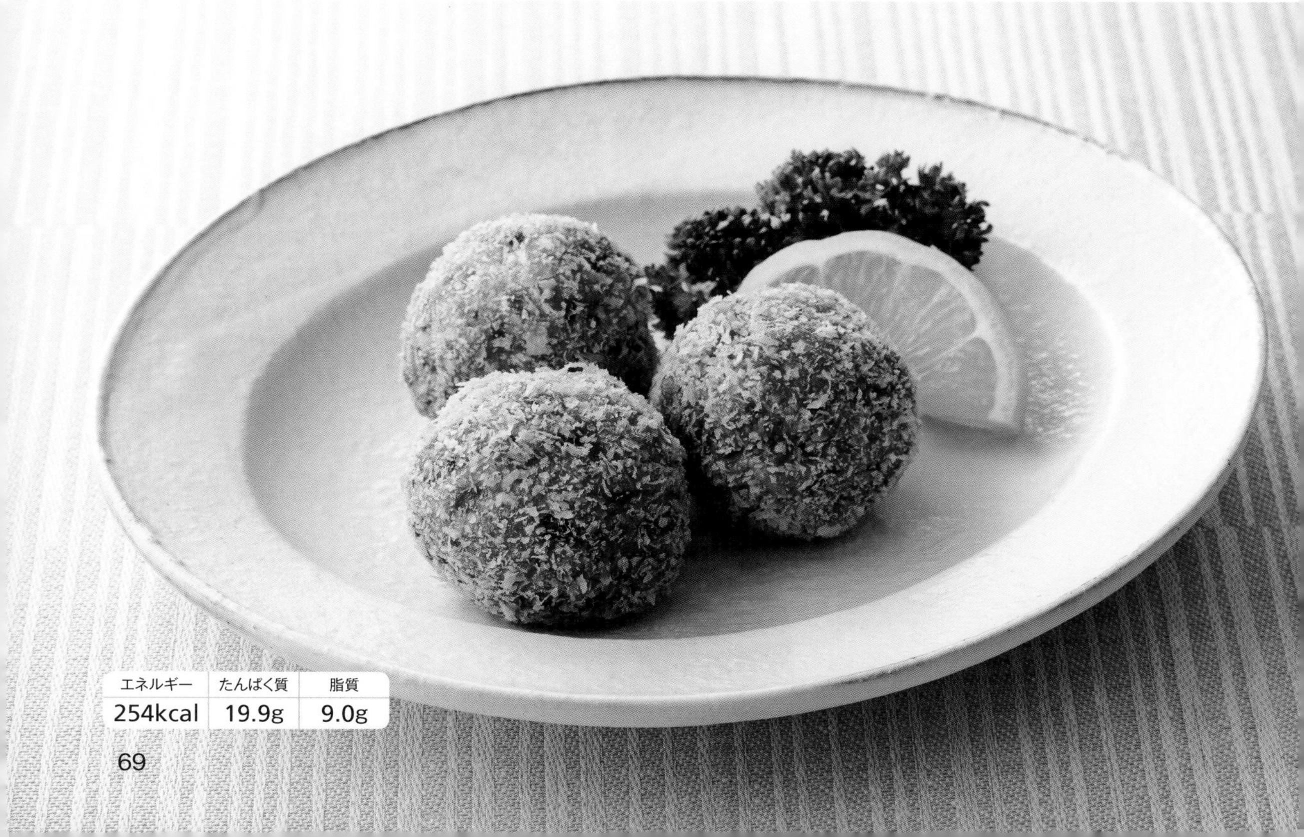

エネルギー	たんぱく質	脂質
254kcal	19.9g	9.0g

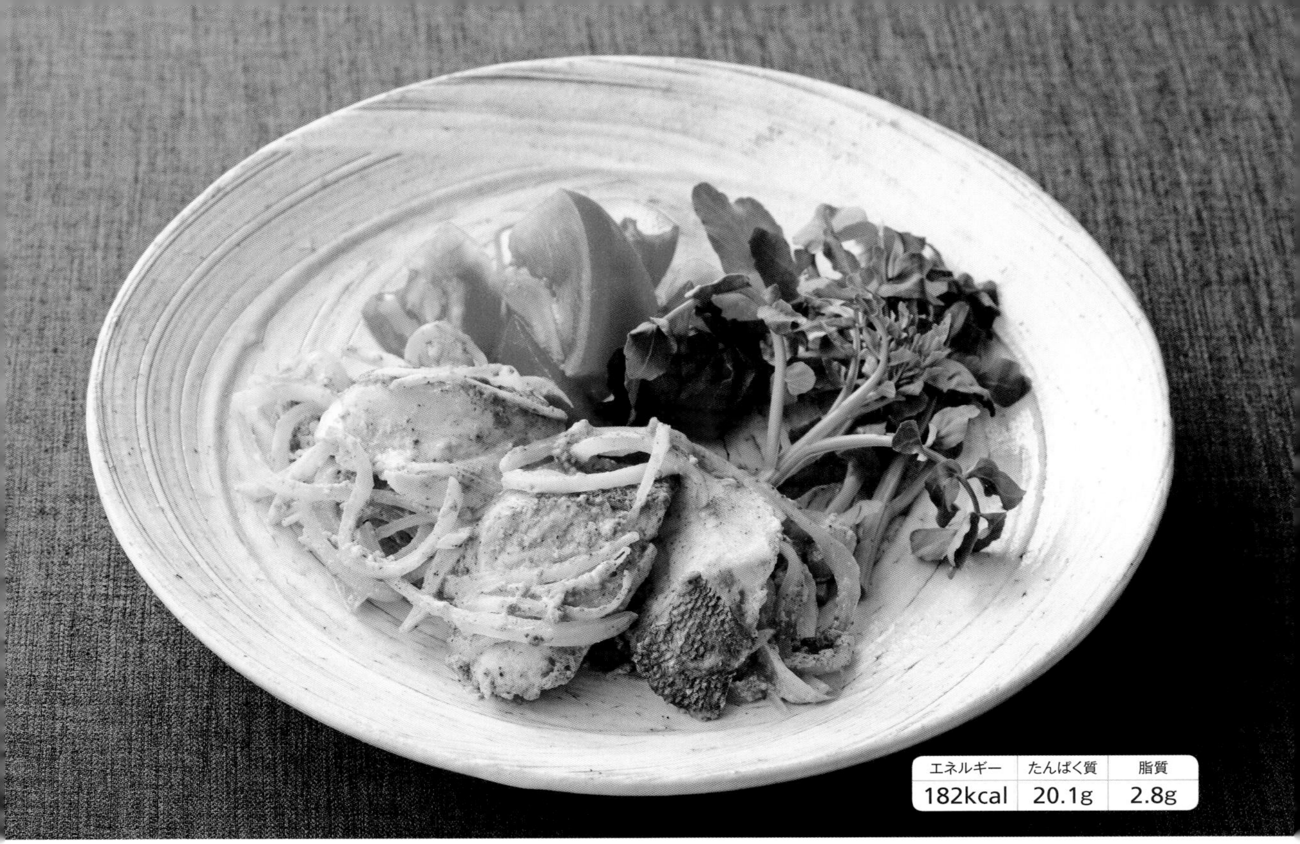

エネルギー	たんぱく質	脂質
182kcal	20.1g	2.8g

スパイシーな香りが食欲をそそる一品

たらのタンドリーフィッシュ

かんたん　25分

（漬け込む時間は含まず）

［材料（2人分）］

たら	2切れ
塩・こしょう	各少々
玉ねぎ	½個
トマト	1個
A ヨーグルト	150g
カレー粉	小さじ1
チリパウダー	小さじ1
ハチミツ	大さじ1
クレソン	½束

［作り方］

準備

1 **たら**は3等分に切って塩、こしょうをして10分ほどおく。**玉ねぎ**は薄切りに、**トマト**はひと口大に切る。

2 **1**の**たら**の表面をペーパータオルでふきとる。**A**を混ぜ合わせ、**たら**と**1**の**玉ねぎ**をいっしょに保存袋などに入れて1晩漬け込む。

焼く

3 天板にしいたアルミホイルの上に、**2**のたれを表面から軽くぬぐい落とした**たら**と**玉ねぎ**をのせて、180℃のオーブンで15～20分ほど焼き、器に盛りつけ、**トマト**と**クレソン**を添える。

［おすすめ献立例］

＋丸ごとかぶのコンソメ煮

→p.132

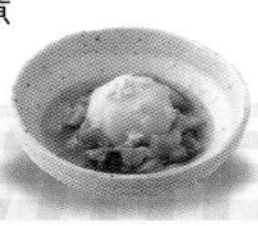

＋きゅうりのハーブ和え

→p.130

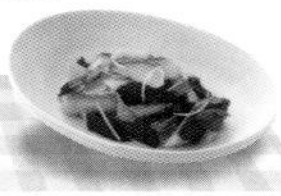

低カロリー のコツ!

たらは、低脂肪で、加熱してもかたくなりにくい消化のよい食材です。香辛料を使うと臭み消しにも、味のアクセントにも。

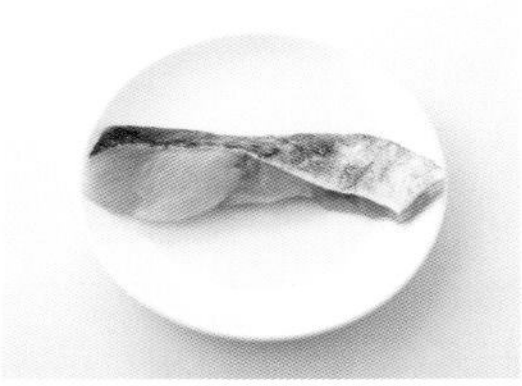

ふわっと食感の秘密は仕上げの卵白

いかとにんにくの芽のしょうが炒め

12分

[材料（2人分）]

いか	120g
A 卵白	1個分
片栗粉	小さじ2
塩	少々
にんにくの芽	100g
にんじん	50g
エリンギ	1本
ごま油	大さじ1
しょうが甘酢漬け（せん切り）	20g分
B 酒	大さじ1
しょうゆ	小さじ2

[作り方]

準備

1 **いか**は皮をはぎ、開いて細切りにし格子状に切り込みを入れる。Aをよく混ぜ合わせておく。

2 **にんにくの芽**は3cm長さに切り、**にんじん**はマッチ棒の太さに切る。**エリンギ**は縦にあらく裂く。

炒める・仕上げる

3 フライパンにごま油を熱し、2を加え炒める。

4 全体が少ししんなりしてきたら、1の**いか**と**しょうが甘酢漬け**を加え炒める。

5 Bをまわし入れて、全体をからめるように炒め、器に盛りつける。

[おすすめ献立例]

＋小松菜のザーサイ和え →p.90

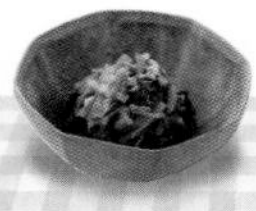

＋みょうがと焼き油揚げのすまし汁 →p.103

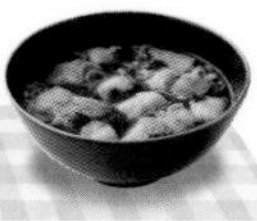

低カロリー のコツ!

いかは良質なたんぱく質を含んでいます。また、吸収率も高い食材。さらに低カロリー。ダイエットのときの強い味方。

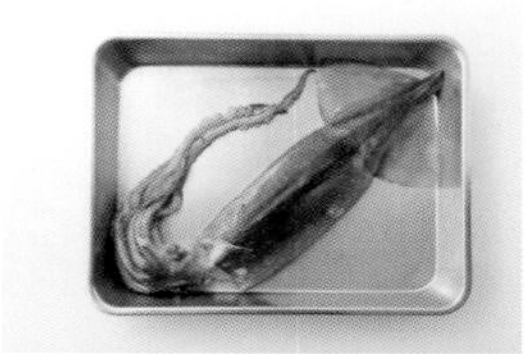

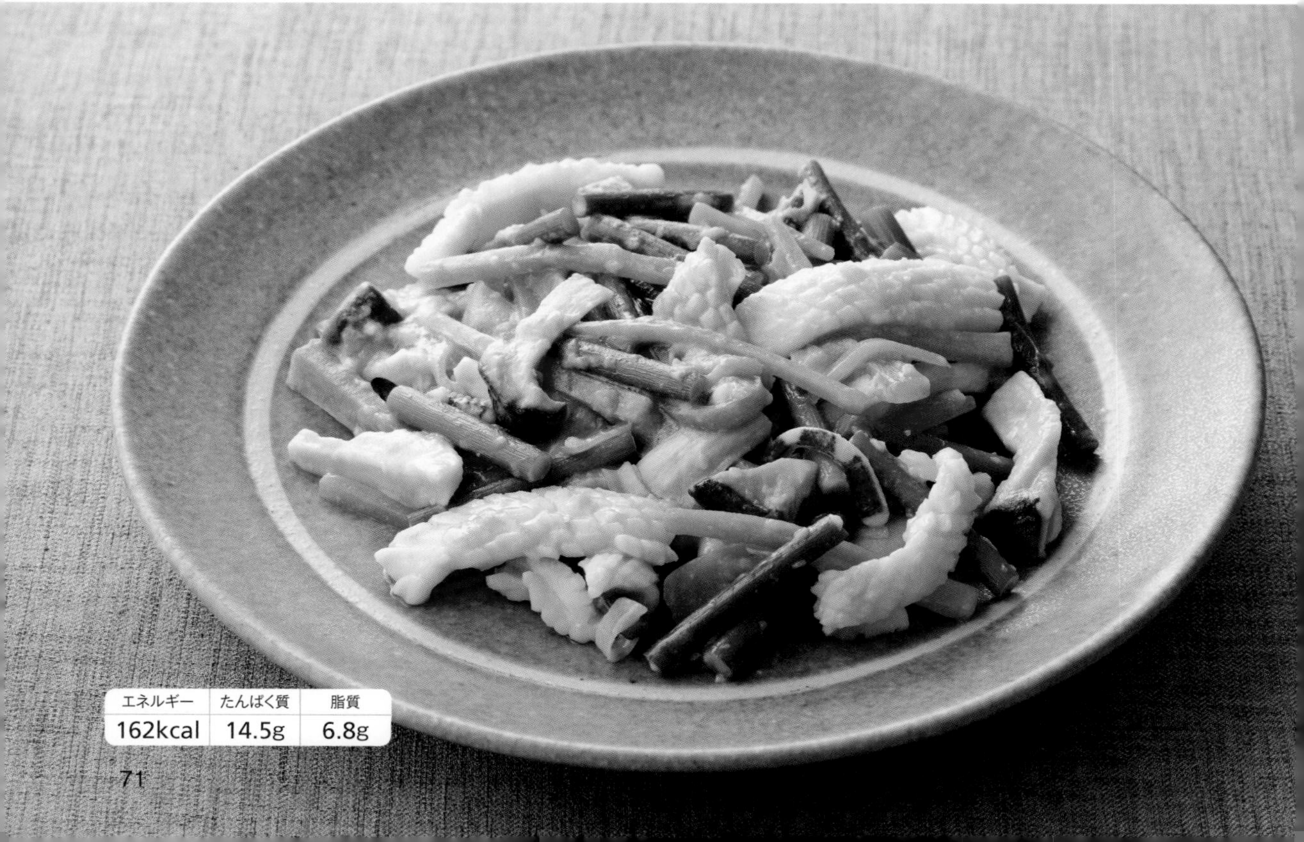

エネルギー	たんぱく質	脂質
162kcal	14.5g	6.8g

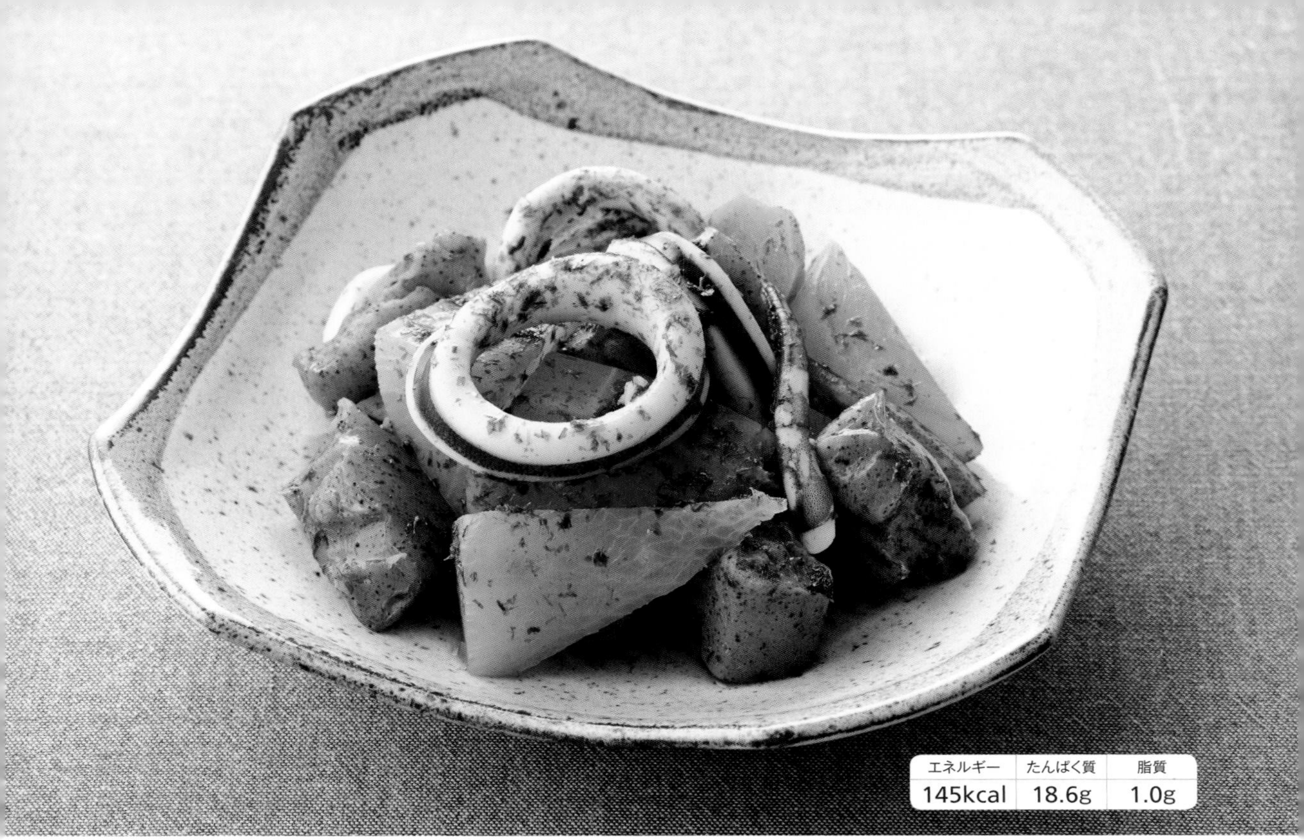

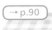

エネルギー	たんぱく質	脂質
145kcal	18.6g	1.0g

青のりを入れることで、風味がアップ

いかと大根の青のり煮込み

作りおき　30分

[材料（2人分）]

いか	大1杯分
大根	150g
にんじん	60g
こんにゃく	1枚
しょうが(薄切り)	15g分
A だし汁	2カップ
酒	大さじ1
みりん	大さじ3
しょうゆ	大さじ1
青のり	大さじ1

[作り方]

準備

1 **いか**は内臓をとり出し、輪切りにする。**大根**と**にんじん**は乱切りにする。**こんにゃく**は適当な大きさにちぎり下ゆでしておく。

煮る・仕上げる

2 鍋にしょうがと**A**を入れて火にかける。沸騰したら、1の**いか**を加え1～2分煮て、一度とり出す（写真）。

3 1の**大根**、**にんじん**、**こんにゃく**を加え中火で20～25分ほど煮る。

4 2の**いか**を戻し入れて、中火で3～4分煮たら、**青のり**をふり入れて、全体を混ぜ合わせ、器に盛り合わせる。

[おすすめ献立例]

＋しし唐辛子のベーコン巻きソテー →p.90

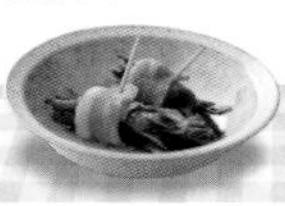

＋ほうれん草のなめたけ和え →p.132

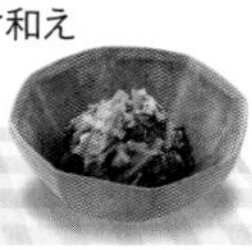

低カロリーのコツ!

いかは一度ゆでてからとり出すことで、身が硬くなるのを防ぎます。大きめの具材は、食べごたえアップにつながります。

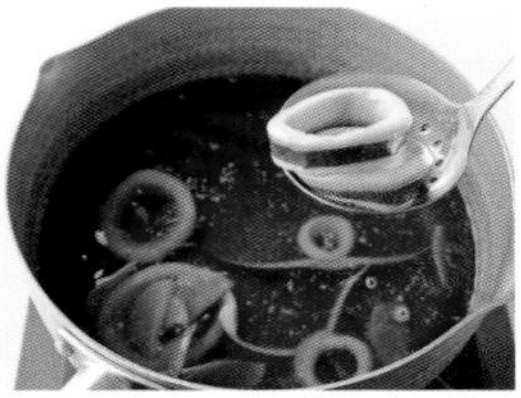

ふわふわ食感の中に、えびのプリプリ歯ごたえが満足感あり

えび入りはんぺん

作りおき　20分

[材料（2人分）]

むきえび	50g
わけぎ	2～3本
ぎんなん（水煮）	4～5個
ごま油	大さじ1
いか	1杯
はんぺん	80g
A 酒	小さじ2
だし汁	大さじ2
卵白	1個分
片栗粉	大さじ1
おろししょうが	小さじ1
大根おろし	150g

[おすすめ献立例]

＋たけのことこんにゃくのおかか煮 →p.92

＋わかめと小ねぎの酢の物 →p.131

[作り方]

準備

1 いかは皮をはぎ、中骨をとりひと口大に切る。**はんぺん**は適当な大きさにちぎる。**わけぎ**は小口切り、**ぎんなん**はあらく刻む。**大根おろし**は軽く水気をきる。

2 ミキサーに、1の**いか**と**はんぺん**、**A**を加えペースト状になるようによく攪拌《かくはん》する。ボウルにあけて、**えび**と1の**わけぎ**、**ぎんなん**も加え混ぜる。

焼く

3 フライパンに**ごま油**を熱し、スプーンで一口大にすくった2を丸く平たくのせて、両面こんがり焼く。

4 **大根おろし**と和えて、器に盛りつける。

低カロリー のコツ！

えびは血中コレステロールを抑えて、肝機能の強化に働くタウリンを多く含んでいます。またいかは高たんぱくで低脂肪な食材です。

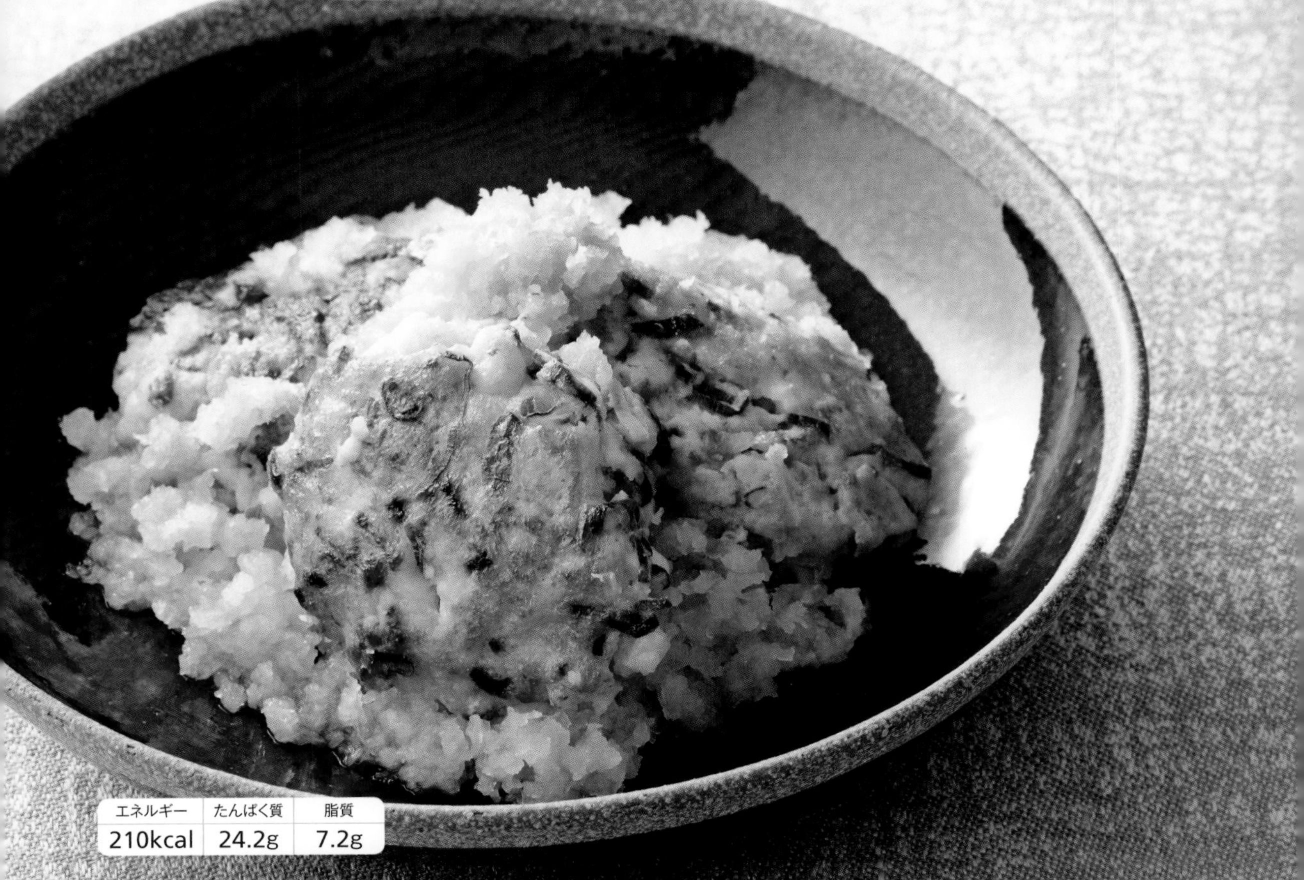

エネルギー	たんぱく質	脂質
210kcal	24.2g	7.2g

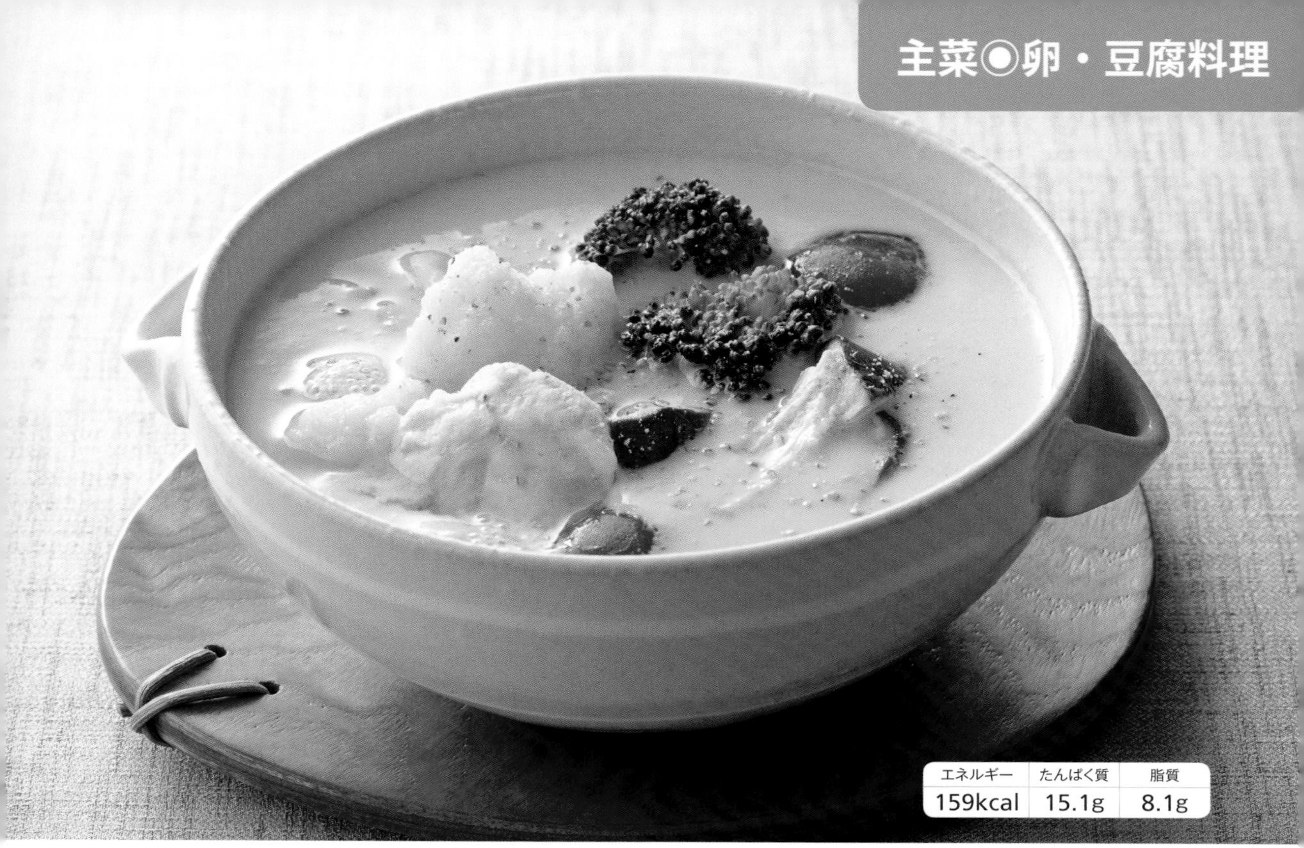

エネルギー	たんぱく質	脂質
159kcal	15.1g	8.1g

具だくさんでボリューム感あり!!　コンソメ味の洋風味つけで満腹に

洋風茶碗蒸し

20分

[材料（2人分）]

卵	2個
鶏ささみ	1本
ブロッコリー	60g
カリフラワー	60g
エリンギ	1本
ミニトマト	4個
白こしょう	少々
A コンソメ	小さじ1
湯	300mℓ
塩・白こしょう	各少々
フレンチドレッシング（市販）	大さじ1

[作り方]

準備

1 **鶏ささみ**はそぎ切り、**ブロッコリー**、**カリフラワー**は小房に分けてゆでる。**エリンギ**は長さを半分に切って縦にさく。**ミニトマト**は湯むきしておく。

2 ボウルに**卵**を割りほぐし、**A**を混ぜ合わせ、一度こしておく。

3 器に具材を盛りつけ、**2**を注ぐ。

蒸す

4 蒸気のあがった蒸し器に**3**を入れて（写真）、ごく弱火で12～14分加熱する。仕上げに白こしょうをふる。

[おすすめ献立例]

＋ズッキーニのパン粉ソテー

→p.93

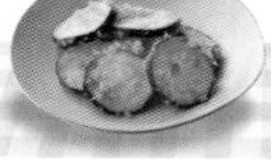

＋ゆでレタスのカレー酢和え

→p.133

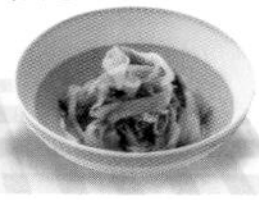

低カロリー のコツ!

フライパンや鍋に水を張り、台などに器をのせて浮かせたら簡易蒸し器に。水滴防止のために、布巾でふたを包みましょう。

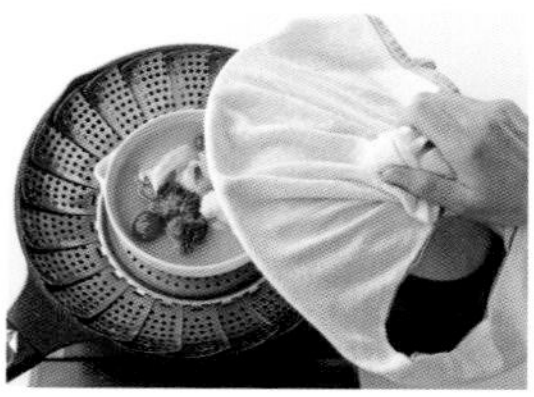

ふわふわの秘密は、メレンゲを加えること

メレンゲ入りかに玉 25分

[材料（2人分）]

卵黄	2個分
卵白	1個分
塩	少々
かに缶	1缶
A 塩・こしょう	少々
湯	大さじ2
片栗粉	小さじ1
ごま油	小さじ2
しょうが（せん切り）	15g分
長ねぎ（小口切り）	½本分
エリンギ（角切り）	1本分
生しいたけ（せん切り）	2枚分
ゆでたけのこ（せん切り）	50g分
B 水	120mℓ
みりん	大さじ1
薄口しょうゆ・酒	各小さじ2
酢	大さじ2
鶏ガラスープの素	小さじ⅓
グリーンピース（冷凍）	50g
水溶き片栗粉	大さじ2

[作り方]

準備

1 ボウルに**卵黄**を溶きほぐし、**かに缶**（汁ごと）とAをよく混ぜ合わせておく。

2 別のボウルで**卵白**と塩を入れて、メレンゲを作る。

3 1のボウルに2の¼量ほどを加え、よく混ぜて、なじんだら残りも加え合わせる。

焼く・仕上げる

4 フライパンに半量のごま油を熱し、しょうがを炒める。香りが出てきたらグリーンピース以外の他の材料も加え炒め、しんなりしてきたら一度とり出す。

5 3とあら熱のとれた4を加え混ぜる。

6 フライパンに残りのごま油をなじませ5の半量を加え均等に広げる。表面が焼けてきたら、反対側に返し、両面焼いて、器に盛り合わせる（もう1枚作る）。

7 Bと**グリーンピース**を鍋に入れ、沸騰したところに水溶き片栗粉でとろみをつけ、6の上にかける。

低カロリーのコツ！

かさ増しのポイントは、メレンゲ。仕上がりもふわふわになります。通常より卵の分量を少なくして作ることができます。

[おすすめ献立例]

＋小松菜のザーサイ和え →p.90

＋オクラのカレーピクルス →p.87

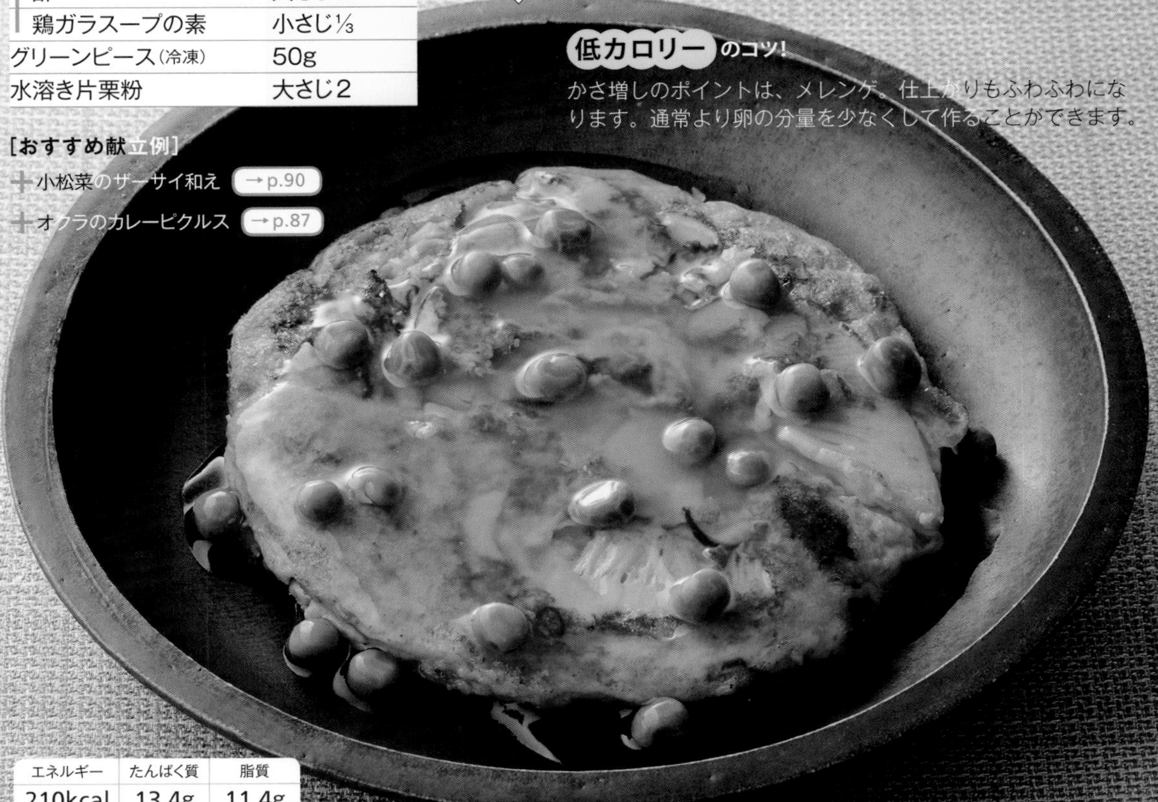

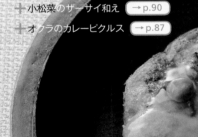

エネルギー	たんぱく質	脂質
210kcal	13.4g	11.4g

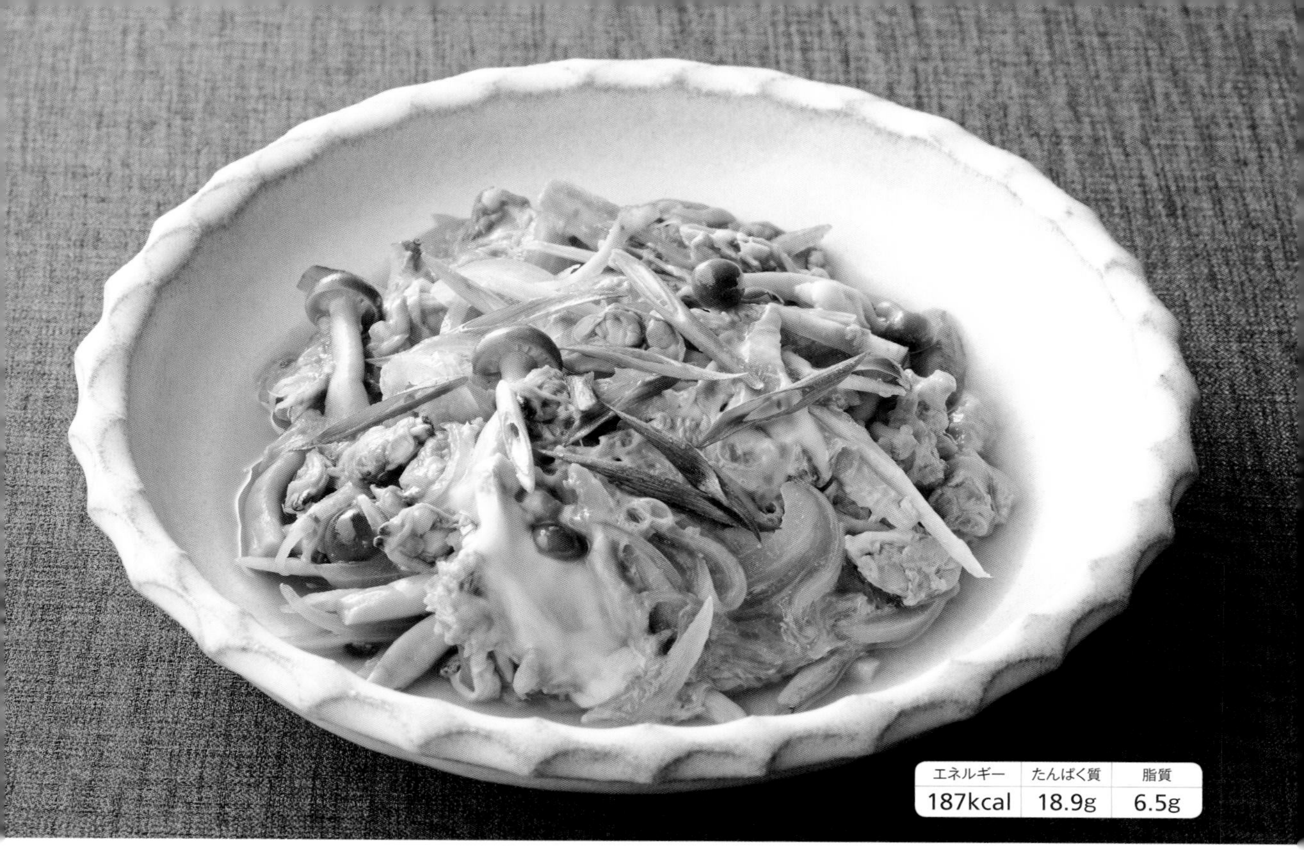

エネルギー	たんぱく質	脂質
187kcal	18.9g	6.5g

きのこをふんだんに使った低カロリーなのにボリュームのある食べごたえ卵とじ

あさりとごぼうの卵とじ 20分

[材料（2人分）]

あさり缶	1缶
ごぼう	80g
卵	2個
玉ねぎ	½個
しめじ	1パック
A 酒	大さじ1
めんつゆ	大さじ1 ½
だし汁	1カップ
七味唐辛子	少々
小ねぎ	2本

[作り方]

準備

1 **ごぼう**はささがき、**玉ねぎ**は薄切り、**しめじ**は小房にほぐす。**小ねぎ**は斜め切りにする。

煮る・仕上げる

2 鍋に**あさり缶**を汁ごと、小ねぎ以外の1とAを加え火にかける。

3 中火にして7～8分煮て、溶きほぐした**卵**の⅔量をまわしかけ、ふたをして1～2分煮る。残りの**卵**をまわしかけ火を止めふたをして、さらに1～2分蒸らす。

4 器に盛りつけ、七味唐辛子と1の**小ねぎ**を散らす。

[おすすめ献立例]

＋しし唐辛子のベーコン巻きソテー

→p.90

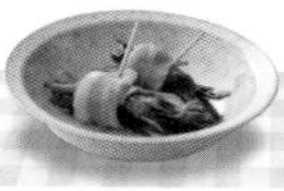

＋わかめと小ねぎの酢の物

→p.131

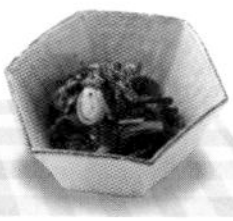

低カロリー のコツ！

あさり缶は砂抜きされて、殻もむかれているので、便利な食材。缶汁にもあさりのうま味が豊富なので汁ごと使いましょう。

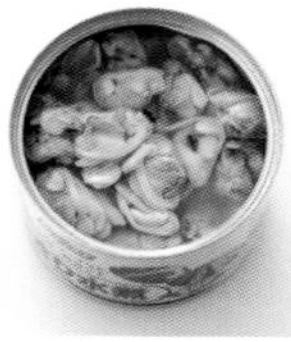

具だくさんなのに低カロリーな豆腐料理

ぎせい豆腐

作りおき　30分

[材料（2人分）]

木綿豆腐	200g
A きくらげ	3g
生しいたけ（せん切り）	2枚分
にんじん（せん切り）	50g分
さやいんげん	4本
しょうが（せん切り）	15g分
B だし汁	100㎖
酒	大さじ1
みりん	小さじ2
しょうゆ	大さじ1
かいわれ大根	¼束
卵	2個
サラダ油	小さじ2
大根おろし	100g

[おすすめ献立例]

＋ニラときくらげのキムチ和え →p.95

＋かぶとすりおろしれんこん汁 →p.103

[作り方]

準備

1 **豆腐**はペーパータオルで包み、電子レンジ（600W）で2分加熱し水切りする。**きくらげ**は水で戻してせん切り、**さやいんげん**は斜め切り、**かいわれ大根**は短く切る。

煮る

2 鍋にAとBを入れて、火にかける。沸騰したら、中火で5分ほど煮て、1の**さやいんげん**、**しょうが**も加えさらに3分ほど煮含める。

焼く・仕上げる

3 ボウルに**卵**を溶きほぐし、くずした1の**豆腐**とあら熱のとれた2を煮汁ごと加え混ぜる。

4 卵焼き用のフライパンにサラダ油をなじませ、3を加え、ふたをして弱火にかける。

5 底面が焼けたら、反対に返し、さらに7～8分ほど焼き、適当な大きさに切り分け、**かいわれ大根**と水気をきった**大根おろし**を混ぜ合わせて添える。

低カロリーのコツ！

野菜やきのこを多く使うことで、食べごたえのある一品に。低カロリー食材を多く使うのでカロリーも抑えられます。

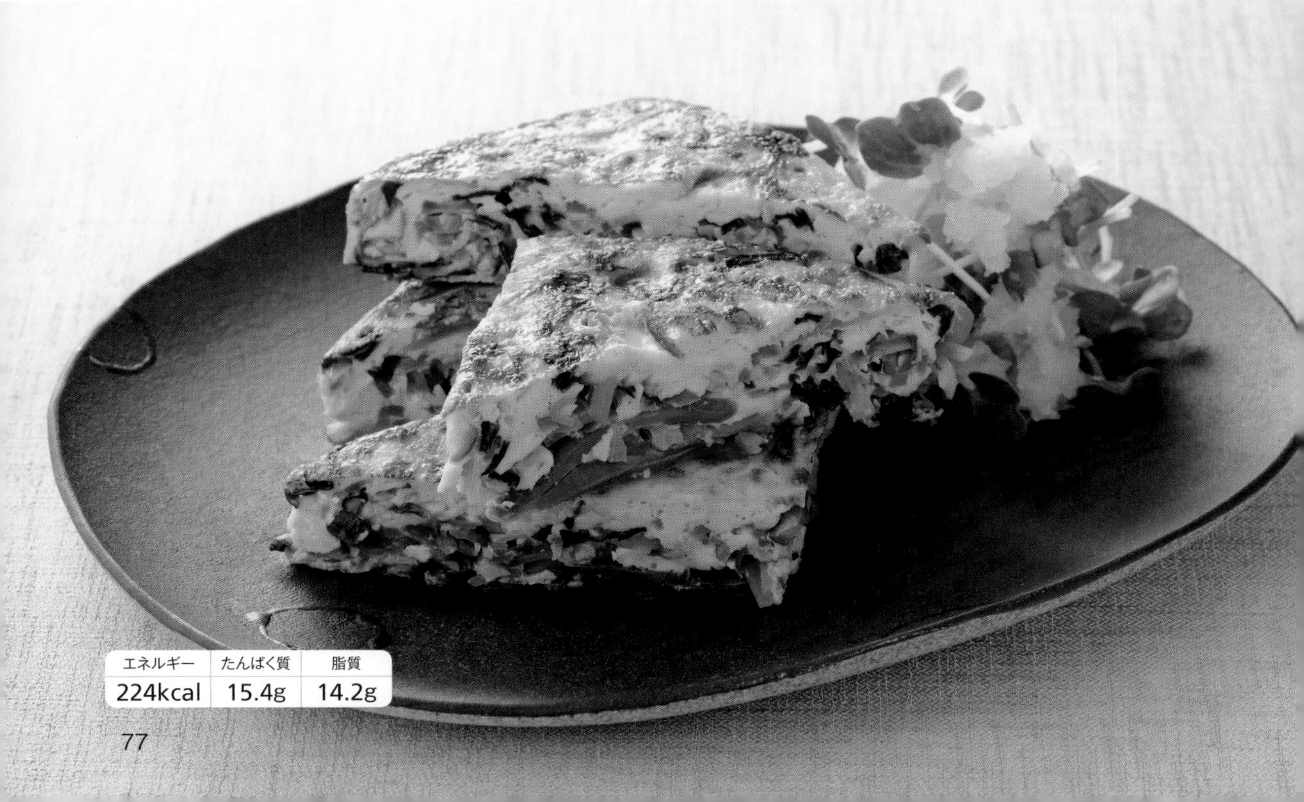

エネルギー	たんぱく質	脂質
224kcal	15.4g	14.2g

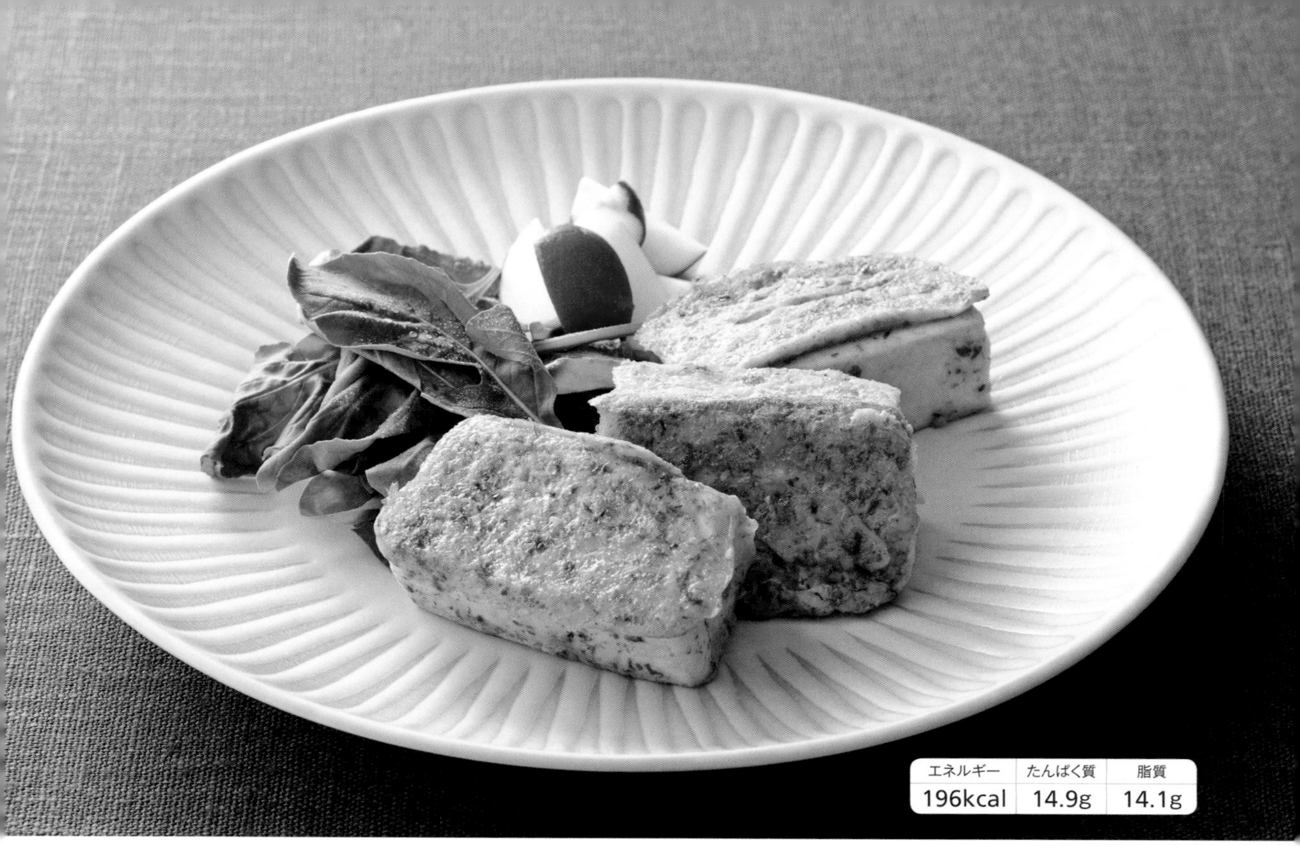

エネルギー	たんぱく質	脂質
196kcal	14.9g	14.1g

豆腐と卵で栄養価は、さらにアップ

豆腐の青のり風味ピカタ

15分

[材料（2人分）]

木綿豆腐	1丁
小麦粉	少々
A 卵	1個
だし汁	大さじ1
薄口しょうゆ	大さじ1
青のり	大さじ1
サラダ油	小さじ2
ルッコラ	20g
ラディッシュ（くし切り）	2個分

[作り方]

準備

1 豆腐はペーパータオルにくるみ、電子レンジ（600W）で2分加熱する。ルッコラは半分の長さに切る。

2 水気をよくふきとった1の豆腐を6等分に切って、小麦粉を薄くまぶす。

3 Aを混ぜ合わせバットに入れ、2を入れて、表面に卵液をつける。

焼く

4 フライパンにサラダ油を熱し、3を並べ、両面を焼く（途中残った卵液をからめながら焼く）。器に盛りつけ、1のルッコラとラディッシュも添える。

[おすすめ献立例]

＋マッシュかぼちゃのマスタードサラダ

→p.88

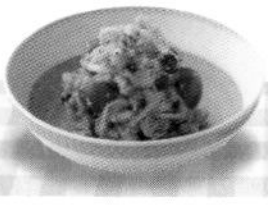

＋ツナとせん切り野菜の即席トマトスープ

→p.106

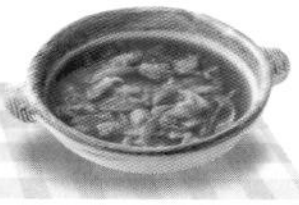

低カロリー のコツ！

通常は、肉で作りますが、豆腐で作ることで低カロリーになります。豆腐には、良質なたんぱく質とカルシウムが豊富。

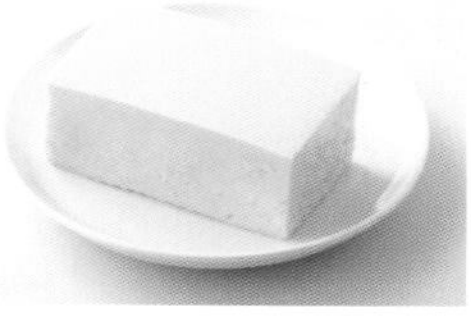

薬味で、厚揚げもさっぱりと食べられる

厚揚げのグリル 香味野菜だれ

かんたん 10分

[材料（2人分）]

厚揚げ	250g
三つ葉	½束
ごま油	小さじ1
長ねぎ（小口切り）	15g分
みょうが（せん切り）	2個分
A 酒	小さじ2
みりん	小さじ2
しょうゆ	大さじ1
おろししょうが	小さじ2
トマト	½個

[作り方]

準備

1 **厚揚げ**は湯どおししておく。**三つ葉**は根を切り3cm長さに切る。**トマト**は薄切りにする。

2 1の**厚揚げ**は、トースターでこんがりと焼き、7～8mm幅に切って、1の**トマト**といっしょに器に盛り合わせる。

炒める

3 鍋にごま油を入れて火にかけ、**長ねぎ**と**みょうが**と1の**三つ葉**も加え、さっと炒める（写真）。

4 Aを加え2～3分炒め合わせ、2の上にかける。

[おすすめ献立例]

＋きのこのしぐれ煮

→p.133

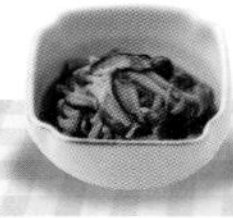

＋にんにくたっぷりの水菜と牛肉のスープ

→p.105

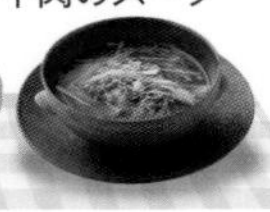

低カロリー のコツ！

薬味を炒めて味つけをするので、量もたくさん食べられます。そのため食べごたえあるたれに仕上げています。

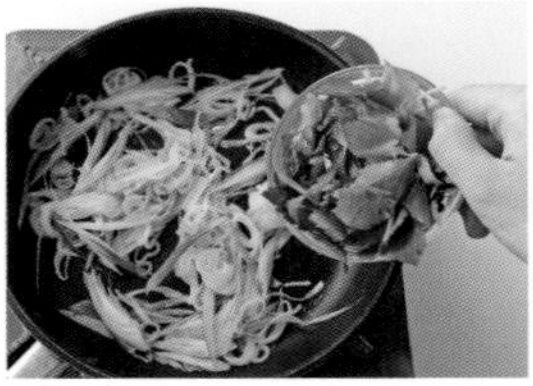

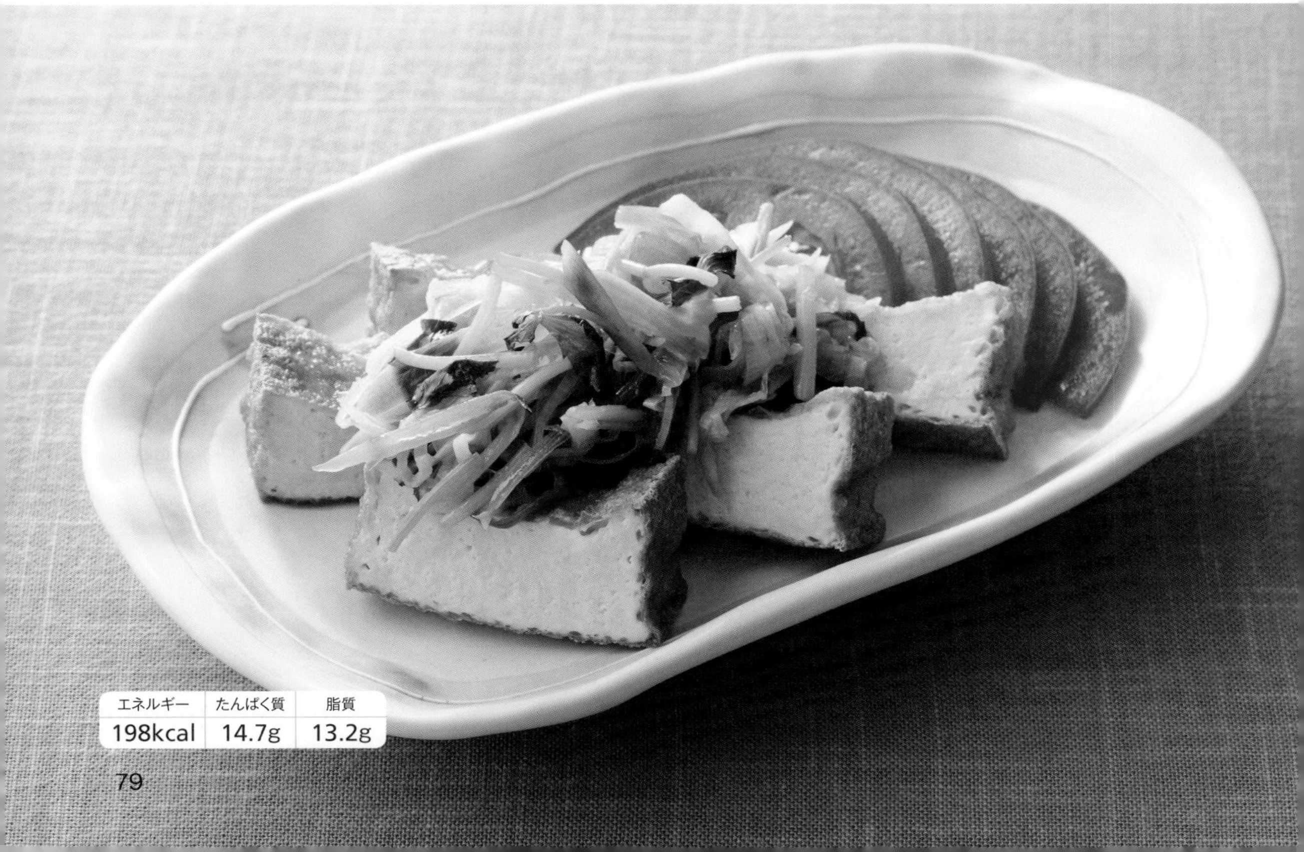

エネルギー	たんぱく質	脂質
198kcal	14.7g	13.2g

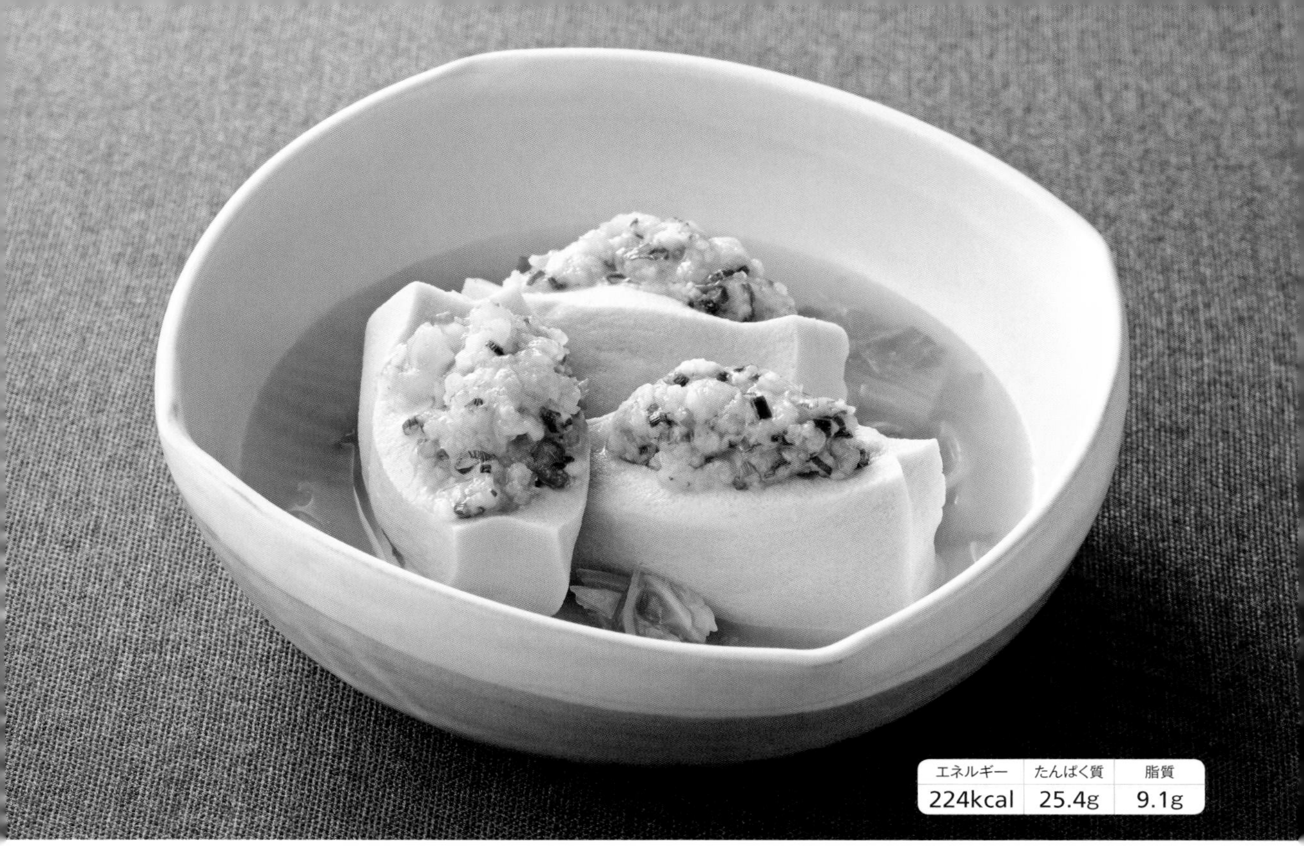

エネルギー	たんぱく質	脂質
224kcal	25.4g	9.1g

食べごたえたっぷりの低カロリーおかず

高野豆腐のたたきえびのはさみ煮

30分（高野豆腐を水で戻す時間は含まず）

[材料（2人分）]

高野豆腐	3枚
えび	70g
はんぺん	50g
桜えび	6g
小ねぎ	5～6本
卵白	½個分
A 酒	小さじ1
片栗粉	大さじ1
B だし汁	2カップ
めんつゆ	小さじ2
わさび	小さじ1
白菜（せん切り）	1枚分

[おすすめ献立例]

＋さやいんげんの山椒炒め →p.84

＋オクラとめかぶのにんにくじょうゆ和え →p.129

[作り方]

準備

1 高野豆腐は水で戻し、半分に切って中心に切れ目を入れる。えびは殻と背わたをとり細かく刻む。はんぺんは手でつぶす。桜えびはあらく刻み、小ねぎは小口切りにする。

2 ボウルに1のえび、はんぺん、桜えび、小ねぎと卵白、Aを加えよく練り合わせる。

3 高野豆腐の切れ目の中に2を等分に詰める（写真）。

煮る

4 鍋にBを合わせ、白菜と3を入れて、落としぶたをして15～20分煮ふくめ、器に盛り合わせる。

低カロリー のコツ!

具材を詰め込むことで、ボリュームのある一品に仕上がります。高野豆腐に煮汁の味がしみこむのでそのまま食べられます。

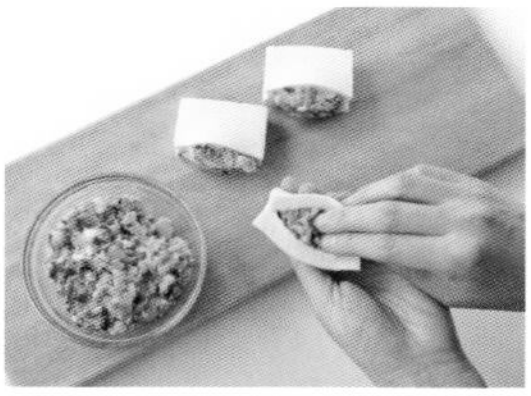

納豆の栄養たっぷりの韓国料理

納豆とニラのチヂミ風

20分

[材料（2人分）]

A	納豆	2パック
	ニラ	1束
	白菜キムチ	100g
	じゃがいも	小1個
	小麦粉	大さじ1
ぽん酢しょうゆ		小さじ2
ごま油		小さじ2
白ごま		小さじ1
糸唐辛子		少々
テンメンジャン		小さじ2

[作り方]

準備

1 ニラは3cm長さに切る。**キムチ**は細かく刻む。**じゃがいも**はすりおろす。

2 ボウルにAとぽん酢しょうゆを加え混ぜ合わせる。

焼く・仕上げる

3 フライパンにごま油を熱し、2を厚みを均等にしながら広げ、上に白ごまをふって焼く。

4 底面が焼けてきたら反対に返し、両面がこんがり焼けたら、等分に切り分ける。器に盛りつけて上に糸唐辛子を散らして、テンメンジャンを添える。

[おすすめ献立例]

＋おかひじきと桜えびの煮つけ →p.86

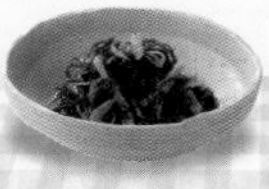

＋レンジなすの紅しょうが和え →p.130

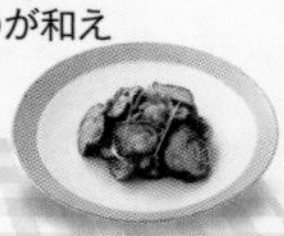

低カロリー のコツ！

チヂミですが、小麦粉はわずか大さじ1。良質なたんぱく源の納豆、じゃがいもなどの食材でボリュームを出しています。

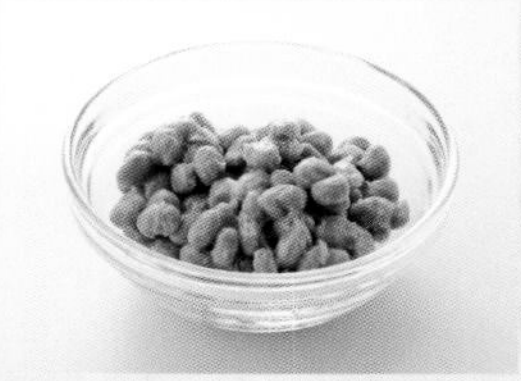

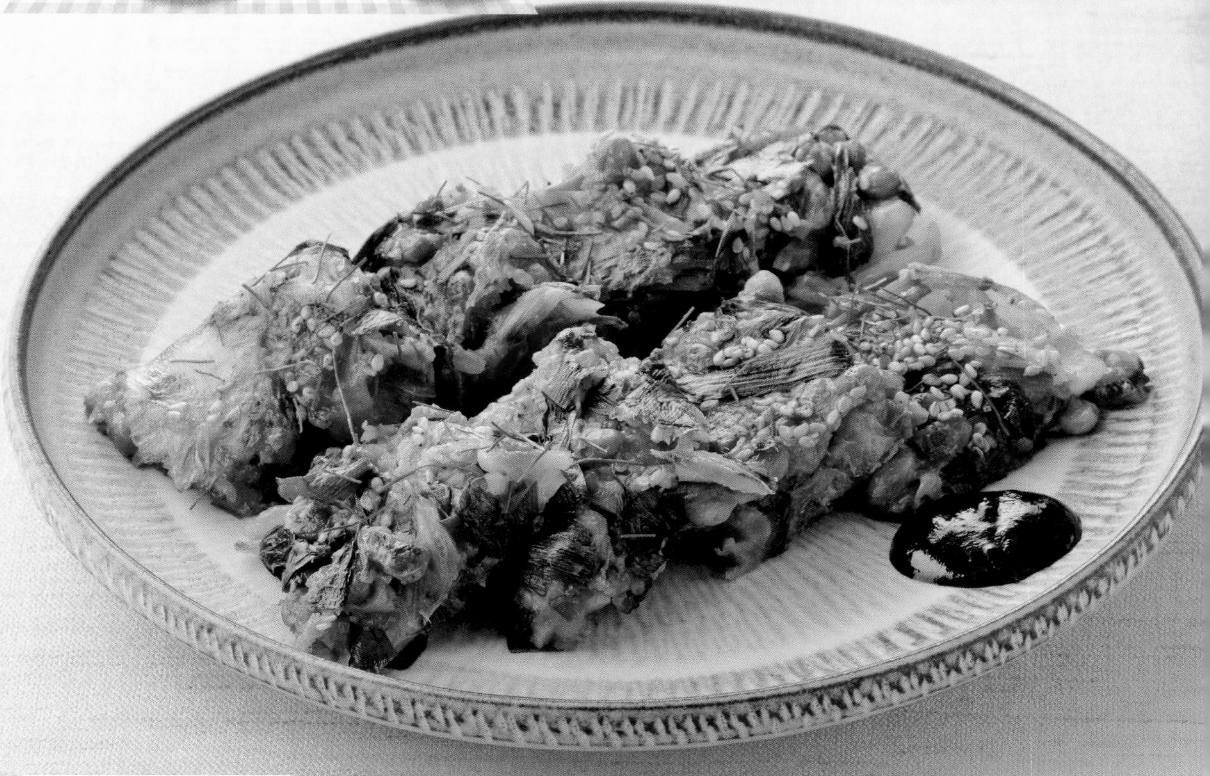

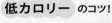

エネルギー	たんぱく質	脂質
231kcal	12.9g	10.8g

column
1

やめたい寝酒の習慣

寝酒がむしろ睡眠の質を落とすということは、最近知られるようになってきましたが、これは肝臓にも深く関わりがあります。睡眠の質の低下の原因物質が、アセトアルデヒド。

肝臓でアルコールを代謝する際に一時的に発生する毒物なのです。

この物質が交感神経を刺激し、途中で目が覚めたり睡眠が浅くなるというわけです。一方、肝臓の方は必死でアルコール、そしてアセトアルデヒドを分解し続けます。アルコールの代謝には最低でも3時間。睡眠中も肝臓は休めません。傷ついた肝臓の修復も遅れてしまいます。

寝酒がないと寝られないなら、お酒に頼らず、不眠治療をおすすめします。習慣化すると同じ量では寝つけなくなるため量が増え、肝障害だけでなく、アルコール依存症の危険もあります。

飲酒と喫煙の関係は？

タバコを吸うことで、血圧の上昇や、心筋梗塞、脳卒中などのリスクが増えることは知られていますが、ニコチンなどの有害物質を代謝によって解毒する肝臓にも大きな負担がかかります。お酒の席でタバコとなると、肝臓へのダメージは2倍。もちろん治療中は禁煙です。代謝という負担の他に、ビタミンの消費や血管収縮による血流の低下も悪影響を及ぼします。

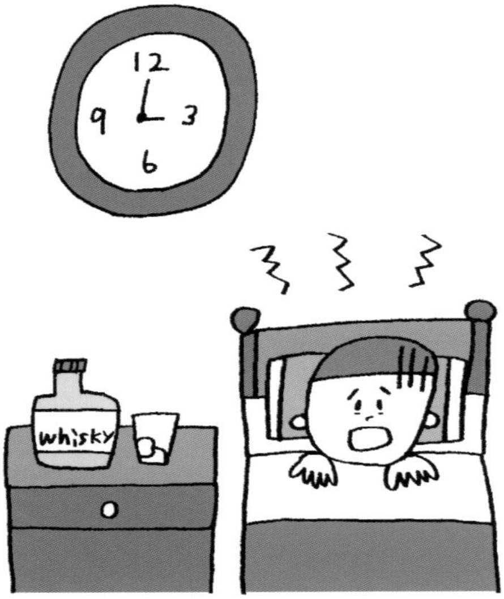

野菜をたくさん使って
低カロリー！

副菜レシピ

野菜をふんだんに使った、簡単な副菜。
味のバリエーションも多く、
主菜との相性も抜群。
食卓に彩りをあたえる32品です。

アスパラガスとえのきののり佃煮和え

かんたん　6分

[材料（2人分）]

アスパラガス	4本
えのきだけ	½袋
A のりの佃煮	小さじ2
しょうゆ	小さじ1

[作り方]

準備

1 アスパラガスは筋をとり斜め切り、えのきだけは根を切りおとし、ほぐす。

2 沸騰した湯で、1のアスパラガスをゆでて、1分ほどしたら、えのきだけも加えゆでてザルにあける。

和える

3 ボウルに2とAを加え和えて、器に盛りつける。

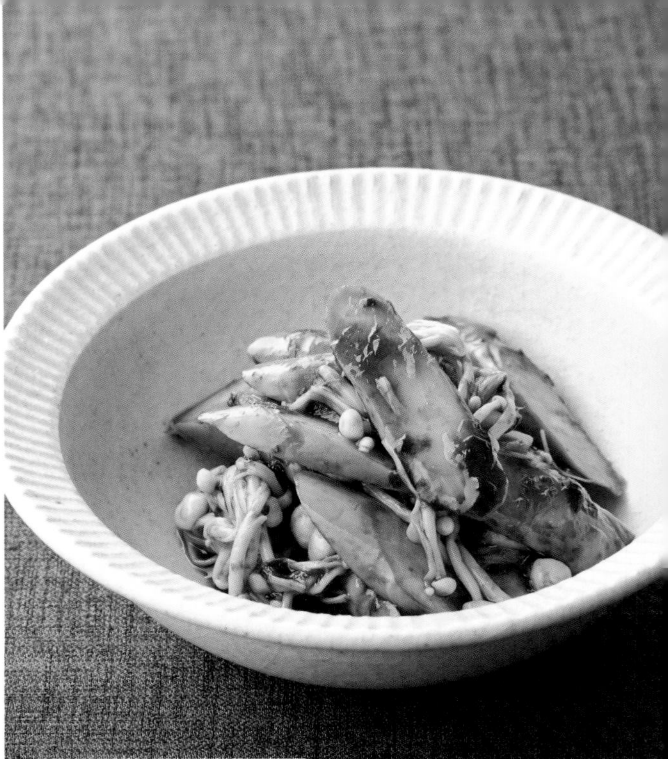

エネルギー	たんぱく質	脂質
28kcal	2.8g	0.2g

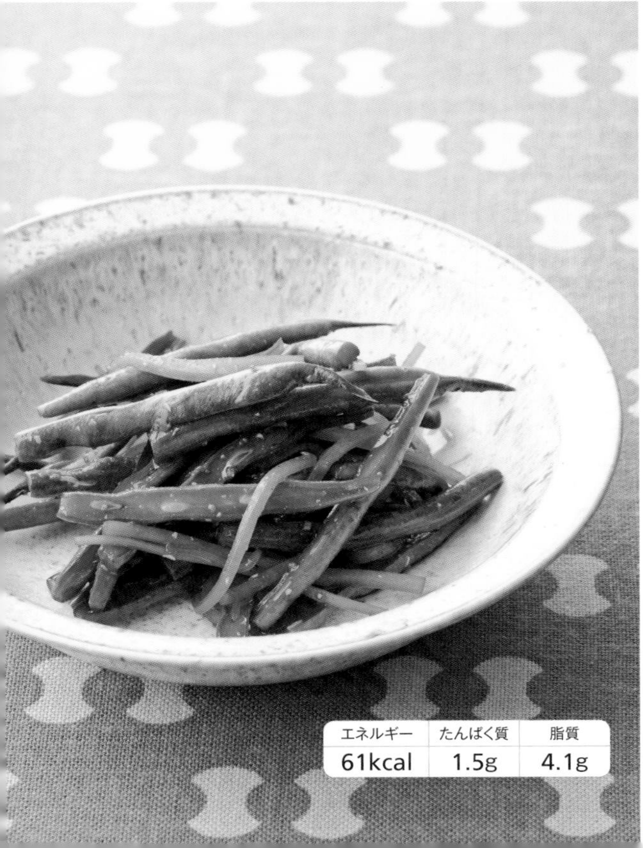

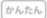

エネルギー	たんぱく質	脂質
61kcal	1.5g	4.1g

さやいんげんの山椒炒め

かんたん　8分

[材料（2人分）]

さやいんげん	100g
にんじん	25g
サラダ油	小さじ2
A だし汁	大さじ1
酒	小さじ2
みりん	小さじ1
しょうゆ	小さじ2
粉山椒	少々

[作り方]

準備

1 さやいんげんは3～4等分の長さに切って縦半分に切る。にんじんはせん切りにする。

炒める・仕上げる

2 鍋にサラダ油を熱し、1を加え中火で炒める。

3 Aを加え、汁気がなくなるまで炒め合わせ、仕上げに粉山椒をふり炒め合わせ、器に盛りつける。

みょうがと枝豆のごま酢和え

かんたん　6分

[材料（2人分）]

みょうが	3個
しその葉	4枚
枝豆（冷凍）	100g
A 酢	大さじ1 ½
砂糖	小さじ1
塩	少々
黒すりごま	大さじ1

[作り方]

準備　**1** **みょうが**は縦半分に切って斜め薄切り、**しその葉**は手でちぎる。**枝豆**はゆでてさやからとり出す。

和える　**2** ボウルに**A**を混ぜ合わせ、材料をすべて加え和えて、器に盛りつける。

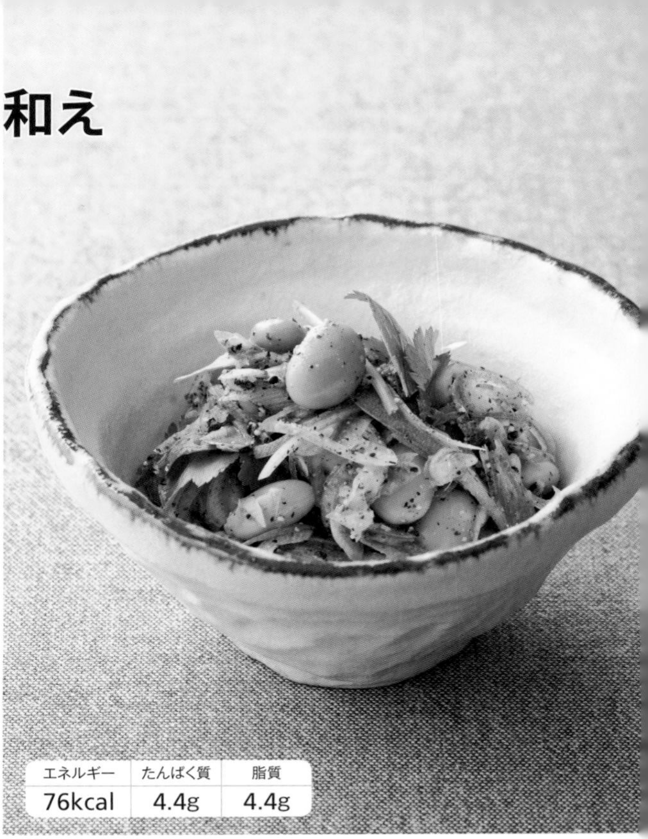

エネルギー	たんぱく質	脂質
76kcal	4.4g	4.4g

豆苗とかりかり油揚げのみそマヨネーズ和え

かんたん　8分

[材料（2人分）]

豆苗	100g
油揚げ	1枚
レタス	1枚
A みそ	小さじ2
マヨネーズ	大さじ1
一味唐辛子	少々

[作り方]

準備　**1** **豆苗**は下ゆでをして、3cm長さに切る。**油揚げ**は熱湯をかけて、オーブントースターでこんがり焼き、短冊切りにする。**レタス**は適当な大きさにちぎる。

和える　**2** ボウルによく水気をきった**1**の**豆苗**と**レタス**、**油揚げ**を入れて合わせる。混ぜ合わせた**A**を加え和えて、器に盛りつける。

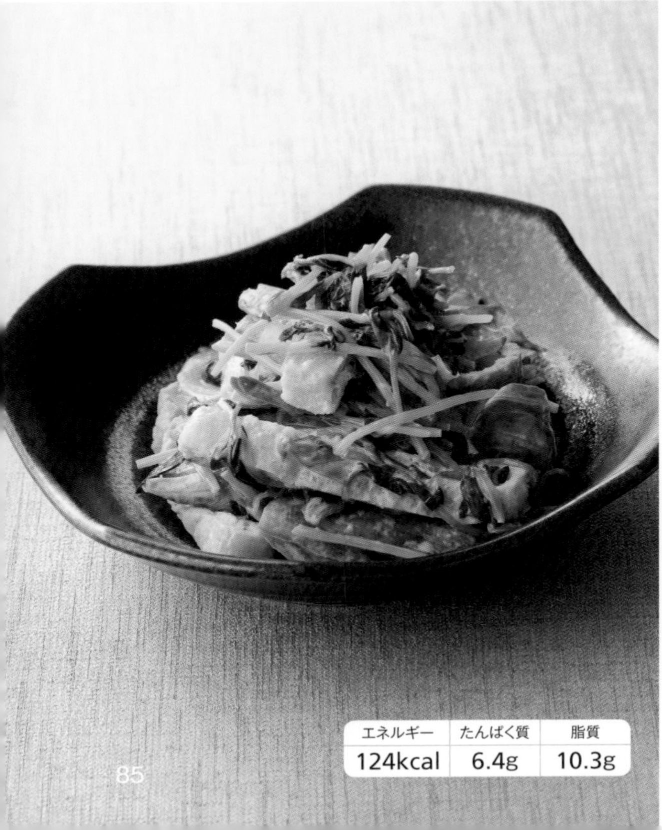

エネルギー	たんぱく質	脂質
124kcal	6.4g	10.3g

絹さやとちくわのかいわれ大根巻き

かんたん 8分

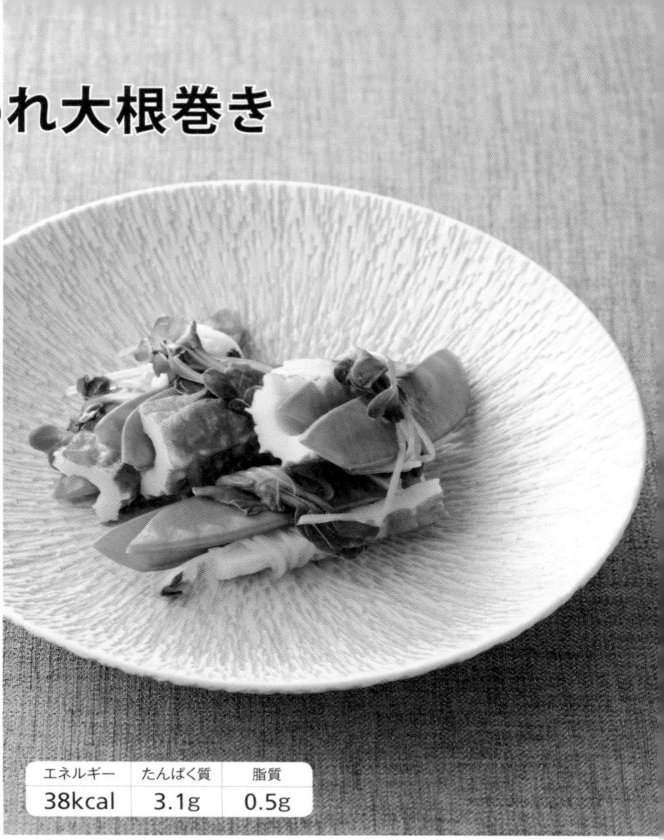

[材料（2人分）]

絹さや	16枚
ちくわ	2本
かいわれ大根	¼束
塩こうじ	小さじ2

[作り方]

準備

1 **絹さや**は筋をとりゆでる。**ちくわ**は縦半分に切って、2等分に切る。**かいわれ大根**は根を切り、熱湯をかける。

仕上げる

2 **絹さや**2枚に**ちくわ**1切れを合わせ、間に塩こうじをぬり、**かいわれ大根**で巻く（全部で8個作る）。

エネルギー	たんぱく質	脂質
38kcal	3.1g	0.5g

おかひじきと桜えびの煮つけ

作りおき 12分

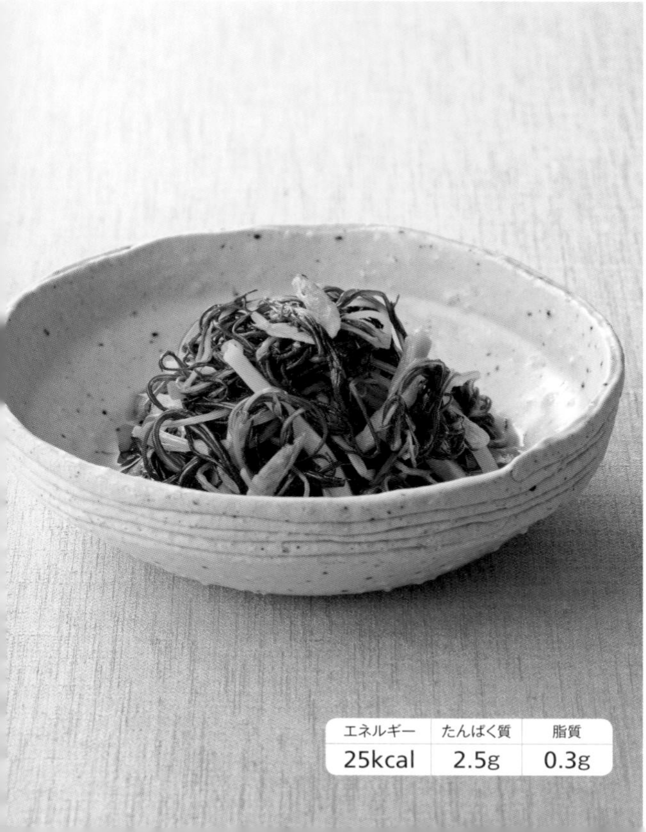

エネルギー	たんぱく質	脂質
25kcal	2.5g	0.3g

[材料（2人分）]

おかひじき	100g
メンマ	30g
A だし汁	1カップ
酒	大さじ1
めんつゆ	小さじ2
しょうが（せん切り）	15g分
桜えび	3g

[作り方]

準備

1 **おかひじき**は適当な長さに切る。**メンマ**は細く切る。

煮る

2 鍋に**A**と材料をすべて加えて強火にかける。

3 沸騰したら、中火にして、途中混ぜながら、汁気が少なくなるまで5～6分煮ふくめる。

オクラのカレーピクルス

作りおき　25分

[材料（2人分）]

オクラ	10本
A りんご酢	大さじ2
砂糖	大さじ½
カレー粉	小さじ½
塩·こしょう	各少々

[作り方]

準備

1 **オクラ**はがくをとり、ゆでて縦半分に切る。

2 鍋に**A**を入れて一度火にかけ、砂糖や塩が溶けたら、あら熱をとっておく。

漬ける

3 **2**に**オクラ**を合わせ、20分ほど漬け込む。

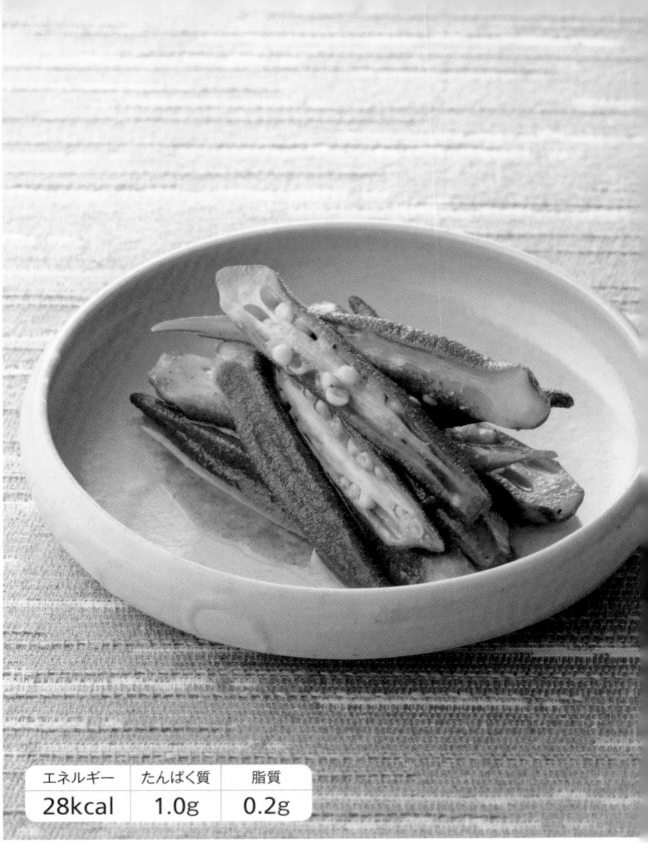

エネルギー	たんぱく質	脂質
28kcal	1.0g	0.2g

かぶときゅうりの梅ふりかけ和え

かんたん　5分

[材料（2人分）]

かぶ	1個
きゅうり	1本
塩	少々
梅ふりかけ	小さじ1

[作り方]

準備

1 **かぶ**は乱切りにして熱湯で1分ほどゆでる。**きゅうり**は小さめの乱切りにする。

和える

2 ボウルに水気をきった**1**の**かぶ**と**きゅうり**を入れ塩と梅ふりかけを加え和えて、器に盛りつける。

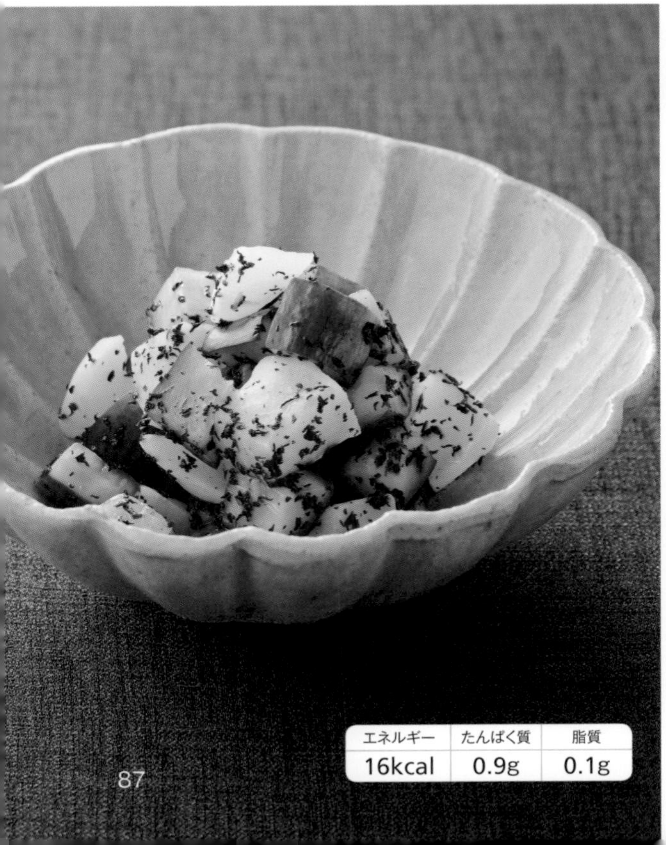

エネルギー	たんぱく質	脂質
16kcal	0.9g	0.1g

マッシュかぼちゃのマスタードサラダ

かんたん　作りおき　10分

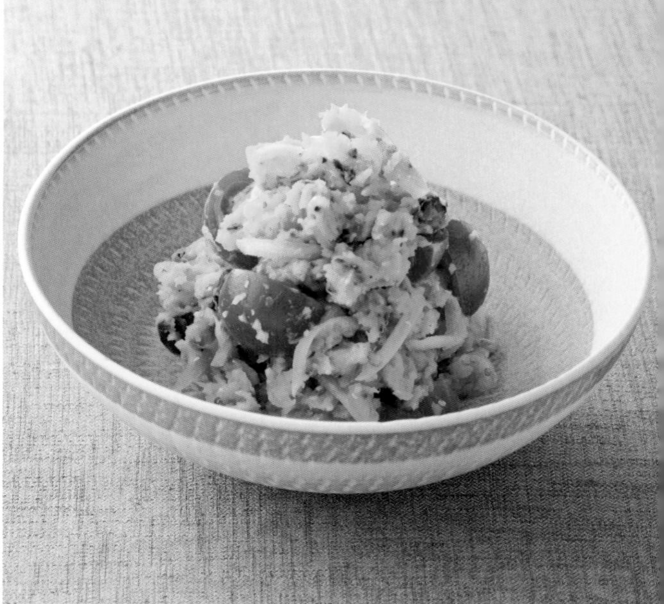

エネルギー	たんぱく質	脂質
109kcal	2.3g	3.6g

[材料（2人分）]

かぼちゃ（正味）	140g
玉ねぎ	⅙個
ミニトマト	4個
水	大さじ1
A 粒マスタード	小さじ2
フレンチドレッシング（市販）	大さじ1
レモン汁	小さじ1
白こしょう	少々

[作り方]

準備

1 かぼちゃはへたをとり、ひと口大に切る。玉ねぎは薄切りにして塩もみする。ミニトマトは4等分にする。

2 耐熱皿に1のかぼちゃをのせて、水をふり軽くラップをして、電子レンジ（600W）で3分半加熱する。

混ぜる

3 2をあらくつぶし、あら熱がとれたら、水気をきった1の玉ねぎとAも加え混ぜ合わせ、最後に1のミニトマトも加え和えて、器に盛りつける。

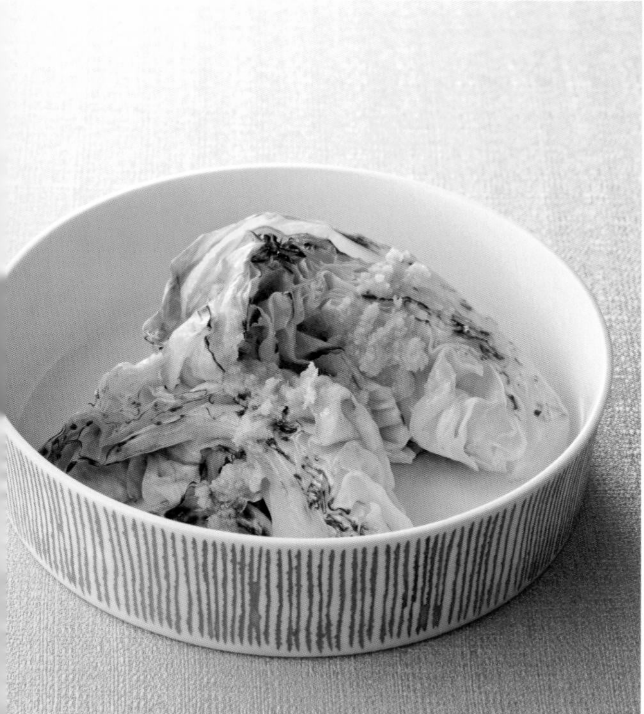

エネルギー	たんぱく質	脂質
93kcal	2.8g	7.2g

キャベツのグリル ガーリックソース

かんたん　10分

[材料（2人分）]

キャベツ	⅙個
A オリーブ油	大さじ1
粉チーズ	大さじ1
おろしにんにく	1片分
塩	少々
黒こしょう	少々

[作り方]

準備

1 キャベツはくし切りにして電子レンジ（600W）で1分加熱する。Aを合わせる。

焼く

2 フライパンにキャベツをのせて、両面こんがり焼き、塩、黒こしょうをふる。

3 器に盛りつけ、Aをかける。

ゴーヤの佃煮

作りおき　20分

[材料（2人分）]

ゴーヤ	1本
ごま油	大さじ1
塩昆布	10g

A	だし汁	100mℓ
	酒	大さじ1
	みりん	大さじ1
	ぽん酢しょうゆ	大さじ1
かつおぶし		5g

[作り方]

準備

1 ゴーヤは縦半分に切ってわたをスプーンなどでとり除き、5mm幅に切る。

煮る・仕上げる

2 フライパンにごま油をひき、**1**の**ゴーヤ**を加えしんなりするまで炒め、**塩昆布**と**A**を加え煮込む。

3 中火で途中混ぜながら煮込み、汁気が少なくなったら、かつおぶしを加え全体を混ぜ合わせ、器に盛りつける。

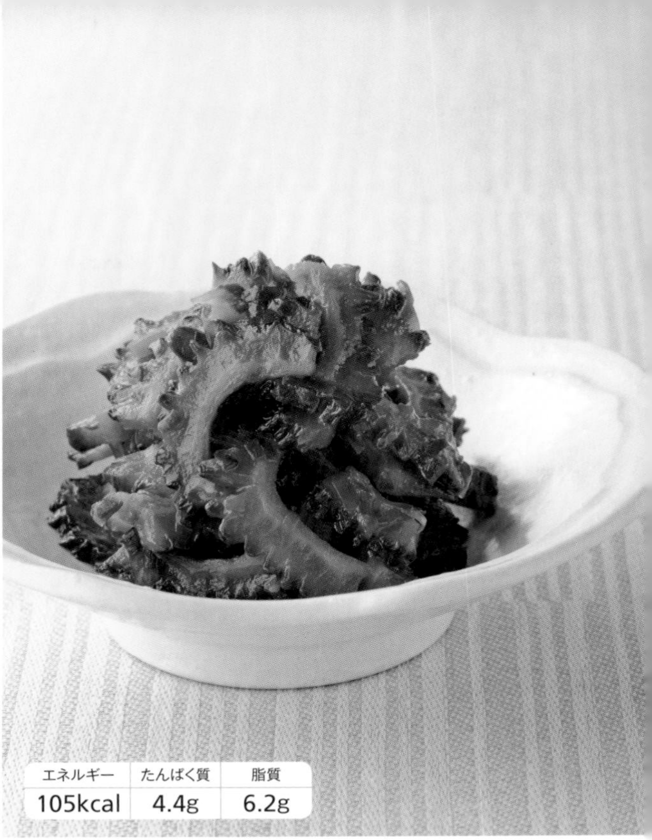

エネルギー	たんぱく質	脂質
105kcal	4.4g	6.2g

ごぼうチップスのせ海藻サラダ

かんたん　10分

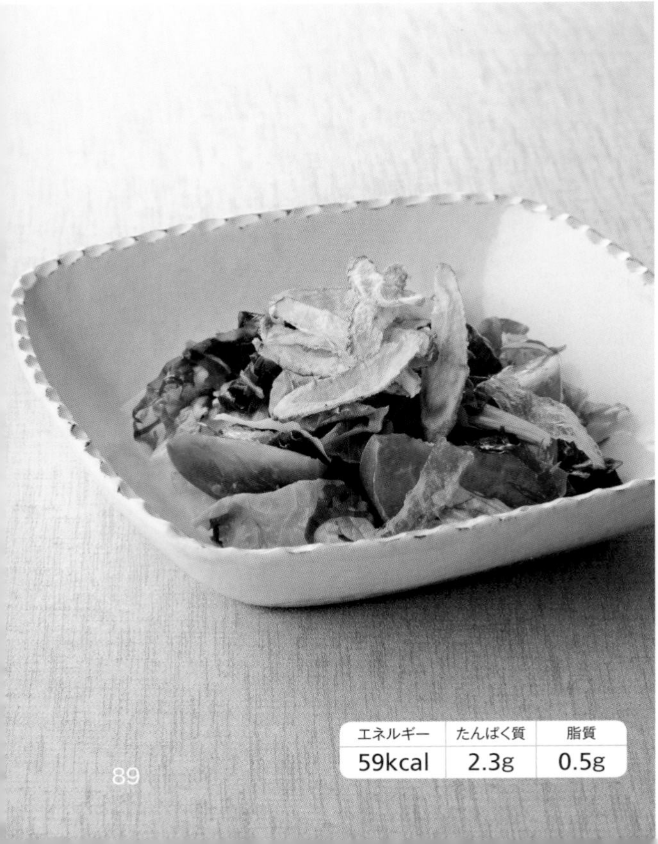

エネルギー	たんぱく質	脂質
59kcal	2.3g	0.5g

[材料（2人分）]

ごぼう	80g
塩	少々
サニーレタス	2枚
海藻ミックス	8g
トマト（くし切り）	1個分

A	和風ドレッシング（市販）	大さじ1
	レモン汁	大さじ1
	練りからし	小さじ½

[作り方]

準備

1 耐熱皿に斜め薄切りにした**ごぼう**を重ならないように広げ、塩をふり、電子レンジ（600W）で2分ほど加熱して、乾燥焼きする。

仕上げる

2 ボウルに適当な大きさにちぎった**サニーレタス**、水で戻して水気をきった**海藻ミックス**、**トマト**と**1**の半量を入れ和えて、器に盛りつける。

3 上に残りの**1**も盛り合わせ、混ぜ合わせた**A**をかける。

小松菜のザーサイ和え

かんたん　6分

[材料（2人分）]

小松菜	100g
ザーサイ（せん切り）	12g分
白髪ねぎ	20g
ぽん酢しょうゆ	小さじ1
ラー油	少々

[作り方]

準備・和える

1 **小松菜**はゆでて3cm長さに切る。

2 ボウルに水気をきった**小松菜**と他の材料をすべて加え和えて、器に盛りつける。

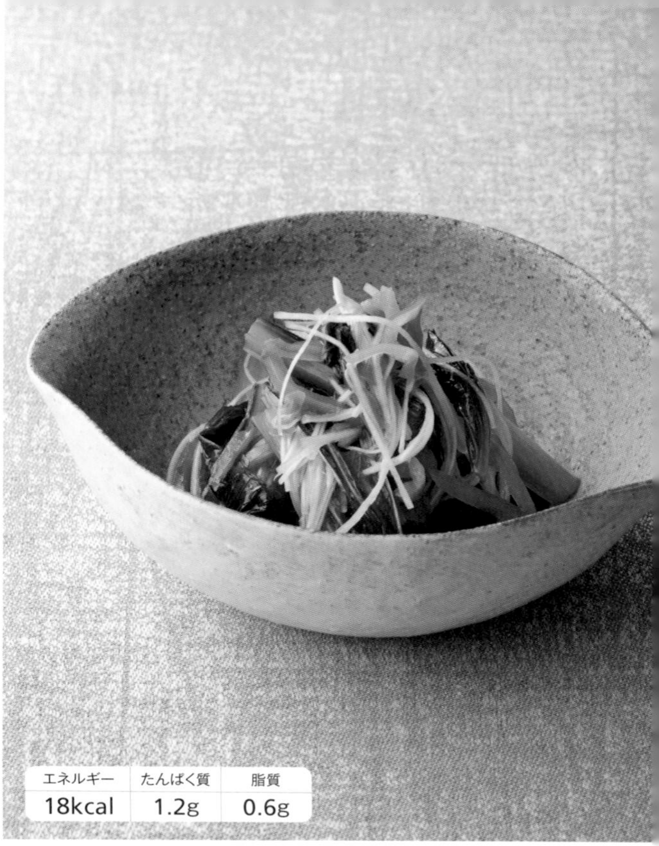

エネルギー	たんぱく質	脂質
18kcal	1.2g	0.6g

しし唐辛子のベーコン巻きソテー

かんたん　10分

[材料（2人分）]

しし唐辛子	12本
しその葉	4枚
ベーコン	2枚
塩・こしょう	各少々

[作り方]

準備

1 **しし唐辛子**を縦に4等分して、**しその葉**と半分に切った**ベーコン**で巻き、ようじで留める（4本作る）。

焼く

2 フライパンに**1**をのせて、弱火で両面をじっくりと焼き、塩、こしょうを軽くふる。

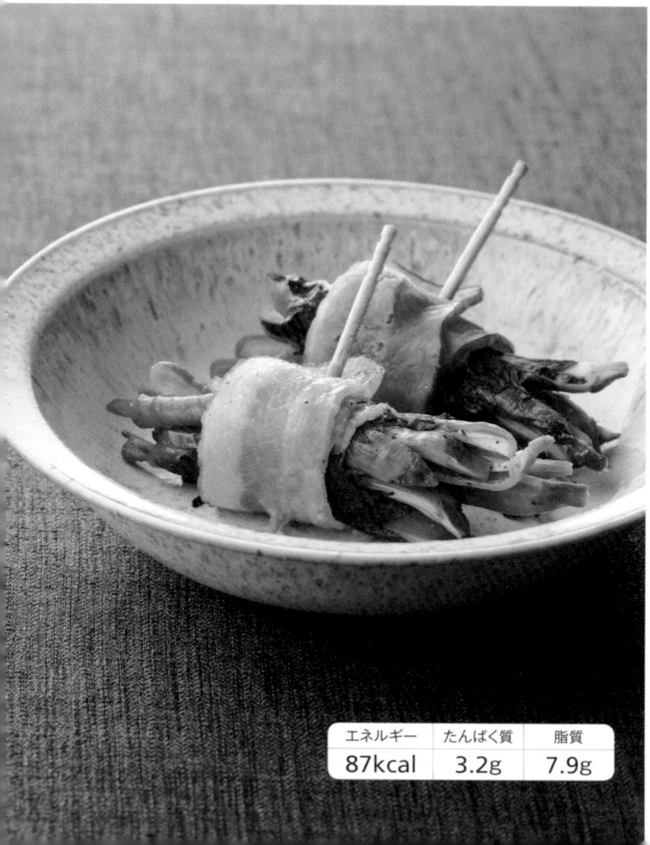

エネルギー	たんぱく質	脂質
87kcal	3.2g	7.9g

副菜

ミニトマトのパセリ炒め

かんたん　6分

[材料（2人分）]

玉ねぎ（みじん切り）	¼個分
ミニトマト	14個
オリーブ油	小さじ2
フレンチドレッシング（市販）	大さじ1
パセリ（みじん切り）	大さじ1
黒こしょう	少々

[作り方]

炒める・仕上げる

1 フライパンにオリーブ油を熱し、**玉ねぎ**を加え炒める。

2 しんなりしてきたら、へたをとった**ミニトマト**を加え炒め、フレンチドレッシングを加え炒める。

3 仕上げに**パセリ**と黒こしょうを加え炒め、器に盛りつける。

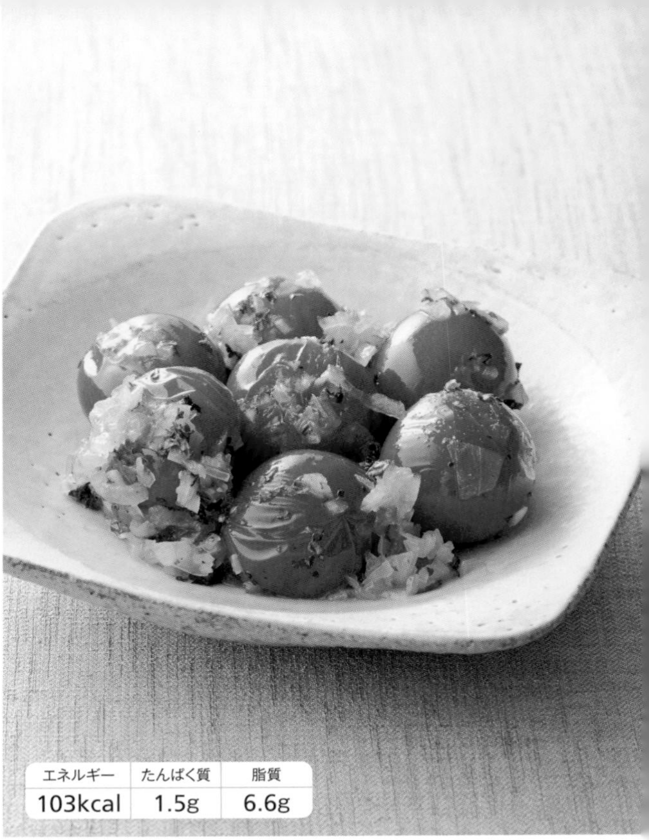

エネルギー	たんぱく質	脂質
103kcal	1.5g	6.6g

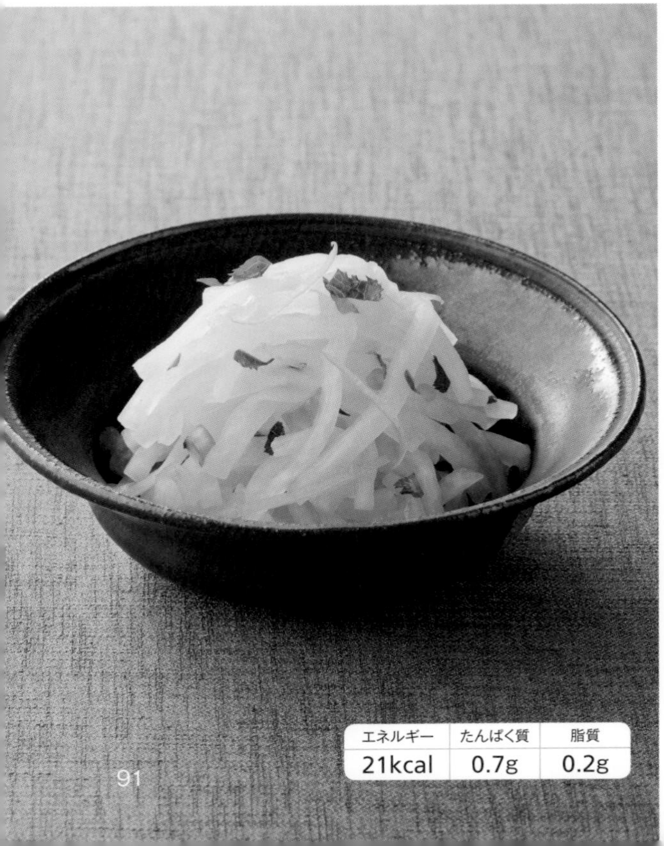

エネルギー	たんぱく質	脂質
21kcal	0.7g	0.2g

大根のレモン浅漬け

かんたん　作りおき　8分

[材料（2人分）]

大根	140g
大根の葉（小口切り）	2～3本分
レモン（果肉）	¼個分
レモン汁	大さじ1
レモンの皮（小口切り）	少々
塩	小さじ¼

[作り方]

準備

1 **大根**は3～4mmの棒状に切る。

2 ポリ袋に材料をすべて入れて、もみ混ぜる。

仕上げる

3 全体がしんなりしてきたら、軽く汁気をきって、器に盛りつける。

切り干し大根とじゃこのすし酢和え

かんたん　作りおき　5分

［材料（4人分）］

切り干し大根	30g
じゃこ	20g
桜えび	10g
白ごま	大さじ1
すし酢	大さじ2

［作り方］

準備

1 **切り干し大根**はたっぷりの水で戻して水気をきり、ひと口大に切る。

2 耐熱皿に**じゃこ**と**桜えび**を均等に広げ、電子レンジ（600W）で20秒加熱する。

混ぜる

3 ポリ袋などに材料をすべて入れ、すし酢を加えよくもみ混ぜる。

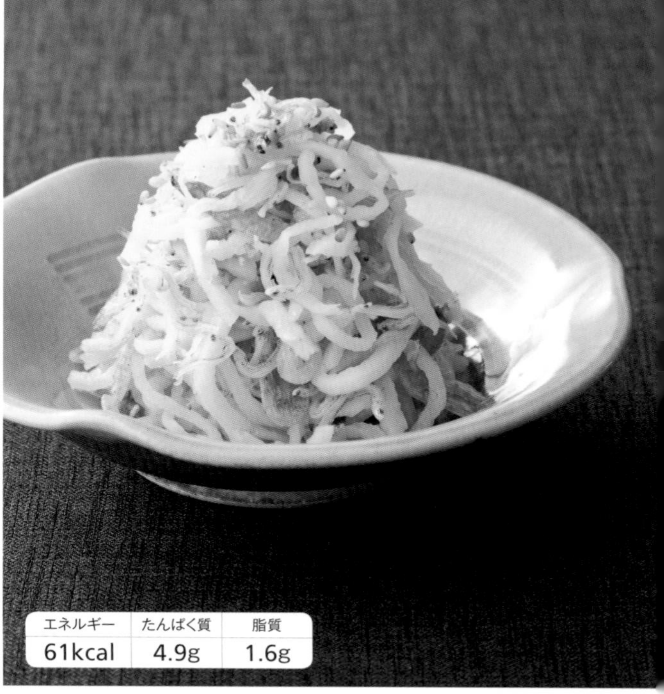

エネルギー	たんぱく質	脂質
61kcal	4.9g	1.6g

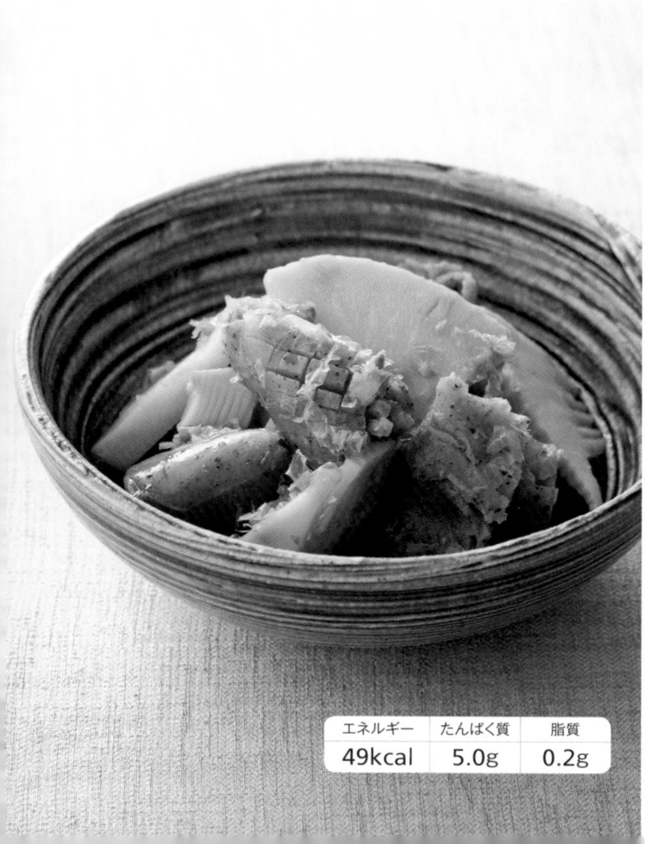

エネルギー	たんぱく質	脂質
49kcal	5.0g	0.2g

たけのことこんにゃくのおかか煮

作りおき　20分

［材料（2人分）］

こんにゃく	200g
たけのこ（水煮・くし切り）	150g
しょうが（薄切り）	15g分
A だし汁	250㎖
酒	小さじ2
みりん	小さじ1
しょうゆ	大さじ1
かつおぶし	3g

［作り方］

準備

1 **こんにゃく**は切り込みを入れてひと口大にちぎり、下ゆでしておく。

仕上げる

2 鍋に**1**と**たけのこ**、しょうがと**A**を加え火にかけ、落としぶたをして、10～15分ほど煮ふくめ、仕上げにかつおぶしを加え混ぜ合わせ、器に盛りつける。

ズッキーニのパン粉ソテー

かんたん　10分

[材料（2人分）]

ズッキーニ	150g
パン粉	大さじ1
オリーブ油	小さじ2
にんにく（みじん切り）	1片分
白ワイン	大さじ1
粉チーズ	大さじ1
塩・こしょう	各少々

[作り方]

準備

1 ズッキーニは5mm幅の輪切りにする。パン粉はから炒りしておく。

焼く・仕上げる

2 フライパンにオリーブ油とにんにくを入れて弱火にかける。香りがしてきたら、**1**のズッキーニを加え、両面焼き、白ワインをふり入れて、ふたをして蒸し焼きにする。

3 パン粉と粉チーズと塩、こしょうを加え炒め合わせ、器に盛りつける。

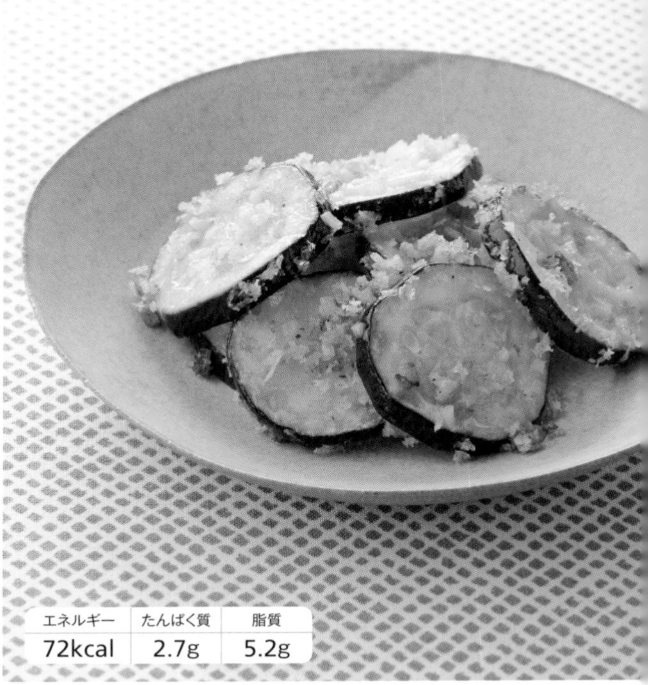

エネルギー	たんぱく質	脂質
72kcal	2.7g	5.2g

トマトとスプラウトのチーズサラダ

12分

[材料（2人分）]

パルメザンチーズ	10g
トマト	2個
クレソン	¼束
スプラウト	15g
A オリーブ油	小さじ1
りんご酢	大さじ1
ハチミツ	小さじ½
塩・こしょう	各少々

[作り方]

準備

1 チーズはすりおろす。トマトは乱切り、クレソンは葉先はつみとり、軸は斜め切りにする。

2 フライパンにチーズをスプーン1杯ほど入れて、丸く平たくして弱火にかける。底面が焼けてきたら、反対に返しさらに焼き、とり出して冷ましておく。

和える

3 ボウルに**A**を混ぜ合わせ、**1**のトマト、スプラウト、クレソンを加え軽く和えて器に盛りつけ、**2**を少し割りながら、添える。

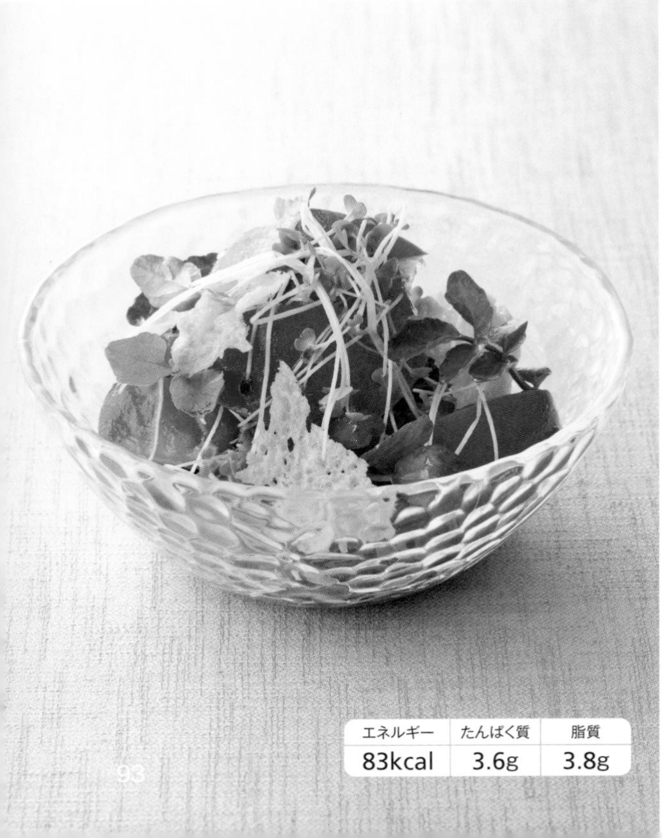

エネルギー	たんぱく質	脂質
83kcal	3.6g	3.8g

長ねぎのコンソメ煮

作りおき　15分

[材料（2人分）]

長ねぎ	2本
青ねぎ	5cm
オリーブ油	小さじ2
A 水	250mℓ
コンソメ	小さじ1
塩・こしょう	各少々

[作り方]

準備

1 **長ねぎ**は切り込みを入れて4cm長さに切る。**青ねぎ**は斜め薄切りにする。

煮る

2 鍋にオリーブ油をひき、**1**の**長ねぎ**を加え転がしながら、こんがり色づける。

3 **A**を加え、中火で7～8分煮込み、**青ねぎ**を加え、汁ごと器に盛りつける。

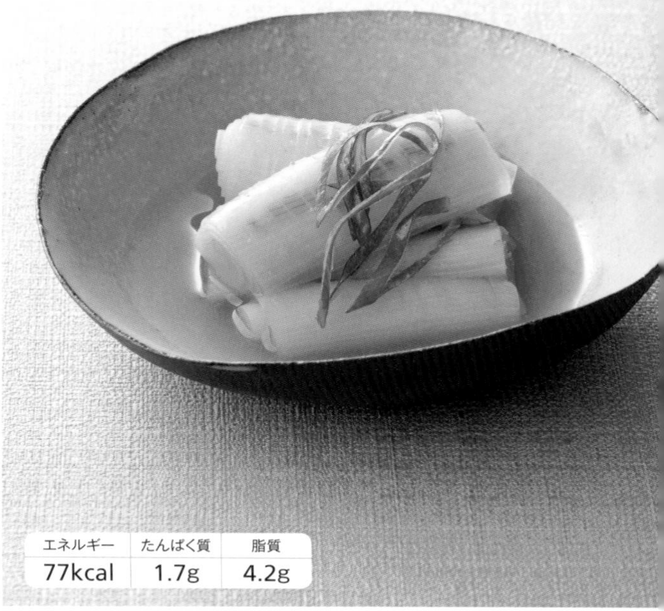

エネルギー	たんぱく質	脂質
77kcal	1.7g	4.2g

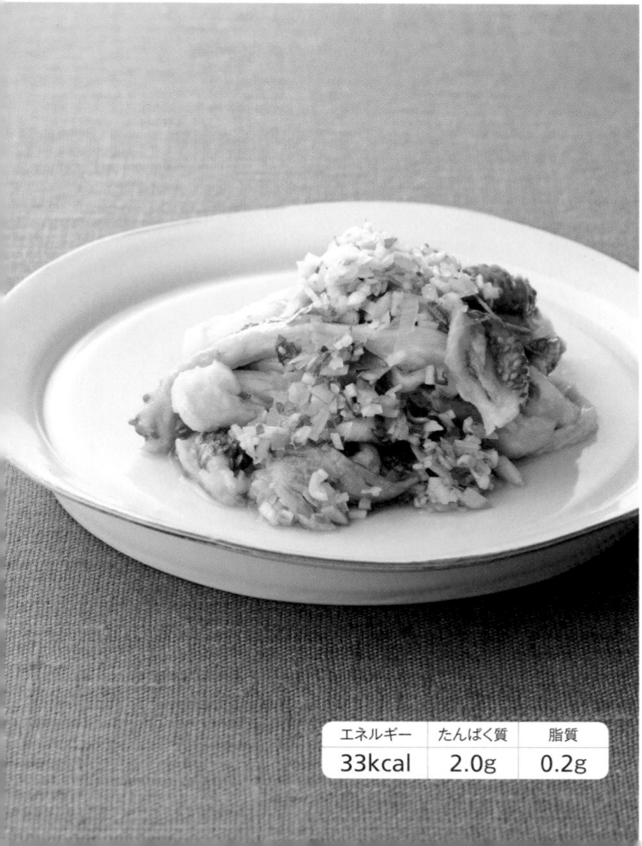

エネルギー	たんぱく質	脂質
33kcal	2.0g	0.2g

七味だれ添え焼きなす

かんたん　25分

[材料（2人分）]

なす	3本
A 長ねぎ（みじん切り）	5cm分
しょうが（みじん切り）	10g分
しその葉（みじん切り）	2～3枚分
B だし汁	大さじ1
ぽん酢しょうゆ	大さじ1
七味唐辛子	小さじ½

[作り方]

準備・焼く

1 **なす**は縦に切り込みを入れてオーブントースターで15分ほど焼く。

2 **1**の焼いた**なす**の皮をむき、へたをとり、適当な大きさに手でさき、器に盛りつける。

仕上げる

3 ボウルに、**A**と**B**を加え混ぜ、**2**にかける。

ニラときくらげのキムチ和え

かんたん　8分（きくらげを水で戻す時間は含まず）

[材料（2人分）]

ニラ	50g
小ねぎ	40g
きくらげ	4g
白菜キムチ	80g
A めんつゆ	小さじ2
ごま油	小さじ1

[作り方]

準備

1 ニラと小ねぎは2～3cm長さに切る。きくらげは水で戻しかたい部分を切りおとす。キムチは細かく刻む。

ゆでる・和える

2 沸騰した湯で、1のきくらげ、ニラ、小ねぎをさっとゆでて、ザルにあける。

3 ボウルによく水気をきった2と1のキムチ、Aを加え和えて、器に盛りつける。

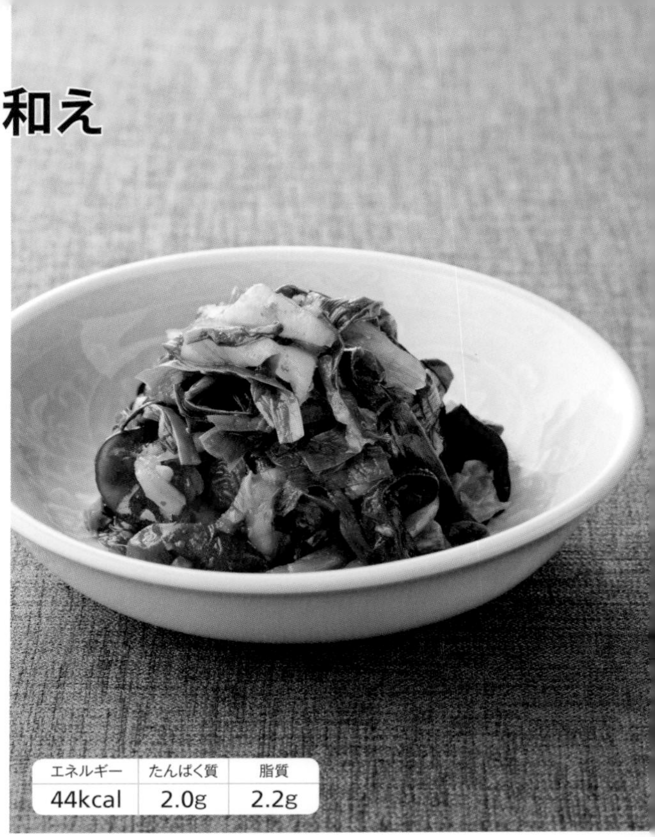

エネルギー	たんぱく質	脂質
44kcal	2.0g	2.2g

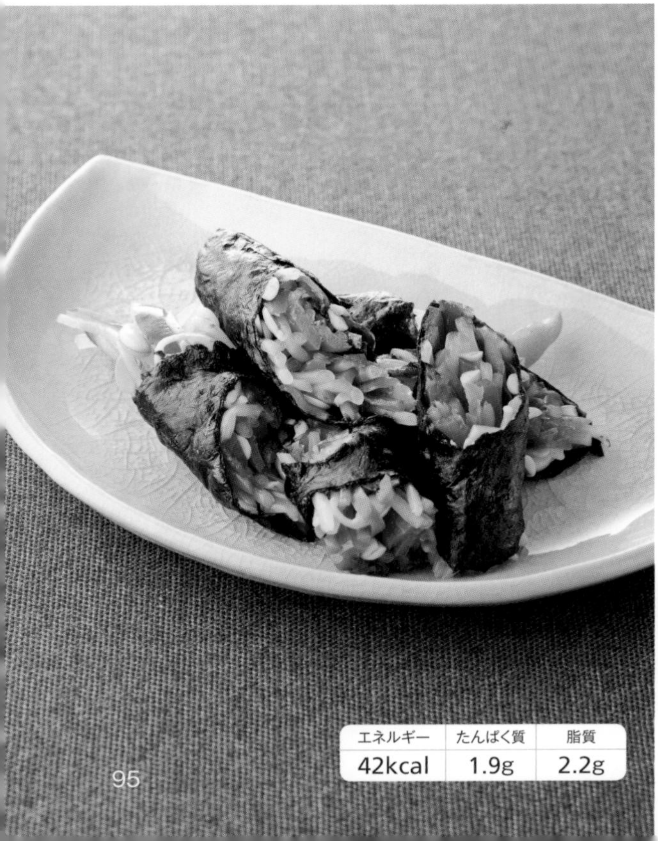

エネルギー	たんぱく質	脂質
42kcal	1.9g	2.2g

大豆もやしのナムルのり巻き

かんたん　10分

[材料（2人分）]

大豆もやし	100g
ピーマン（せん切り）	1個分
赤パプリカ（せん切り）	½個分
A ごま油	小さじ1
酒	小さじ1
塩	小さじ¼
のり	1枚

[作り方]

準備

1 沸騰した湯で、大豆もやし、ピーマン、赤パプリカをさっとゆでて、ザルにあける。

2 1のあら熱がとれたら、しっかりと水気をきって、Aと和える。

巻く

3 半分に切ったのりを広げ、2を等分にのせて巻き込み、ひと口大に切る（同じ物をもう1本作る）。

きのこの白和え

かんたん　10分

[材料（2人分）]

生しいたけ	2枚	A	砂糖	小さじ½
しめじ	50g		塩	少々
まいたけ	50g		しょうゆ	小さじ½
にんじん（せん切り）	20g分		練りごま	小さじ2
小ねぎ（小口切り）	20g分		わさび	小さじ½
木綿豆腐	150g		白すりごま	小さじ⅓

[作り方]

準備

1 しいたけは4～6等分に切る。しめじとまいたけは小房に分ける。豆腐はペーパータオルにくるみ電子レンジ（600W）で1分半加熱して水切りしておく。

加熱・仕上げる

2 1のきのこと野菜は耐熱皿に均等にのせて、軽くラップをして、電子レンジ（600W）で2分半加熱する。

3 すり鉢で1の豆腐をすりつぶし、Aを加え混ぜ合わせる。水気をきった2を加え、混ぜ合わせ器に盛りつけ、白すりごまをふる。

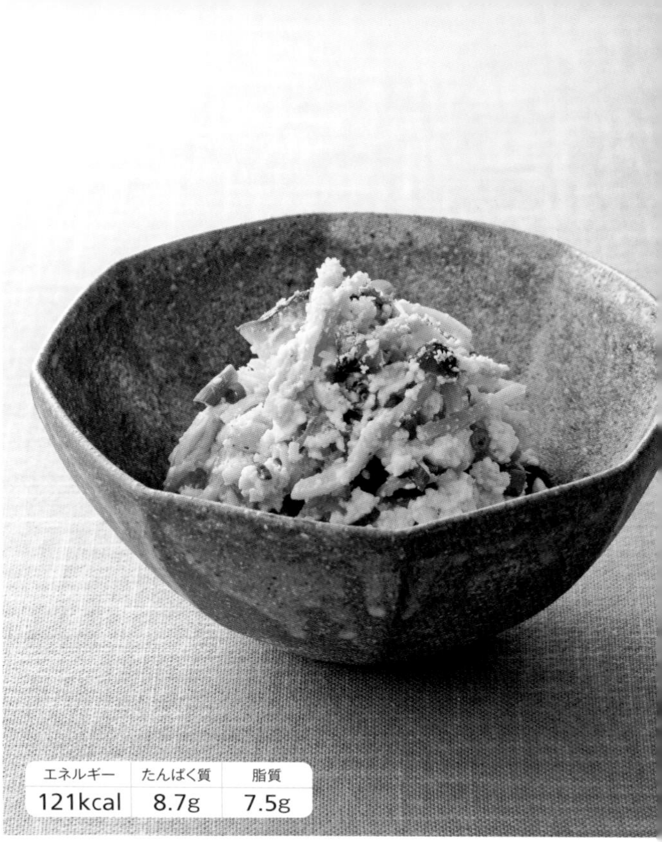

エネルギー	たんぱく質	脂質
121kcal	8.7g	7.5g

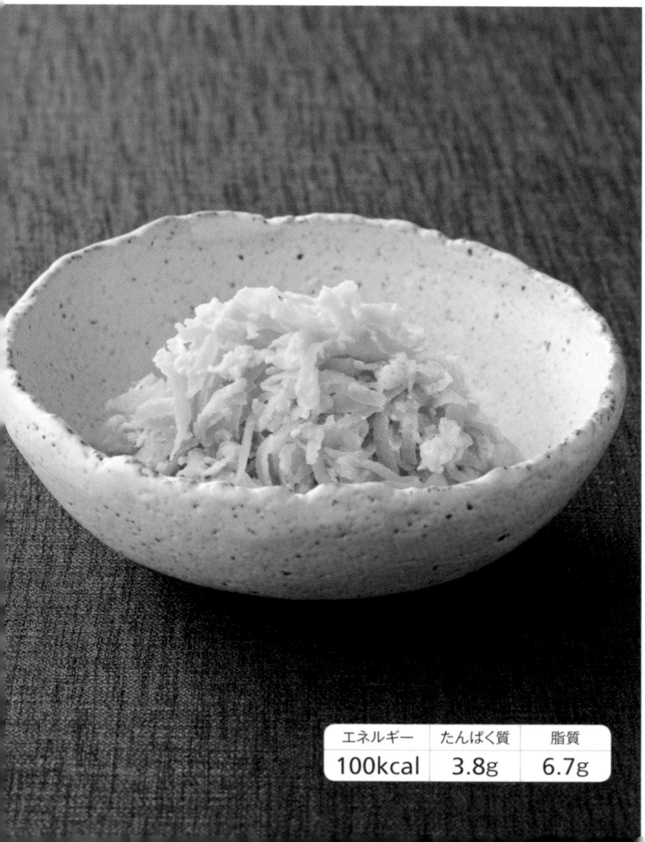

エネルギー	たんぱく質	脂質
100kcal	3.8g	6.7g

にんじんしりしり

かんたん　作りおき　5分

[材料（2人分）]

にんじん	1本
サラダ油	小さじ2
酒	小さじ2
卵	1個
塩・こしょう	各少々

[作り方]

準備・炒める

1 にんじんはあらめのピーラーですりおろす。

2 フライパンにサラダ油を熱し、1のにんじんを加え炒める。

3 油が全体になじんだら酒をまわし入れて、溶いた卵を加え炒め、塩、こしょうをして味をととのえる。

パプリカのトマトドレッシング和え

かんたん 8分

[材料（2人分）]

赤パプリカ	½個
黄パプリカ	½個
スライスハム	2枚
レタス	1枚
玉ねぎ	¼個
トマト	1個
A 白ワインビネガー	大さじ1
ハチミツ	小さじ2
塩·こしょう	各少々

[作り方]

準備

1 **各パプリカ**は縦半分に切って横に薄切りにする。**ハム**は7～8mm、**レタス**は1cm幅に切る。**玉ねぎ**、**トマト**はすりおろしておく。

2 1の**各パプリカ**を沸騰した湯でさっとゆでて、ザルにあける。

和える

3 ボウルに1の**レタス**、**玉ねぎ**、**トマト**、**A**を加え混ぜ、水気をきった2と**ハム**を加え和えて、器に盛りつける。

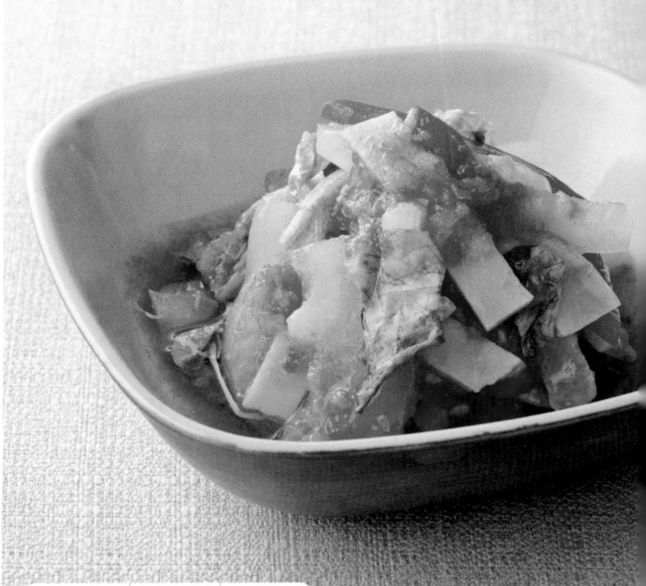

エネルギー	たんぱく質	脂質
100kcal	4.3g	2.5g

ブロッコリーとゆで卵のサラダ

かんたん 8分 （ゆで卵を作る時間は含まず）

[材料（2人分）]

ブロッコリー	120g
ゆで卵	1個
ピクルス	1本
きゅうり（小口切り）	1本分
ラディッシュ（くし切り）	2個分
A マヨネーズ	大さじ1
カレー粉	小さじ1
ぽん酢しょうゆ	大さじ1

[作り方]

準備

1 **ブロッコリー**は小房に分けてゆでる。**ゆで卵**、**ピクルス**はあらく刻む。

和える

2 ボウルに1の**卵**と**ピクルス**と**A**を混ぜ合わせてから、他の具材も加え和えて、器に盛りつける。

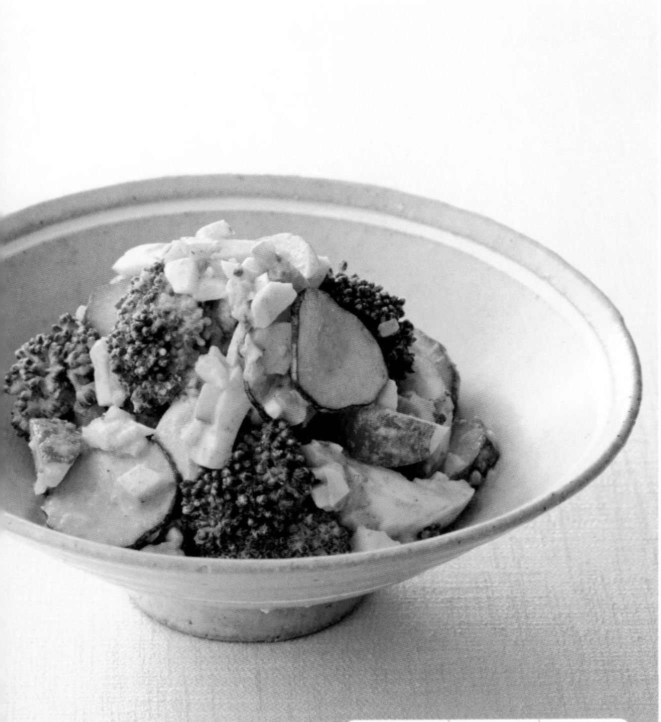

エネルギー	たんぱく質	脂質
122kcal	7.6g	7.6g

ピーマンのみそ煮

作りおき　15分

[材料（2人分）]

ピーマン	4個
にんにく（みじん切り）	1片分
しょうが（みじん切り）	15g分
長ねぎ（小口切り）	15cm分
A だし汁	1カップ
赤みそ	小さじ2
みりん	大さじ1
しょうゆ	小さじ½

[作り方]

準備

1 ピーマンは縦半分に切って、5mm幅の薄切りにする。

煮る

2 鍋にAとにんにく、しょうがを入れて火にかける。

3 沸騰したら、1と長ねぎを加え中火で途中混ぜながら汁気がなくなるまで、7～8分煮ふくめる。

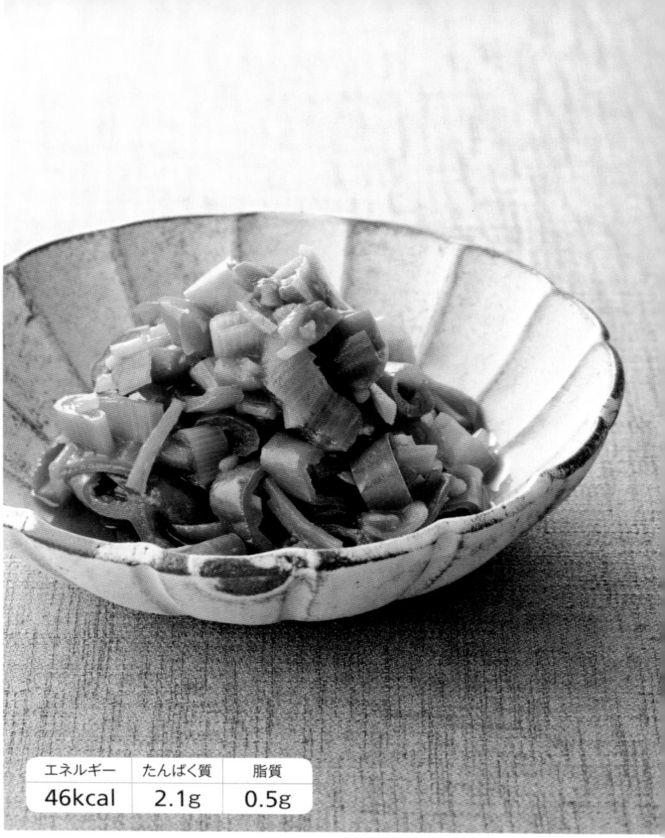

エネルギー	たんぱく質	脂質
46kcal	2.1g	0.5g

ひじきとあさりの煮つけ

作りおき　20分

[材料（2人分）]

ひじき	6g
糸こんにゃく	120g
あさり缶	1缶
にんじん（半月切り）	25g分
山椒佃煮（市販）	大さじ1

A だし汁	200mℓ
しょうゆ	大さじ½
酒	小さじ2
みりん	小さじ2

[作り方]

準備

1 ひじきは水で戻しておく。糸こんにゃくは下ゆでして適当な長さに切る。

煮る

2 鍋にあさり缶（汁ごと）と他の材料とAを入れ、火にかける。

3 沸騰したら中火にして、途中混ぜながら10～12分煮込み、汁気がなくなるまで煮ふくめる。

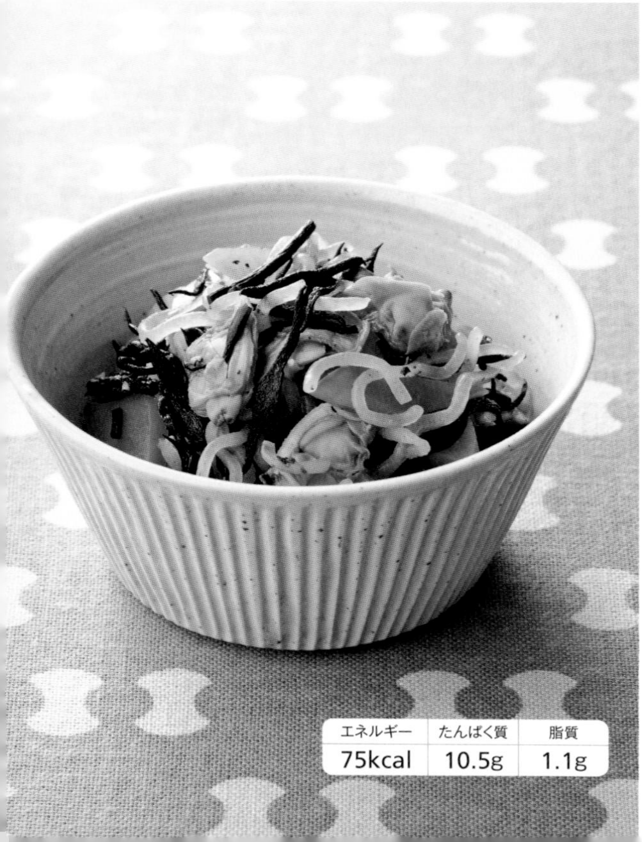

エネルギー	たんぱく質	脂質
75kcal	10.5g	1.1g

わかめとセロリのガーリックソテー

かんたん　8分

[材料（2人分）]

カットわかめ	8g	にんにく（薄切り）	1片分
セロリ	½本	白ワイン	大さじ1
アスパラガス	3本	塩･こしょう	各少々
オリーブ油	小さじ2		

[作り方]

準備

1 **わかめ**は水で戻しておく。**セロリ**は筋をとり薄切り、**アスパラガス**は斜め切りに。

炒める・仕上げる

2 フライパンにオリーブ油とにんにくを入れて弱火にかける。香りがしてきたら、水気をきった**1**の**わかめ**、**セロリ**、**アスパラガス**を加え炒める。

3 白ワインをふり入れて、水分がとんだら、塩、こしょうで味をととのえ炒め合わせ、器に盛りつける。

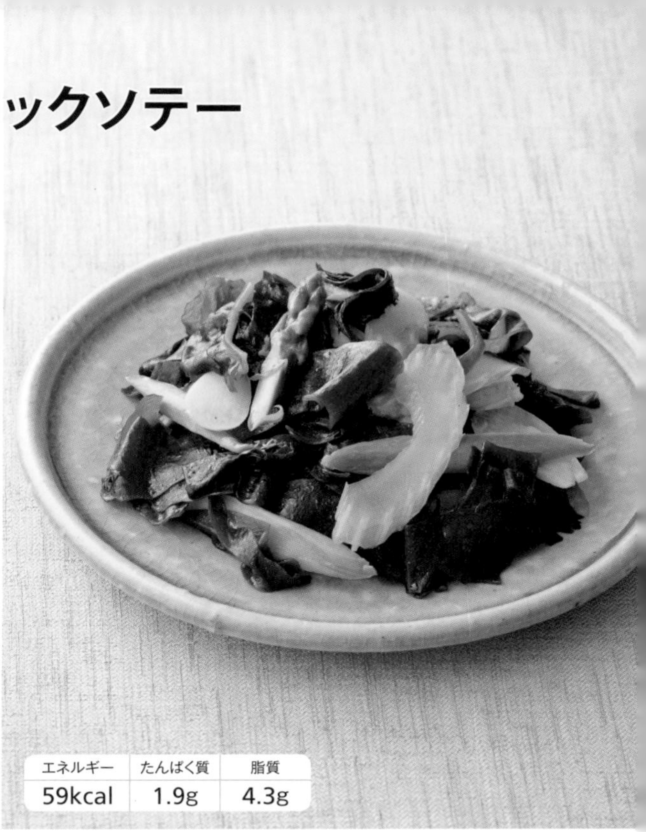

エネルギー	たんぱく質	脂質
59kcal	1.9g	4.3g

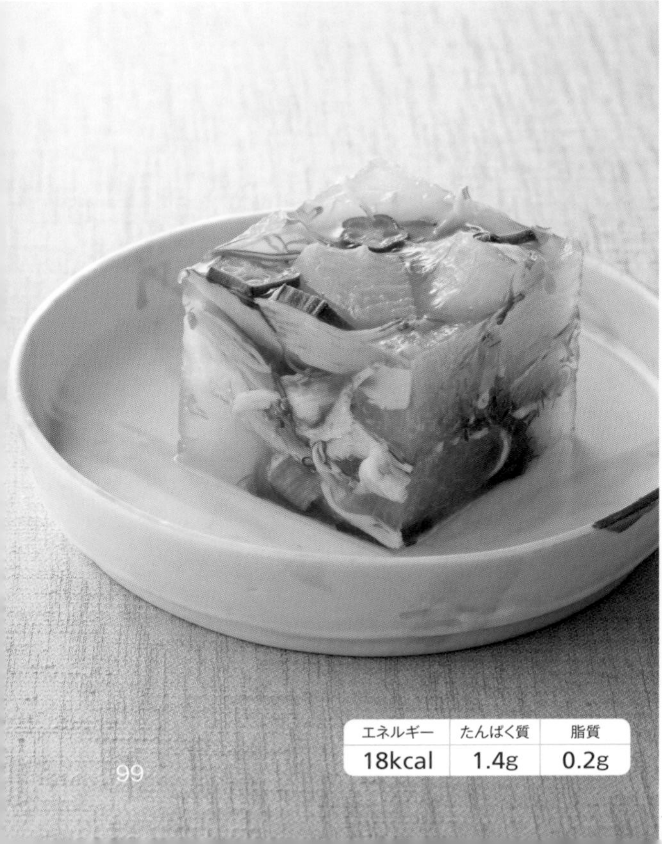

エネルギー	たんぱく質	脂質
18kcal	1.4g	0.2g

とうがんとかにかまの寒天寄せ

かんたん　10分（冷やす時間は含まず

[材料（作りやすい分量　8等分）]

とうがん	200g	A だし汁	500mℓ
めかぶ	2パック	みりん	大さじ1
オクラ	4本	塩	少々
かに風味かまぼこ	4本	薄口しょうゆ	大さじ2
		寒天	4g

[作り方]

準備

1 **とうがん**は皮をむき、小さめのひと口大にして下ゆでする。**オクラ**はがくをとり除き、小口切りに。**かに風味かまぼこ**は半分の長さに切って縦にさく。

煮る

2 鍋に**A**と**寒天**を入れ火にかけ、沸騰したら弱火にして混ぜながら1～2分煮る。一度こして、すべての具材を加え混ぜる。

冷やす

3 少しとろみがついてきたら、容器に入れ、冷蔵庫で冷やし固めて、適当な大きさに切り分け、器に盛りつける。

column 2

糖質とビタミンB_1をセットで摂ろう

　摂取カロリーをコントロールしましょうと言うと、主食を食べないなど、極端な糖質制限を始めてしまう方がいます。しかし、エネルギー不足では肝臓などの臓器まで含めてきちんと身体が働いてくれませんし、肝細胞の修復にも差しさわります。

　ここで注目したいのがビタミンB_1。糖質をエネルギーに変えていく＝代謝の際に必須となるビタミンです。これを含むおかずを積極的に食べることで、糖質を不完全燃焼させずに使い切り、肥満を防ごうという作戦です。

　ただ、いくらビタミンB_1を含むおかずでも、うなぎのように脂質も多く含むものを頻繁に食べているのではせっかくの糖質コントロールの意味がありません。豚ひれ肉や大豆など、脂質が少なめの食品を選んで、カロリーを抑えることも大切です。

脂肪になりやすい果糖

　糖類の中でも、果糖は比較的脂肪に変わり蓄積されやすいため、ぶどうやりんご、さくらんぼ、なしなど果糖を多く含む果物は、脂肪肝の人は避けたいところです。またそうでない人もスムーズに代謝できるよう、１日の早い時間、できれば朝に食べた方がよいでしょう。夕食後のデザートには、果糖の少ないみかんやいちご、桃がおすすめです。

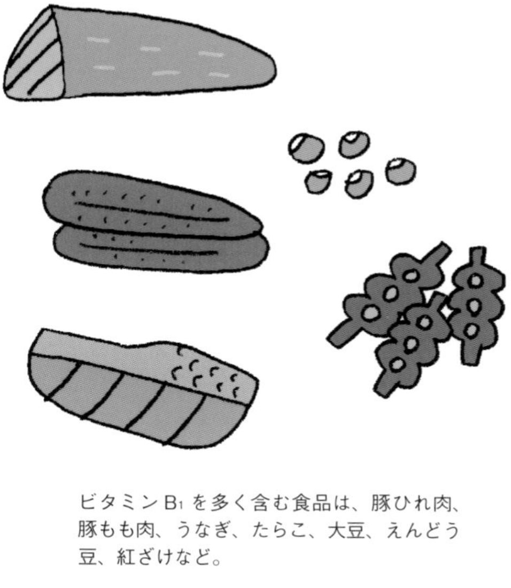

ビタミンB_1を多く含む食品は、豚ひれ肉、豚もも肉、うなぎ、たらこ、大豆、えんどう豆、紅ざけなど。

みそ汁、スープなど味が
いろいろ楽しめる!

汁物・スープレシピ

野菜、きのこを使って
カロリー控えめに仕上げました。
和洋中と味のバリエーションも
楽しめます。
主菜にも合う12品を紹介します。

納豆のみぞれ汁

かんたん　8分

[材料（2人分）]

納豆	1パック
えのきだけ	50g
小ねぎ	2～3本
A だし汁	350mℓ
しょうゆ	大さじ1
酒	小さじ1
大根おろし	100g
七味唐辛子	少々

[作り方]

準備

1 **えのきだけ**は1cm長さに切ってほぐす。**小ねぎ**は2～3cm長さに切る。

煮る・仕上げる

2 鍋に**A**を入れて火にかけ、温まったら、**納豆**、**1**の**えのきだけ**、**小ねぎ**を加える。

3 再度温まったら、水気をきった**大根おろし**を加え、ひと混ぜしたら、器に盛りつけて**七味唐辛子**を添える。

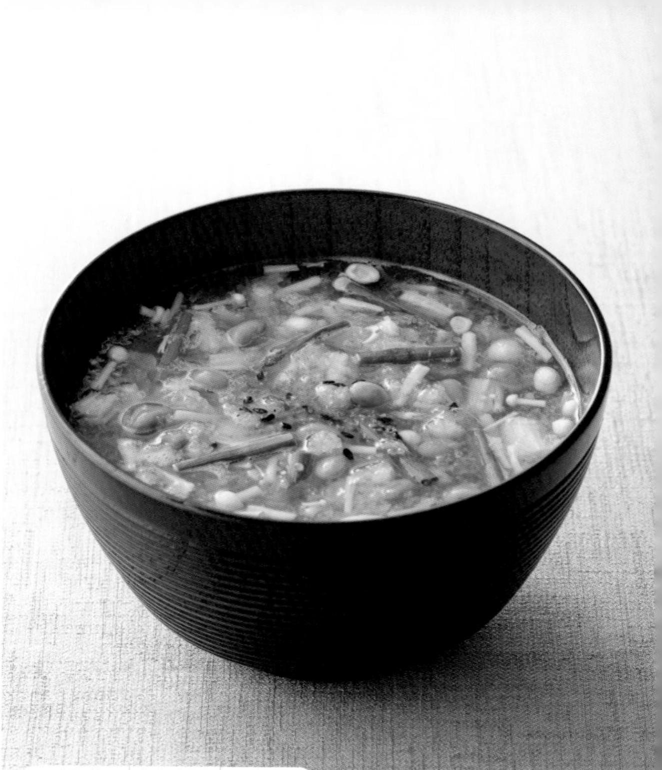

エネルギー	たんぱく質	脂質
77kcal	6.4g	2.7g

めかぶとたたき山いものみそ汁

かんたん　8分

[材料（2人分）]

めかぶ	1パック
だし汁	350mℓ
長ねぎ（小口切り）	5～6cm分
みそ	大さじ1
山いも	100g

[作り方]

煮る

1 鍋に**だし汁**と**長ねぎ**を加え火にかける。

2 沸騰したら、中火にして、**めかぶ**を加え、**みそ**を溶き入れる。

仕上げる

3 最後にあらくたたいた**山いも**を加えて温まったら、器に盛りつける。

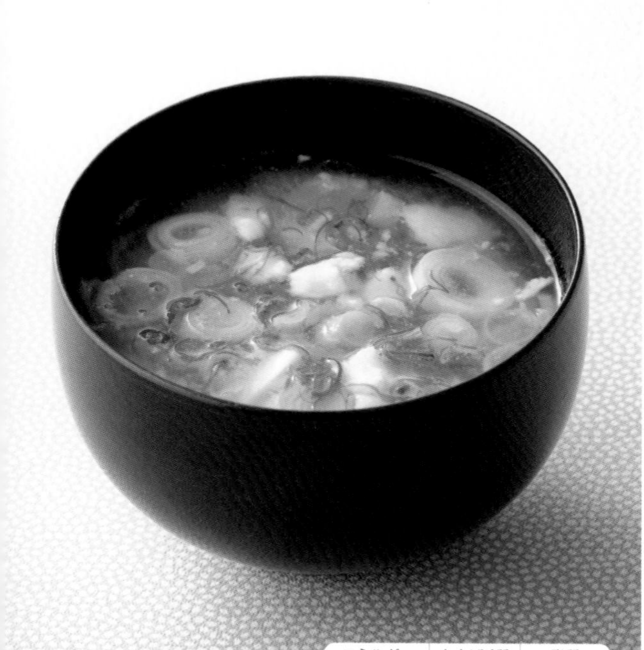

エネルギー	たんぱく質	脂質
86kcal	4.3g	0.9g

かぶとすりおろしれんこん汁

15分

[材料（2人分）]

かぶ	1個
かぶの葉	1～2本
にんじん	50g
しめじ	50g
れんこん	80g

A だし汁	380mℓ
酒	小さじ2
しょうゆ	小さじ⅓
赤みそ	小さじ2

[作り方]

準備

1 かぶはくし切り、**かぶの葉**はゆでて小口切り、**にんじん**は半月切り、**しめじ**は小房に分ける。**れんこん**はすりおろしておく。

煮る

2 鍋に**1**のかぶ、にんじん、しめじと**A**を入れて火にかける。

3 5～6分煮て野菜がやわらかくなったら、**1**の**れんこん**を加え1分ほど煮て、みそを加え溶いてから器に盛りつけ、**かぶの葉**を散らす。

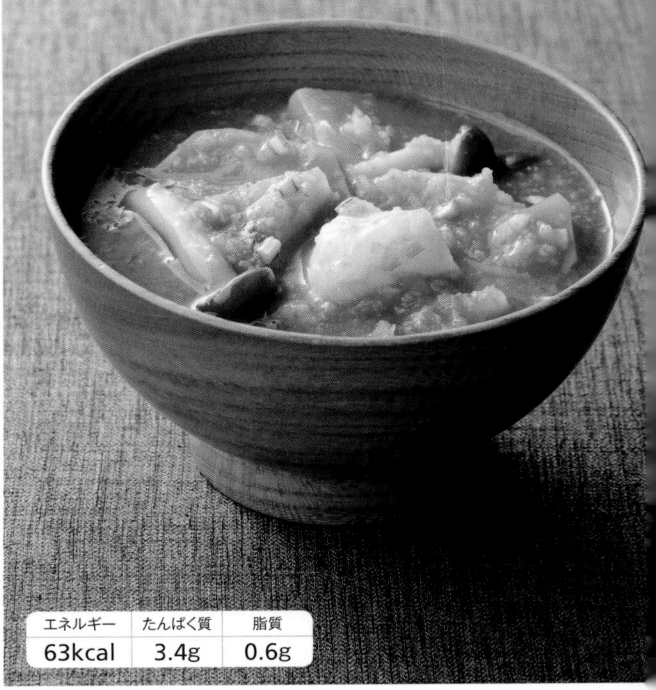

エネルギー	たんぱく質	脂質
63kcal	3.4g	0.6g

みょうがと焼き油揚げのすまし汁

かんたん　6分

[材料（2人分）]

みょうが	2個
油揚げ	½枚
A だし汁	300mℓ
薄口しょうゆ	大さじ½
塩	少々
焼きのり	½枚

[作り方]

準備

1 **みょうが**は小口切りにし、**油揚げ**は熱湯をかけて油抜きをしておく。

2 オーブントースターで**油揚げ**をこんがり焼き、1cmの角切りにする。

煮る

3 鍋に**A**を入れて火にかける。温まったら**1**の**みょうが**と**2**を加え、再度温まったら、器に盛りつけ、あぶっておいた**のり**をちぎって散らす。

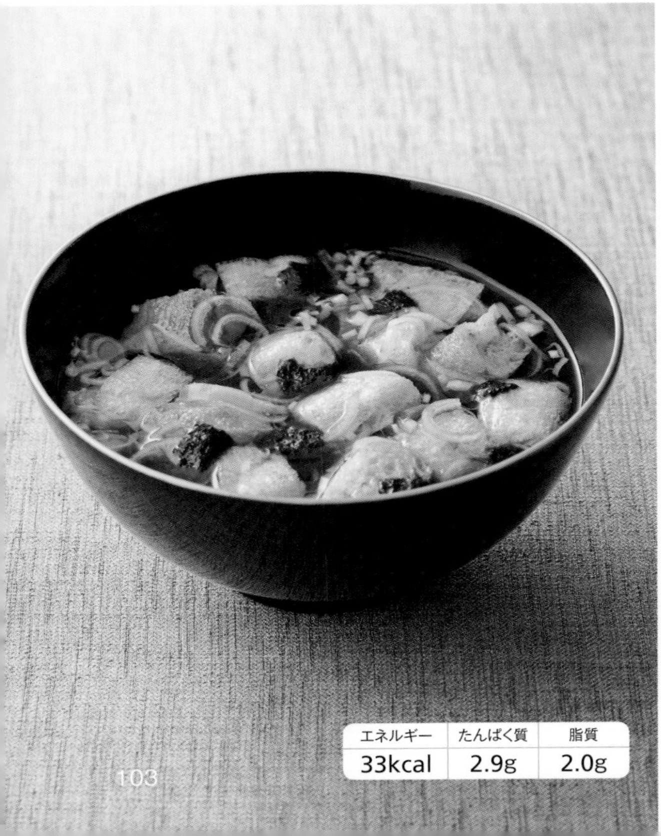

エネルギー	たんぱく質	脂質
33kcal	2.9g	2.0g

冷や汁

かんたん　10分（冷蔵庫で冷やす時間は含まず）

［材料（2人分）］

きゅうり	½本
あじの干物	1尾分
みそ	小さじ2
だし汁	300mℓ
絹豆腐	½丁
白すりごま	大さじ1

［作り方］

準備

1 **きゅうり**は小口切りにして塩（分量外）でもんでおく。**あじ**は焼いて身をほぐしておく。

2 アルミホイルにみそを薄くぬり、オーブントースターで2～3分こんがり焼く。

煮る

3 だし汁と**2**を混ぜ合わせ、水気をきった**1**の**きゅうり**と**あじ**、手でちぎりながら**豆腐**を加え、白すりごまを加え冷やしてから器に盛りつける。

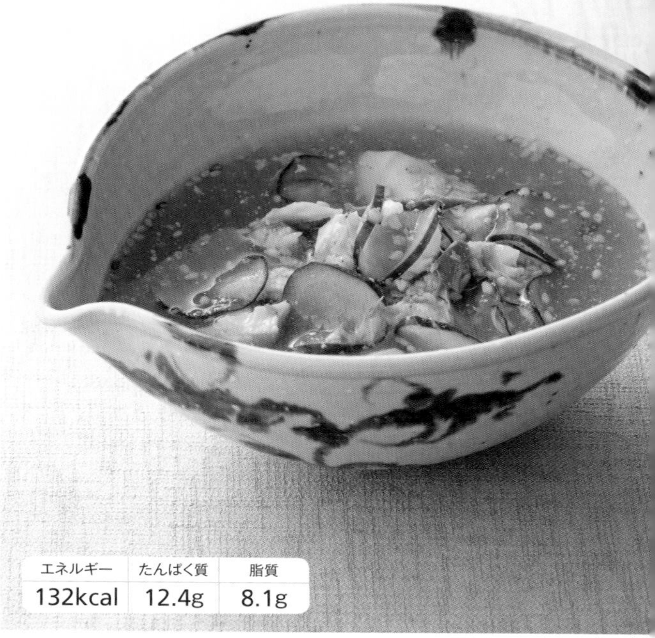

エネルギー	たんぱく質	脂質
132kcal	12.4g	8.1g

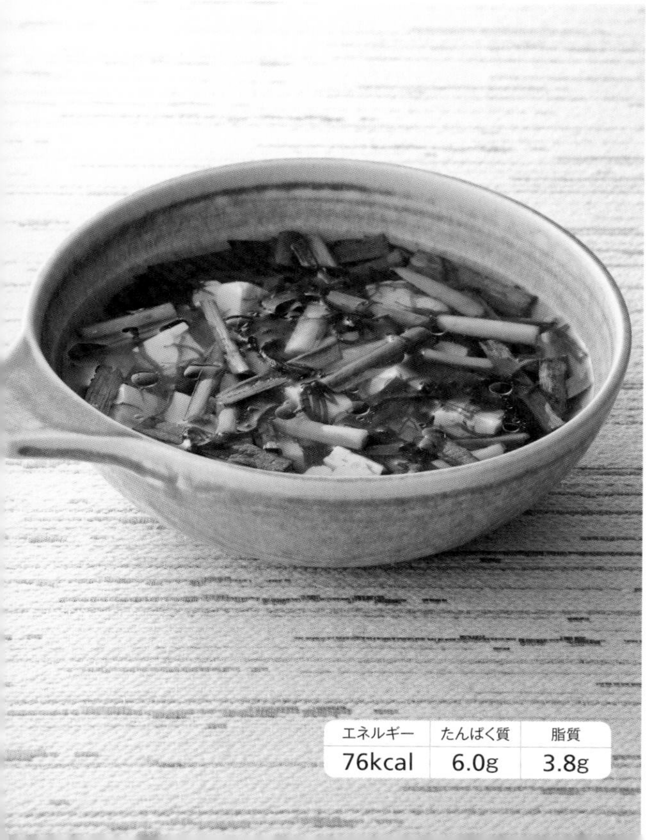

エネルギー	たんぱく質	脂質
76kcal	6.0g	3.8g

もずくと豆腐の黒酢スープ

かんたん　8分

［材料（2人分）］

もずく	2パック
木綿豆腐	½丁
ニラ	30g
水	350mℓ
鶏ガラスープの素	小さじ⅓
めんつゆ	小さじ2
黒酢	大さじ2

［作り方］

準備

1 **豆腐**は1cmの角切り、**ニラ**は2～3cm長さに切る。

煮る

2 鍋に水と鶏ガラスープの素、めんつゆを加え火にかける。

3 温まったら、**もずく**と**1**を加え、再度温まったら黒酢を加え混ぜ、器に盛りつける。

高野豆腐とセロリのキムチスープ

かんたん　8分

[材料（2人分）]

高野豆腐	1枚
セロリ	⅓本
セロリの葉（せん切り）	少々
白菜キムチ	50g
水	350㎖
コンソメ	小さじ⅓
しょうゆ	小さじ1
キムチの素	小さじ2

[作り方]

準備

1 高野豆腐は水（分量外）で戻して色紙切りに、**セロリ**は筋をとり薄切りに、**キムチ**は細かく刻んでおく。

煮る・仕上げる

2 鍋に水とコンソメを入れて火にかけ、温まったら1を加える。

3 2～3分煮たら、しょうゆとキムチの素を加え混ぜ、器に盛りつけて、**セロリの葉**をのせる。

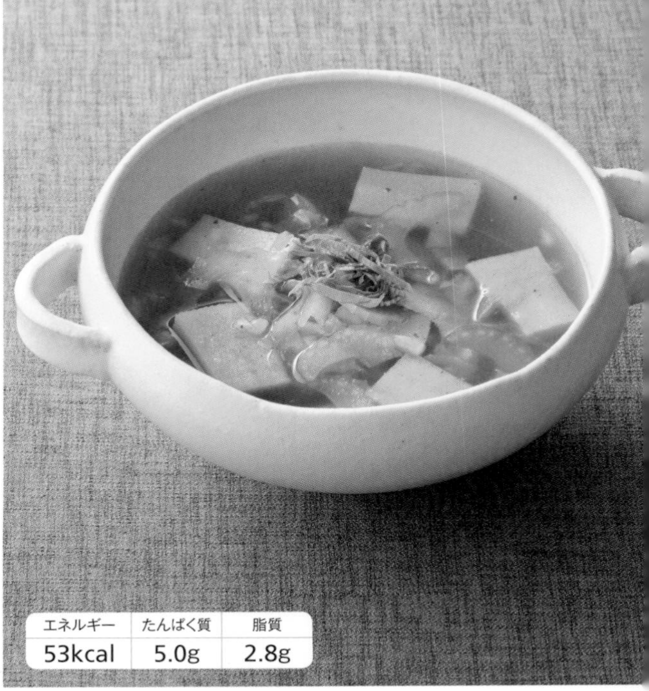

エネルギー	たんぱく質	脂質
53kcal	5.0g	2.8g

にんにくたっぷりの水菜と牛肉のスープ

20分

[材料（2人分）]

にんにく	4片	水菜	60g
ごま油	小さじ1	水	350㎖
しょうが（みじん切り）	15g分	鶏ガラスープの素	小さじ1
牛ひき肉	100g	塩・こしょう	各少々

[作り方]

準備

1 鍋に、薄皮をむいた**にんにく**と水（分量外）を入れて、10分ほどゆでて湯を捨てる。**にんにく**を包丁の腹などでつぶしておく。

煮る・仕上げる

2 鍋にごま油としょうが、1を入れて弱火にかけて、香りがしたら、**牛肉**を加え炒める。

3 **牛肉**の色が変わってきたら、**水菜**も加え炒め、水と鶏ガラスープの素も加える。沸騰したら中火にして、アクをとり除き、2～3分煮て、塩、こしょうで味をととのえ、器に盛りつける。

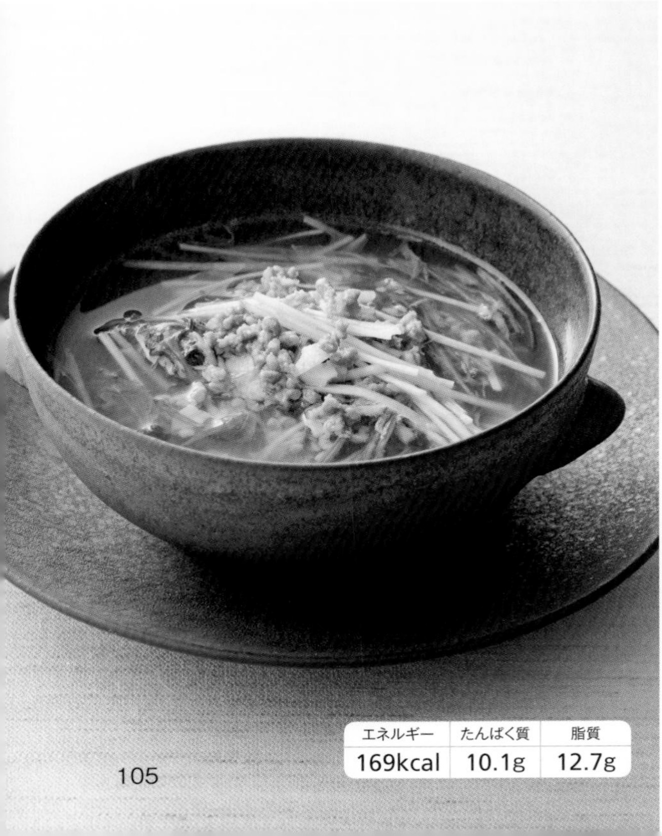

エネルギー	たんぱく質	脂質
169kcal	10.1g	12.7g

糸寒天入りかき玉スープ

かんたん　10分

[材料（2人分）]

糸寒天	8g
水	350mℓ
鶏ガラスープの素	少々
ザーサイ（せん切り）	15g分
レタス	2～3枚
しょうゆ	小さじ1
黒こしょう	少々
水溶き片栗粉	大さじ1
卵	1個

[作り方]

煮る

1 鍋に水と鶏ガラスープの素、**ザーサイ**を加え火にかける。

2 沸騰したら、**糸寒天**、ちぎった**レタス**、しょうゆ、黒こしょうを加え、再度沸騰したら、水溶き片栗粉でとろみをつける。

仕上げる

3 溶きほぐした**卵**を少しずつ加え、すぐに火を止めて器に盛りつける。

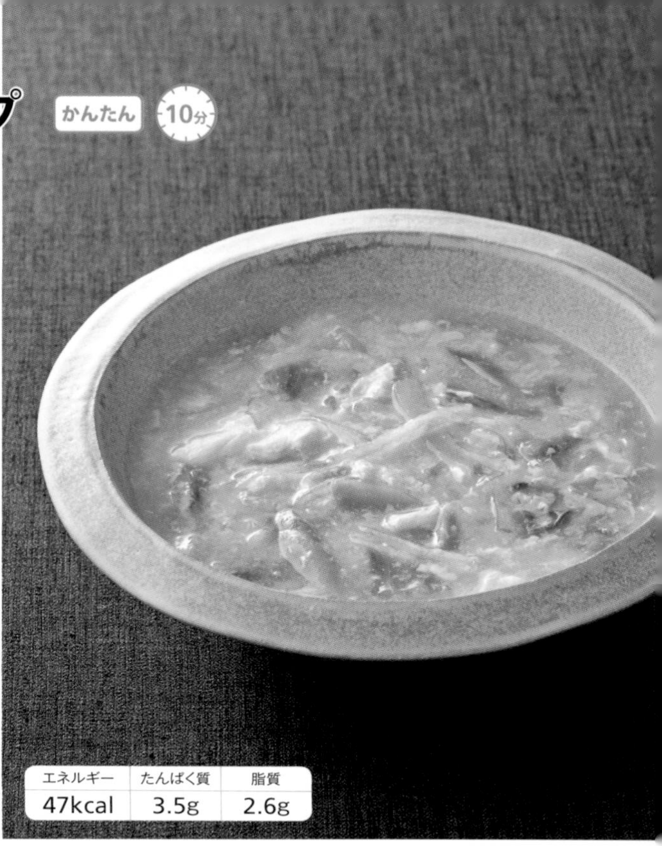

エネルギー	たんぱく質	脂質
47kcal	3.5g	2.6g

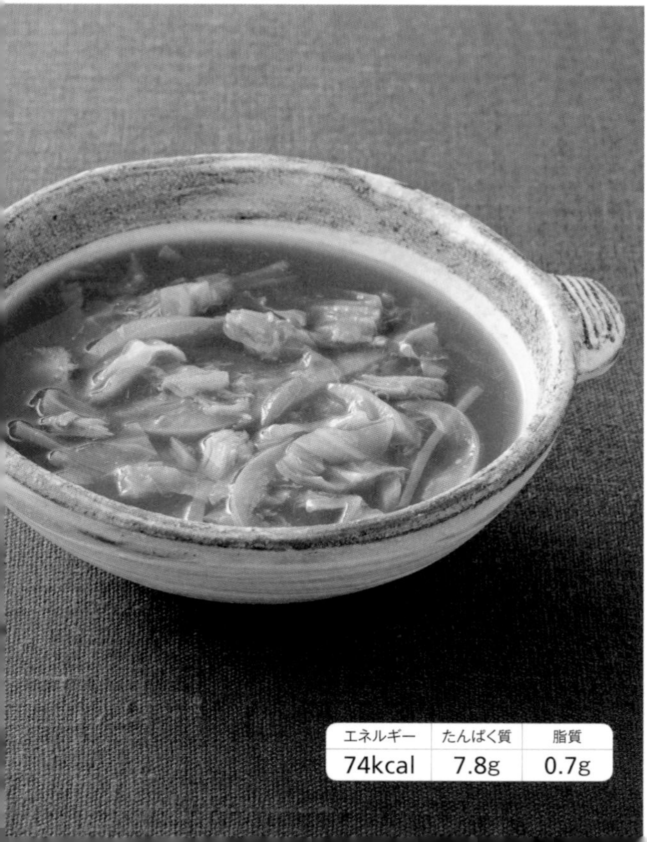

エネルギー	たんぱく質	脂質
74kcal	7.8g	0.7g

ツナとせん切り野菜の即席トマトスープ

かんたん　10分

[材料（2人分）]

ツナ水煮缶	1缶
キャベツ（せん切り）	2枚分
にんじん（せん切り）	40g分
黄パプリカ（せん切り）	¼個分
水	150mℓ
コンソメ	小さじ1
トマトジュース	200mℓ
塩・こしょう	各少々

[作り方]

煮る・仕上げる

1 鍋に水、コンソメと**ツナ缶**（汁ごと）、野菜を加え火にかける。

2 沸騰したら、トマトジュースも加え、途中アクをとり除きながら、中火で5～6分煮る。

3 塩、こしょうで味をととのえ、器に盛りつける。

豆乳クラムチャウダー 15分

[材料（2人分）]

玉ねぎ	¼個
にんじん	40g
マッシュルーム	2個
バター	小さじ2
塩･白こしょう	各少々
小麦粉	小さじ2

あさり水煮缶	1缶
水	150㎖
コンソメ	小さじ½
豆乳	200㎖
グリーンピース（缶詰め）	20g

[作り方]

準備・炒める

1 玉ねぎ、にんじんは5mmの角切り、マッシュルームは6等分にする。

2 鍋にバターを熱し、**1**を炒める。しんなりしたら、塩、白こしょうをして、小麦粉をふり入れる。

煮る

3 粉っぽさがなくなったら、**あさり缶**を汁ごと、水、コンソメを加え中火で7～8分煮る。

4 **豆乳**、**グリーンピース**を加え温め、塩、白こしょうをして味をととのえ、器に盛りつける。

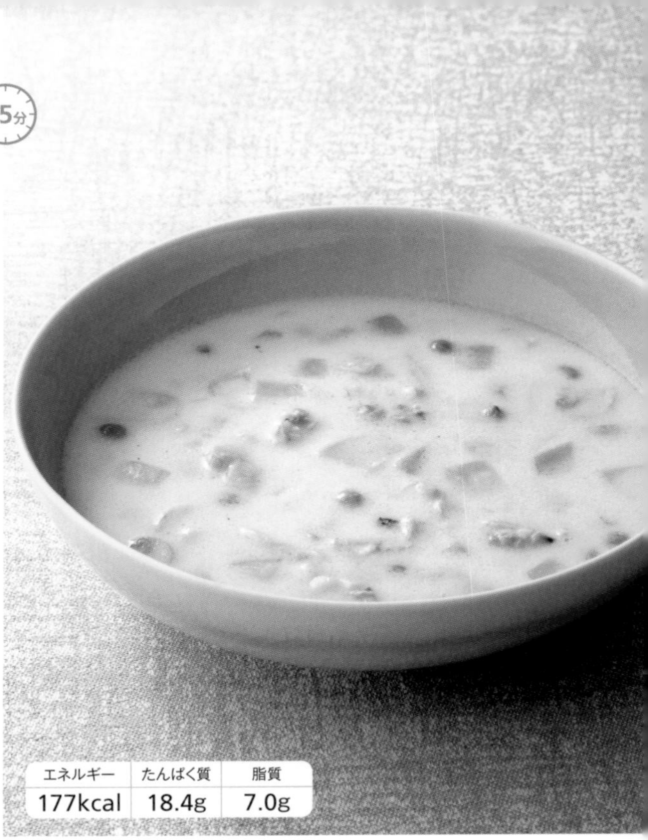

エネルギー	たんぱく質	脂質
177kcal	18.4g	7.0g

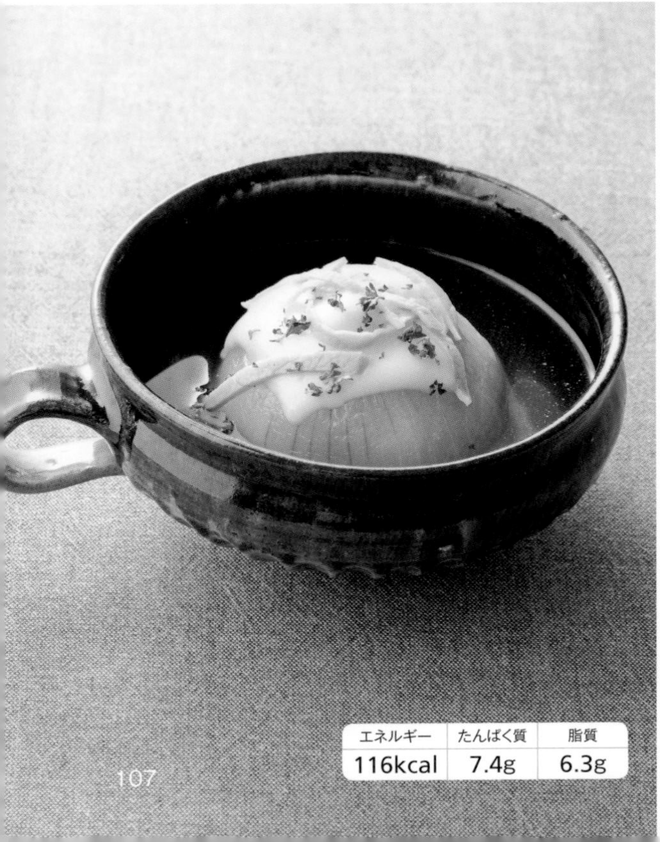

エネルギー	たんぱく質	脂質
116kcal	7.4g	6.3g

丸ごと玉ねぎのチーズのせスープ かんたん 10分

[材料（2人分）]

玉ねぎ	小2個
スライスハム（せん切り）	2枚分
スライスチーズ	2枚
水	350㎖

コンソメ	小さじ1
塩･こしょう	各少々
パセリ（みじん切り）	少々

[作り方]

準備

1 **玉ねぎ**は皮をむき数か所フォークで穴をあける。

2 耐熱皿にラップで包んだ**1**の**玉ねぎ**をのせて、電子レンジ（600W）で5分加熱する。

煮る

3 鍋に水とコンソメ、**2**、ハムを加えて火にかける。温まったら、塩、こしょうで味をととのえる。**玉ねぎ**を器に盛りつけ、上に4等分にした**チーズ**とハムをのせて、汁をかけてパセリを散らす。

column 3

ビタミン、アミノ酸をサプリで補うコツ

肝臓の回復に欠かせないビタミンやアミノ酸。しかし、仕事が忙しい、食事の世話がままならないなど、生活上の問題で食事から十分に摂取することが難しい場合は、これをピンポイントで摂取できるサプリメントが便利です。

カロリーや摂取したくない鉄分や塩分といった成分を避けられる、というメリットもありますので、肝硬変のように進行した肝障害に対しては、有効な対処法となる場合もあります。

どうしても食事内容が偏りがちになる一人暮らしや高齢者、食のすすまない人などには、選択肢のひとつといえるでしょう。普段の食事内容から、不足しているものを考えて、それを補うのが基本。口コミや宣伝などに安易に惑わされないで、自分に合ったサプリを選びたいものです。栄養補助食品ですので、頼り過ぎないようにしましょう。

必ず医師と相談して

通信販売万能の時代、よさそうなサプリや健康補助食品を見かけたら、すぐに注文してしまう人もいますが、使い過ぎは肝臓の負担を増やします。また治療に使っている薬の効き目に悪影響を与えたり、身体に合わずに、逆に肝障害を起こしてしまうこともあります。安易に頼らず、特に治療に入っている場合は必ず医師に相談し、様子を見ながら使いましょう。

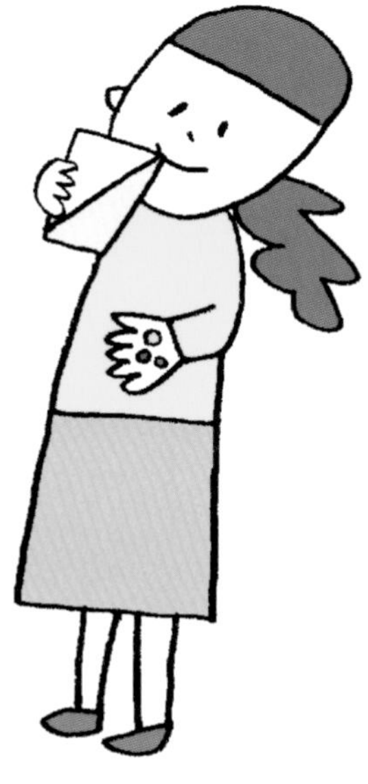

これ一品で栄養も
ボリュームも満点

麺・丼・ワンプレート

主食とおかずを一度に食べられる
ワンプレート。
具だくさんにすることで
食べごたえのある一品に。
食材、作り方のひと工夫で
低カロリーな16品です。

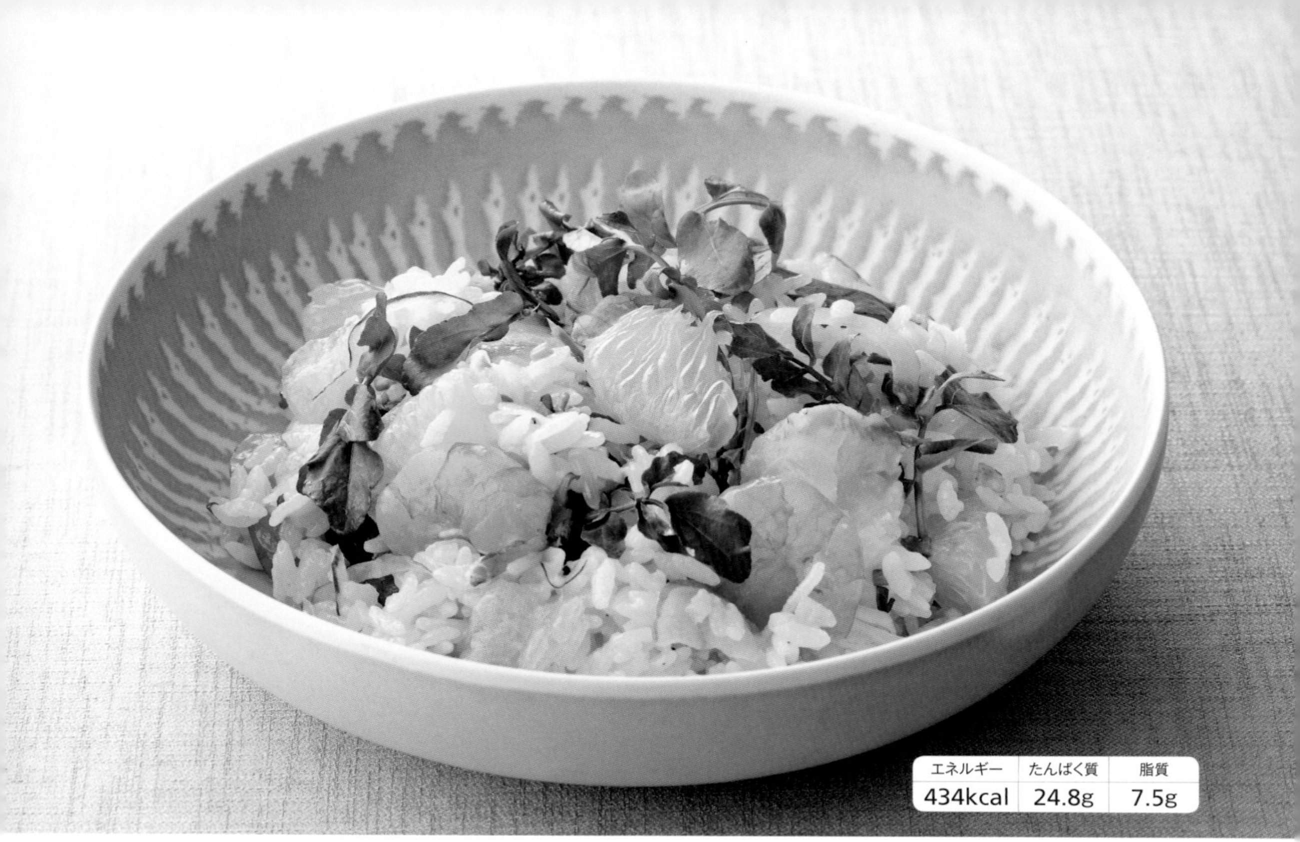

エネルギー	たんぱく質	脂質
434kcal	24.8g	7.5g

柑橘の酸味がさわやかなごちそうメニュー

魚介と甘夏の混ぜ寿司 25分

［材料（2人分）］

ごはん	300g
甘夏みかん	2個
むきえび	100g
たい（サク）	100g
赤玉ねぎ	¼個
クレソン	½束
A 甘夏みかん果汁	50mℓ
りんご酢	大さじ2
砂糖	小さじ1
オリーブ油	小さじ1
塩・こしょう	各少々

［おすすめ献立例］

＋みょうがと焼き油揚げのすまし汁

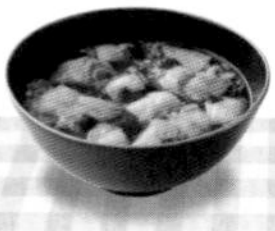

→p.103

［作り方］

準備

1 **甘夏みかん**は、1個は果肉をとり出し、もう1個は果汁をしぼる。**えび**はゆでて厚みを切る。**たい**はそぎ切り、**玉ねぎ**はせん切りにして水にさらしておく。**クレソン**は葉先をつみ、軸を細かく刻む。

混ぜる

2 ボウルに**A**をよく混ぜ合わせ、水気をよくきった1の**玉ねぎ**と**ごはん**を混ぜ合わせる。

3 味がなじんだら**えび**と残りの材料も加えて和え、器に盛りつけ、クレソンの葉をのせる。

低カロリーのコツ！

甘夏は、甘味が控えめなので料理にも使いやすいです。薄味のときに酸味は、味にメリハリをつけることができます。

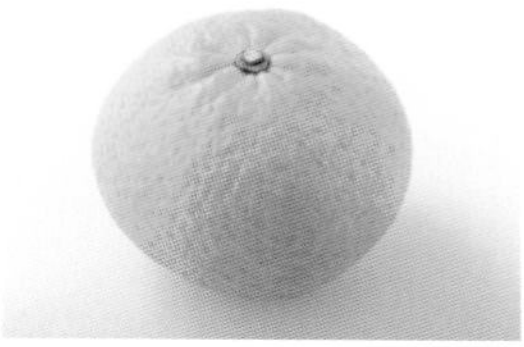

たっぷりの薬味がおいしさのポイント

漬けまぐろと薬味のせ丼

かんたん　10分（漬け込む時間は含めず）

[材料（2人分）]

ごはん	300g
まぐろ（赤身）	140g
みょうが	2個
三つ葉	20g
A 酒	大さじ1
みりん	大さじ1
B しょうゆ	大さじ1
おろししょうが	大さじ1
白髪ねぎ	少々

[作り方]

準備・漬ける

1 **まぐろ**はそぎ切りにする。**みょうが**は薄切りにする。**三つ葉**は3cm長さにする。

2 耐熱ボウルにAを入れて、電子レンジ（600W）で40秒加熱し、あら熱がとれたら、Bといっしょにバットに入れる。

3 2のバットに1の**まぐろ**を加え、途中反対に返しながら、20分ほど漬け込む（写真）。

仕上げる

4 器に**ごはん**を盛りつけ、1の**みょうが**と**三つ葉**を合わせたものをしき、3を盛り合わせ、上に**白髪ねぎ**と**三つ葉の葉**をのせる。

[おすすめ献立例]

＋レンジなすの紅しょうが和え

→p.130

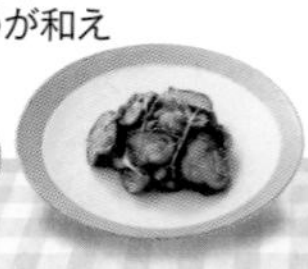

＋納豆のみぞれ汁

→p.102

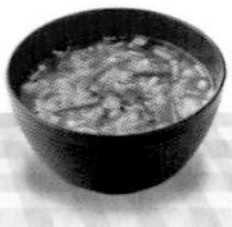

低カロリー のコツ!

味をしみこませることで、うま味がアップします。また、薬味を多く使うことで、香りよく食べることができます。

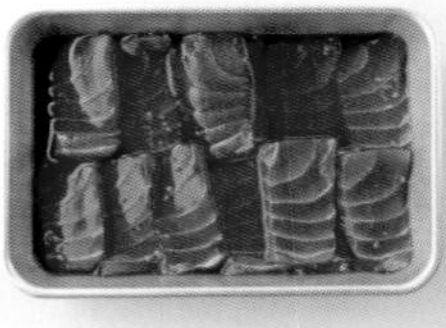

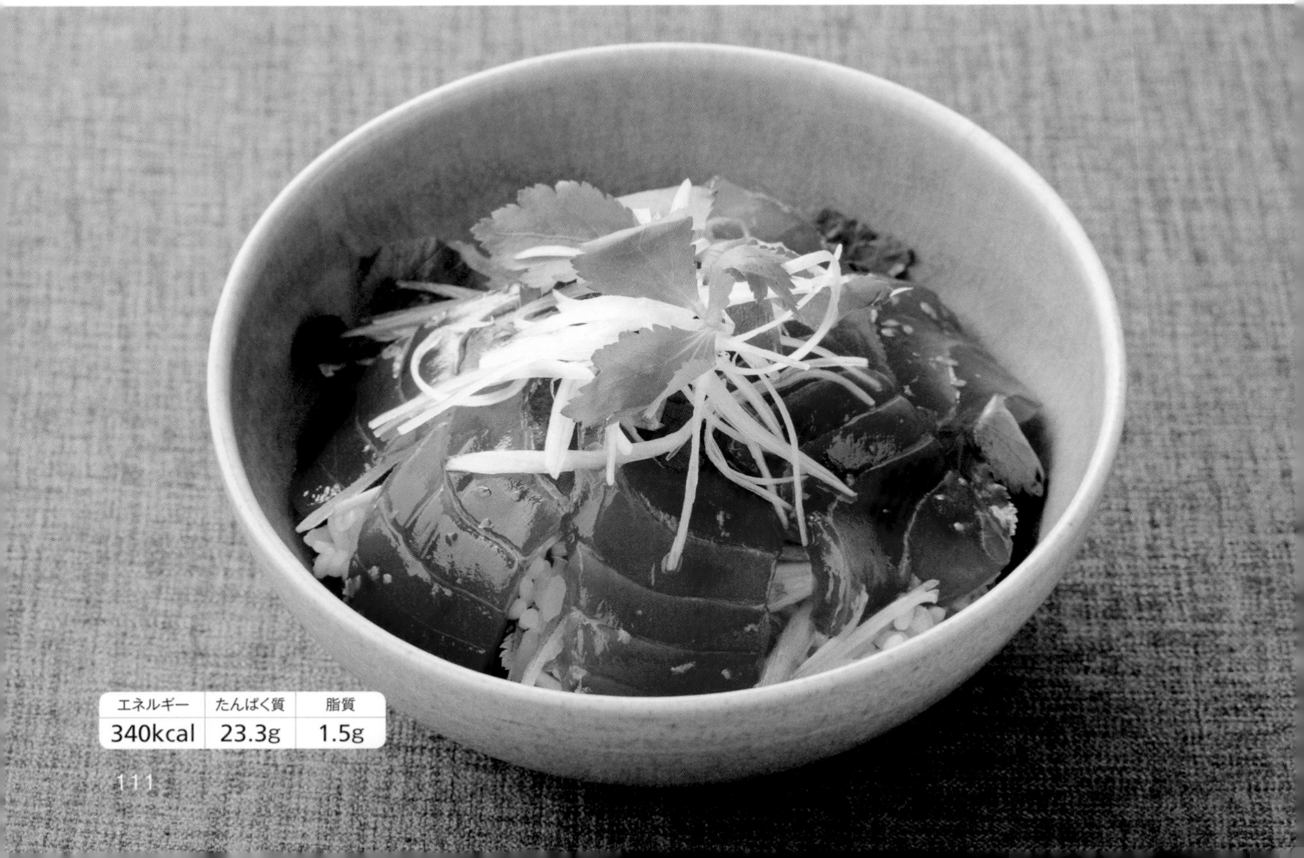

エネルギー	たんぱく質	脂質
340kcal	23.3g	1.5g

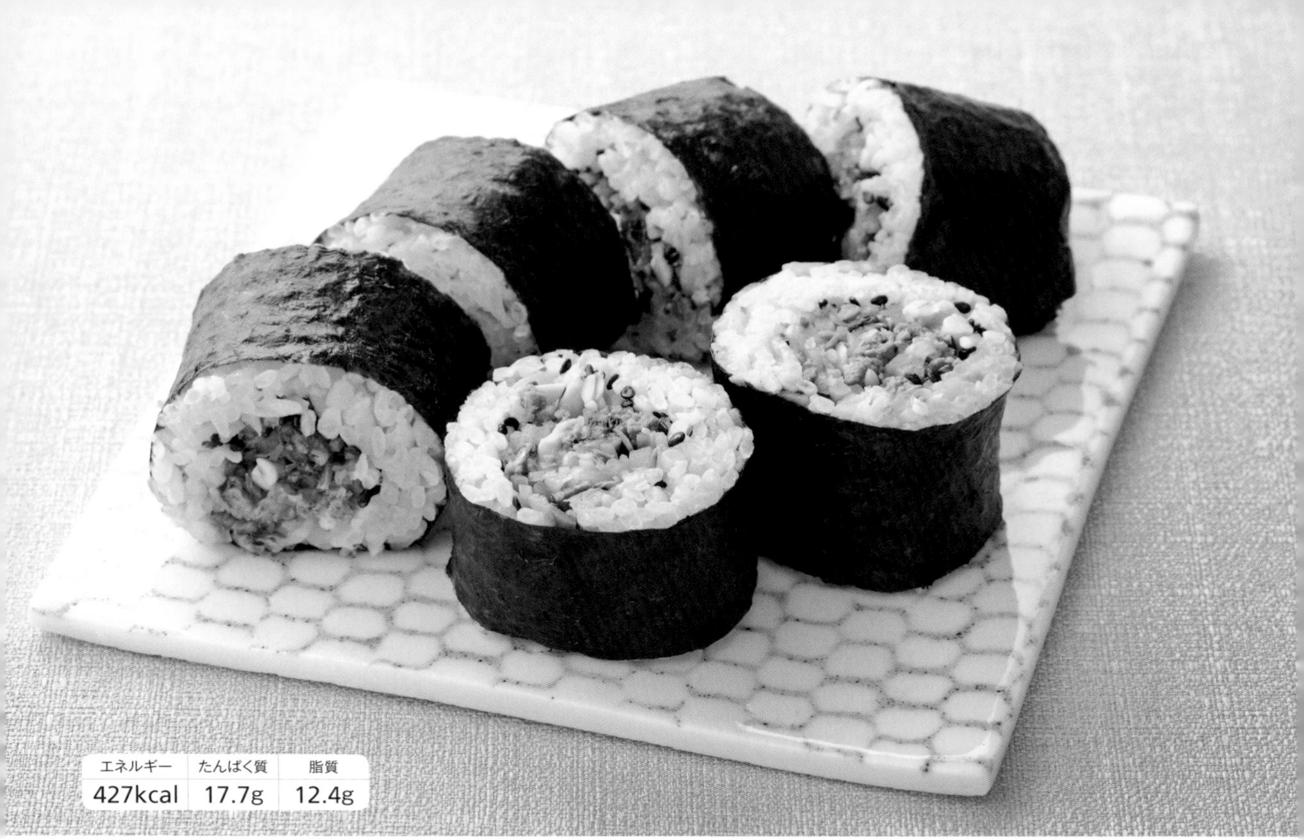

エネルギー	たんぱく質	脂質
427kcal	17.7g	12.4g

ナムルと牛肉で食べごたえのある一品

野菜ナムルと牛肉の韓国風太巻き

25分

[材料（2人分）]

ごはん	300g
牛薄切り肉	80g
酒	小さじ2
豆苗	80g
大豆もやし	80g
A ごま油	小さじ1
塩	少々
ごま油	小さじ1
にんじん（せん切り）	40g分
B おろしにんにく	小さじ2
おろししょうが	小さじ2
酒	大さじ1
ぽん酢しょうゆ	大さじ1
のり	2枚
黒ごま	小さじ2
サンチュ	4枚

[おすすめ献立例]

＋高野豆腐とセロリのキムチスープ （→p.105）

[作り方]

準備

1 **牛肉**は細切りにして酒を合わせておく。**豆苗**は4cm長さに切る。**もやし**はひげ根をとりのぞく。

2 **ごはん**に**A**を混ぜ合わせ、あら熱をとっておく。

炒める

3 フライパンにごま油を熱し、**1**の**牛肉**を炒め、色が変わったらサンチュ以外の野菜を加え炒める。全体がしんなりしたら、**B**を加え、水分をとばし、冷ましておく。

巻く・仕上げる

4 巻きすに**のり**を置き、奥2cmほどを残し、**2**を広げ、黒ごまをふる。**サンチュ**をしき、**3**をのせる。

5 手前から巻き込んでいき、**のり**のつなぎ目を下にして、しばらく巻きすのまま、おいてなじませておく。適当な大きさに切り分け、器に盛りつける。

低カロリー のコツ！

ごはんは2人分でわずか300gと少なめですが、野菜のナムルが多く入っているので、とてもボリュームがあります。

さいの目の大根がボリュームアップの秘密

塩もみ大根と豚肉のチャーハン

15分

[材料(2人分)]

ごはん	300g
豚ひき肉	100g
酒	大さじ1
桜えび	10g
大根	200g
高菜漬け	30g
卵	1個
大根の葉(小口切り)	50g分
塩	少々
ごま油	小さじ2
しょうが(みじん切り)	15g分
長ねぎ(みじん切り)	20g分
しょうゆ	小さじ2

[作り方]

準備

1 **豚肉**は酒と合わせておく。**桜えび**はあらく刻み、**大根**は5mmの角切り、**高菜**は細かく刻んでおく。**ごはん**と**卵**を加え和えておく。

2 ボウルに1の**大根**と**大根の葉**と塩を加えてしんなりするまでよくもみこむ。

炒める・仕上げる

3 フライパンにごま油、しょうが、1の**桜えび**を加え、火にかける。

4 香りがしてきたら、1の**豚肉**と**長ねぎ**も加え炒める。**豚肉**の色が変わってきたら、水気をしっかりときった2、**高菜**も加え炒め合わせる。

5 仕上げにしょうゆを加え混ぜ合わせ、器に盛りつける。

[おすすめ献立例]

＋もずくと豆腐の黒酢スープ →p.104

低カロリー のコツ!

細かく切った大根で、ごはんのかさ増しをしています。見た目にはわかりにくいのですが食べると大根の食感があります。

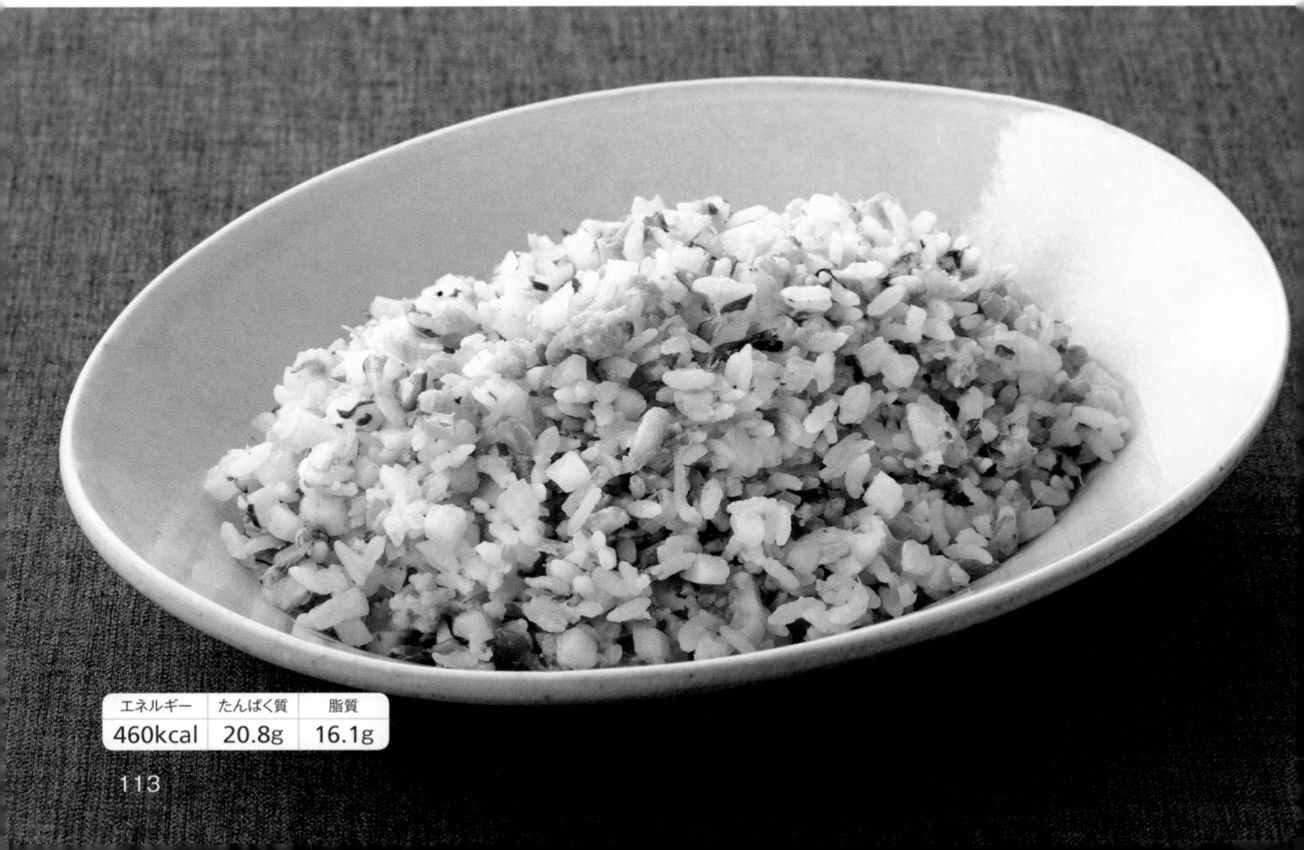

エネルギー	たんぱく質	脂質
460kcal	20.8g	16.1g

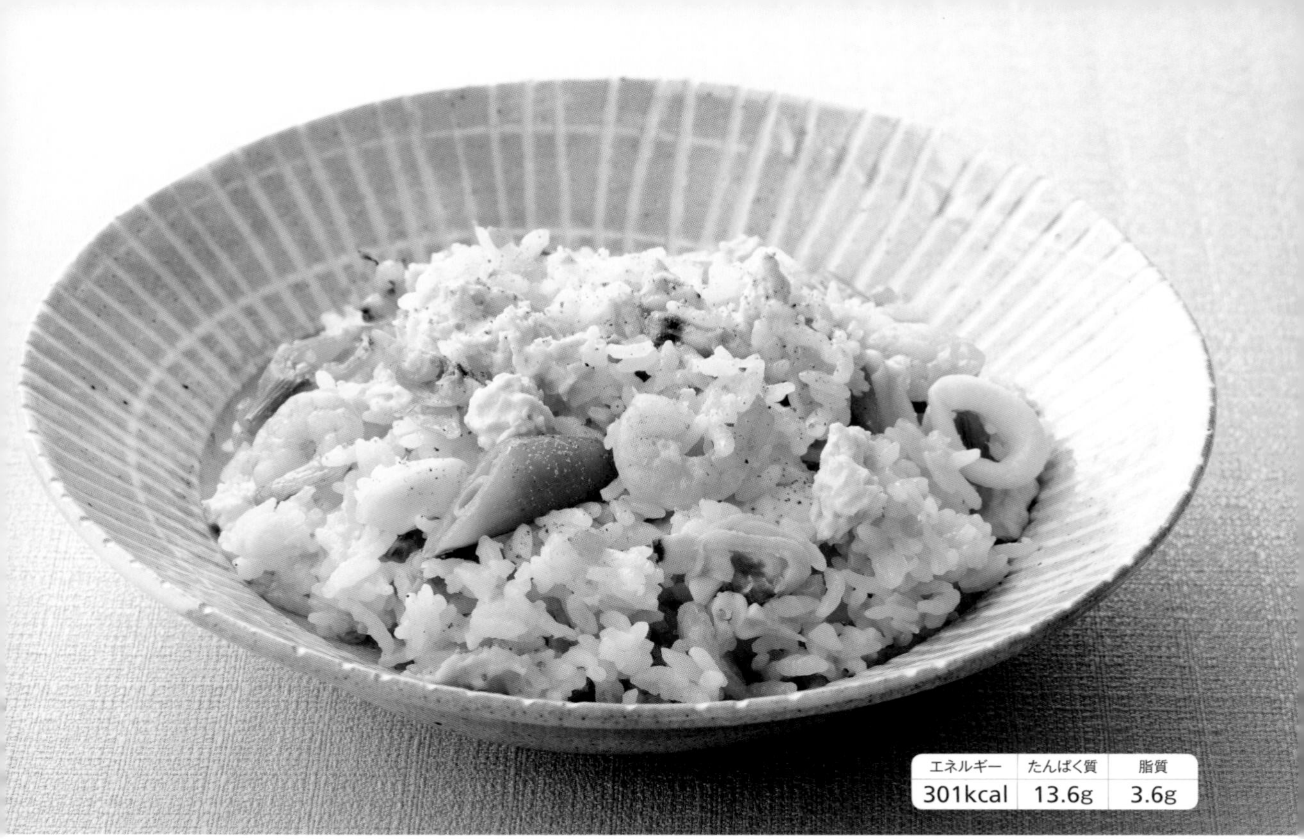

エネルギー	たんぱく質	脂質
301kcal	13.6g	3.6g

材料を入れて、炊飯器で炊くだけ

豆腐入り洋風炊き込みごはん

かんたん　15分（炊く時間は含まず）

[材料（5人分）]

米	2合
玉ねぎ	¼個
にんじん	80g
スナップえんどう	8本
A 塩	小さじ⅓
コンソメ	大さじ1
バター	小さじ1
水	260㎖
絹豆腐	1丁
シーフードミックス	200g
黒こしょう	少々

[作り方]

準備・炊く

1 玉ねぎ、にんじんは5mmの角切り、**スナップえんどう**は筋をとり、ゆでてひと口大に切る。

2 炊飯器に研いだ**米**を入れ、水を加え、**A**も加え混ぜる。

3 **スナップえんどう**以外の具材を加え全体を混ぜ、くずした**豆腐**も加え通常通り炊く（写真）。

仕上げる

4 炊けたら**スナップえんどう**と黒こしょうを混ぜ合わせ、器に盛りつける。

[おすすめ献立例]

＋わかめとセロリのガーリックソテー →p.99

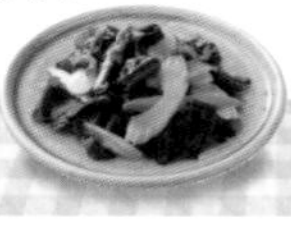

＋焼きトマトしそぽん酢かけ →p.128

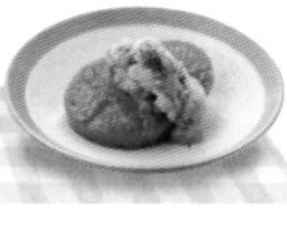

低カロリーのコツ!

豆腐で、かさ増しをしています。また低カロリーなシーフードをメイン具材としているので、さらにカロリーオフ。

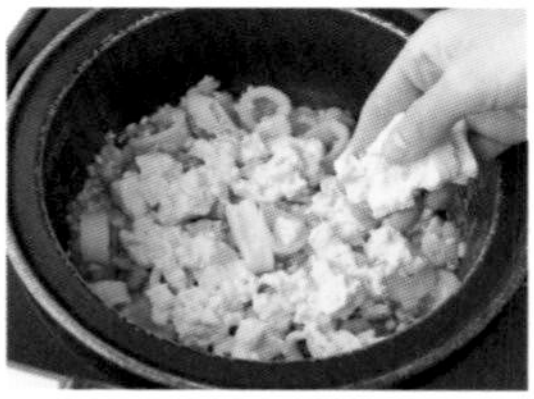

トマトのうま味が凝縮されたドライカレー

トマト味のドライカレー

25分

[材料（2人分）]

ごはん	300g
ほうれん草	120g
トマト	2個
サラダ油	大さじ½
にんにく（みじん切り）	1片分
豚ひき肉	90g
玉ねぎ（みじん切り）	¼個分
A 小麦粉	大さじ2
カレー粉	大さじ2
チリパウダー	小さじ1
塩	小さじ⅓
トマトケチャップ	大さじ1

[作り方]

準備

1 **ほうれん草**はゆでて細かく刻み、よく水気をきっておく。**トマト**も細かく刻む。

煮る・仕上げる

2 フライパンにサラダ油とにんにくを入れ弱火にかけ、香りが出てきたら**豚ひき肉**と**玉ねぎ**を加え炒める。**豚ひき肉**の色が変わってきたら、**A**をふり入れる。そして塩も加える。

3 粉っぽさがなくなったら、1の**トマト**を加え煮込む。途中アクをとり除き、中火で10～12分ほど煮込み、トマトケチャップを加え混ぜる。さらに1の**ほうれん草**を加え混ぜ、2～3分煮る。

4 器にごはんを盛りつけ、3をかける。

[おすすめ献立例]

＋もやしのラー油和え

→p.131

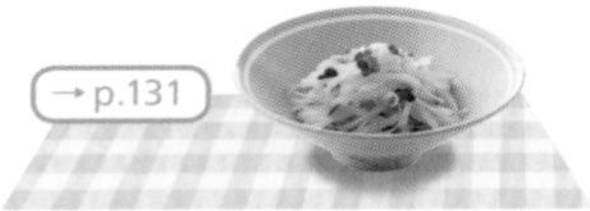

低カロリーのコツ!

グルタミン酸、アスパラギン酸は、うま味成分。日本のだしのように西洋ではトマトでうま味を出します。

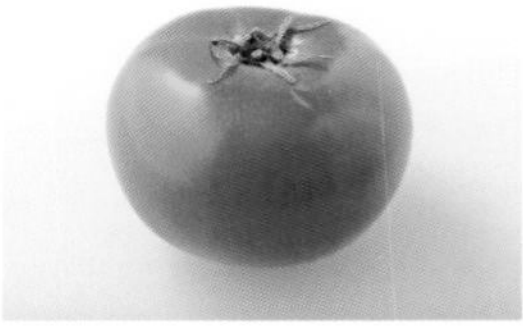

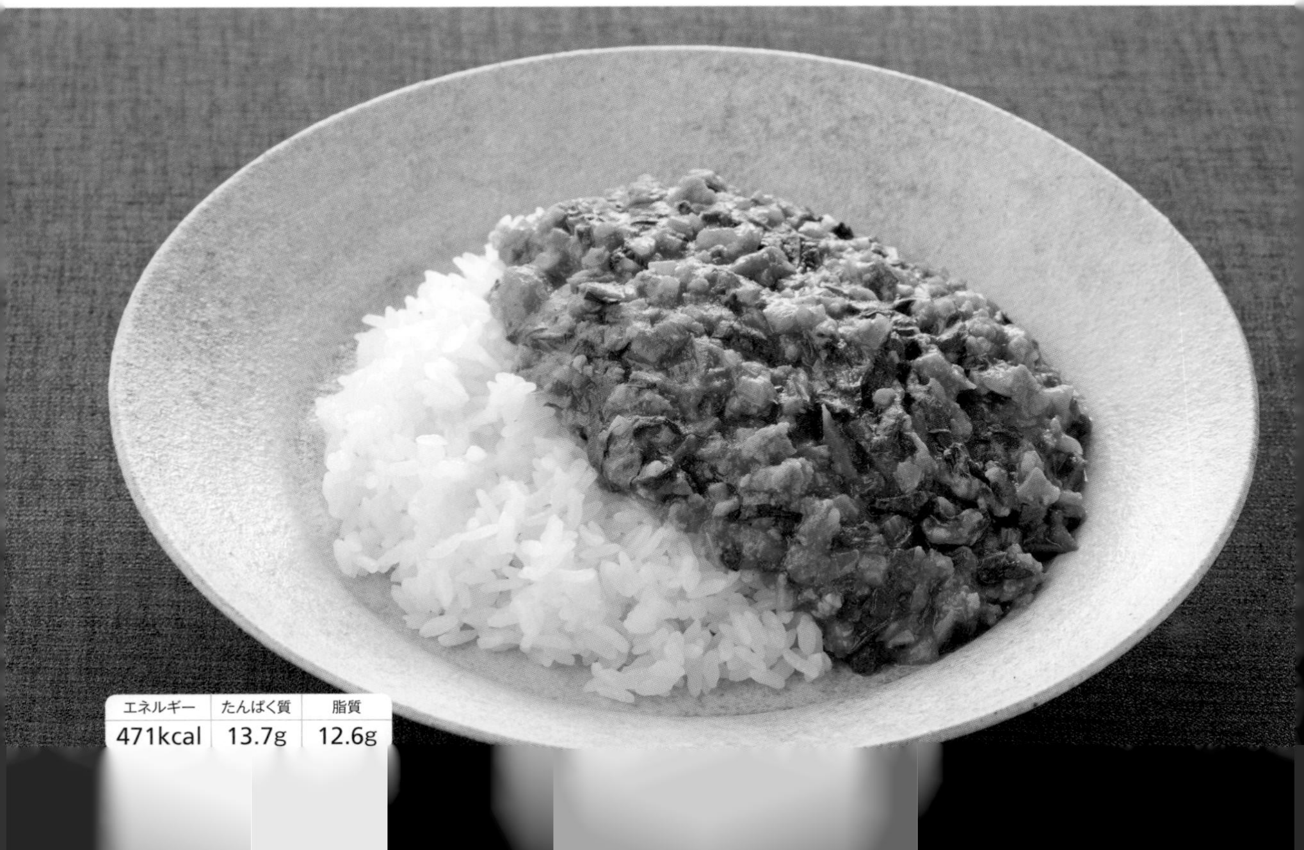

エネルギー	たんぱく質	脂質
471kcal	13.7g	12.6g

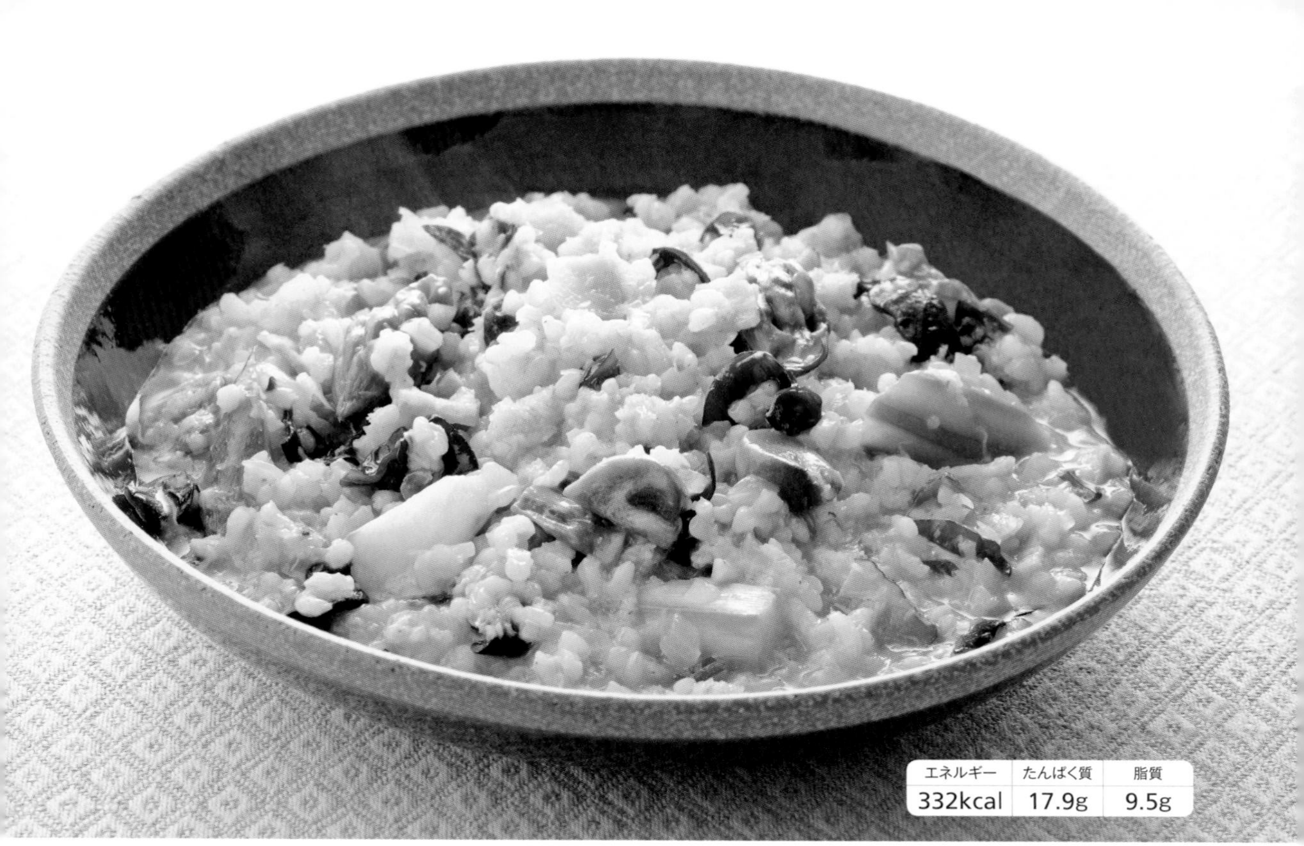

エネルギー	たんぱく質	脂質
332kcal	17.9g	9.5g

きのこ類とベーコンがうま味をアップ

きくらげとかに缶の玄米リゾット

20分

[材料（2人分）]

玄米ごはん	240g
ベーコン	2枚
きくらげ	5g
マッシュルーム	4個
オリーブ油	小さじ2
玉ねぎ（あらみじん切り）	¼個分
かに缶	大1缶（100g）
A コンソメ	小さじ1
塩	少々
水	350mℓ
アスパラガス	2本
粉チーズ	大さじ1
塩・黒こしょう	各少々

[作り方]

準備

1 **ベーコン**は1cm幅に切る。**きくらげ**は水で戻し硬い部分を切りおとす。**マッシュルーム**は6等分にする。**アスパラガス**は筋をとり乱切りにする。

炒める

2 フライパンにオリーブ油を熱し、1の**ベーコン**と**玉ねぎ**を炒める。油がなじんできたら、1の**きのこ類**を加え炒める。

煮る・仕上げる

3 Aを加え沸騰したところに、**玄米ごはん**と**かに缶**を加え、7～8分ほど、途中混ぜながら煮る。

4 1の**アスパラガス**を加えさらに2～3分煮て、仕上げに粉チーズと塩、黒こしょうを加え、味をととのえ、器に盛りつける。

[おすすめ献立例]

＋ミニトマトのパセリ炒め

→p.91

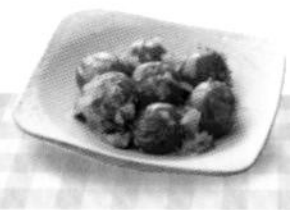

＋オクラのカレーピクルス

→p.87

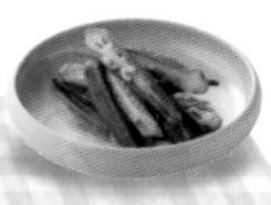

低カロリーのコツ！

玄米は、白米よりも、ビタミン・ミネラル・食物繊維を豊富に含んでいます。さらにカロリーも低め。栄養満点な食材です。

ごはんを入れることで、もちもち感と満足のいく食べごたえ

ごはん入りお好み焼き

20分

[材料（2人分）]

ごはん	300g
キャベツ	2枚
桜えび	10g
長ねぎ	½本
生しいたけ	2枚
紅しょうが	40g
山いも	100g
卵	2個
だし汁	大さじ2
塩	少々
ごま油	小さじ2
ソース･かつおぶし･青のり	各少々

[おすすめ献立例]

＋ごぼうチップスのせ
海藻サラダ

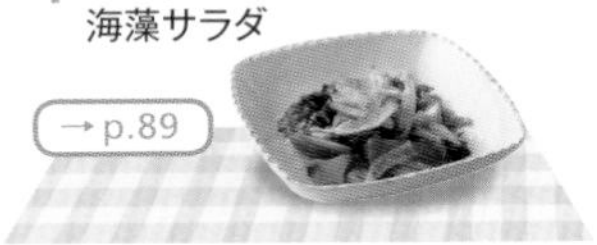

→p.89

[作り方]

準備

1 **キャベツ**、**桜えび**はあらく刻む。**長ねぎ**は小口切り、**しいたけ**は5mmの角切り、**紅しょうが**は細かく刻む。**山いも**はすりおろしておく。

2 ボウルにすべての材料を加えよく混ぜる（写真）。

焼く・仕上げる

3 フライパンにごま油（半量）を熱し、2の半量を加え平たく広げ、弱火でじっくり焼く。

4 底面が焼けてきたら、反対に返し、3 ～ 4分焼く（2枚作る）。

5 適当な大きさに切り分け、器に盛りつけ、ソースと青のり、かつおぶしを散らす。

低カロリー のコツ!

粉を減らして、ごはんを入れることでかさ増しをしています。もちもちとした食感で食べごたえがアップ。

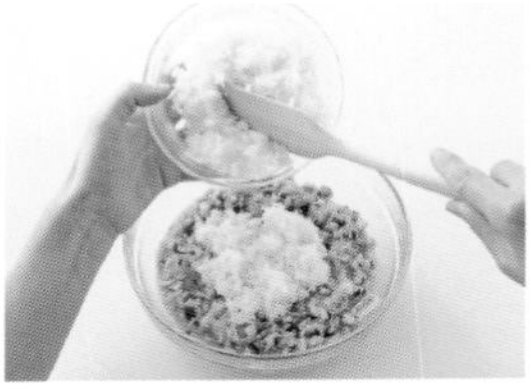

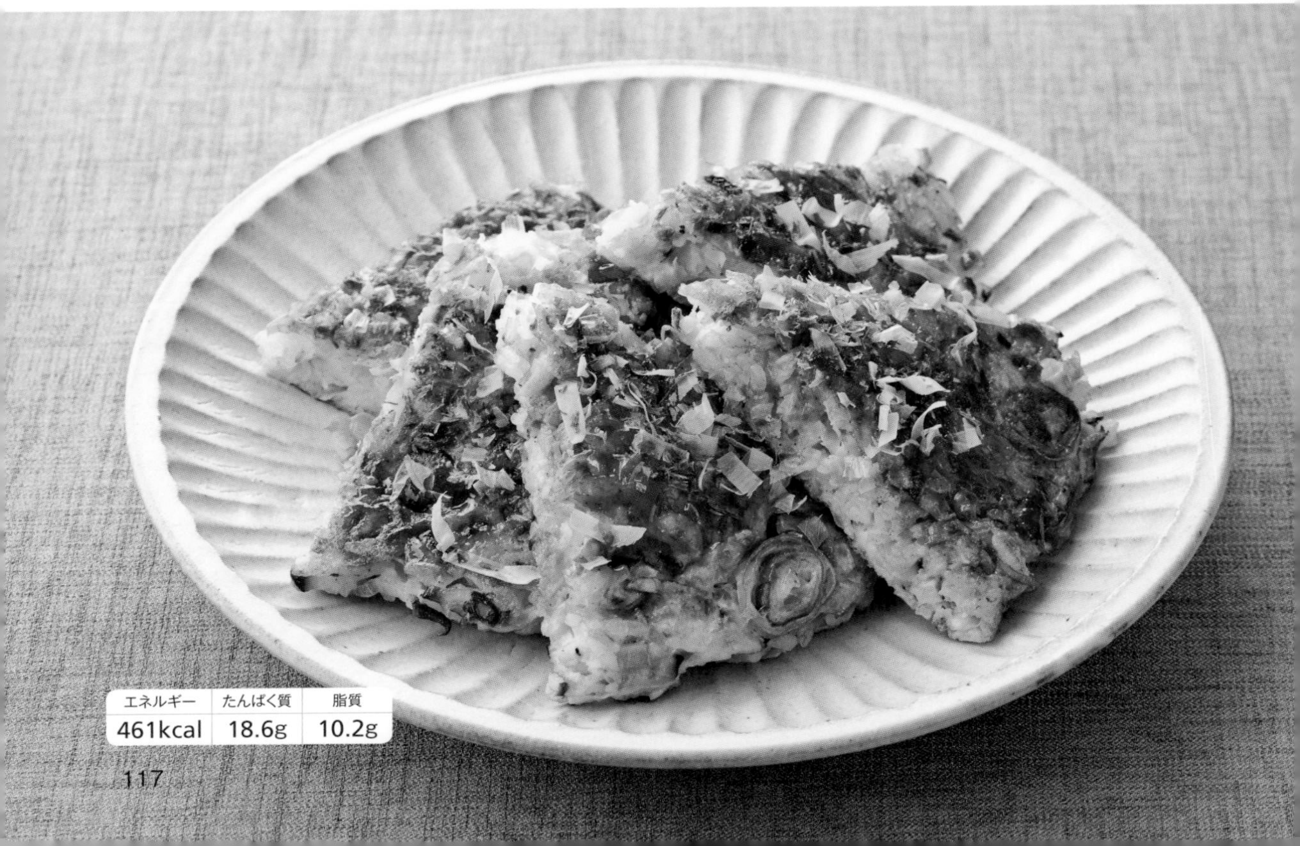

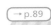

エネルギー	たんぱく質	脂質
461kcal	18.6g	10.2g

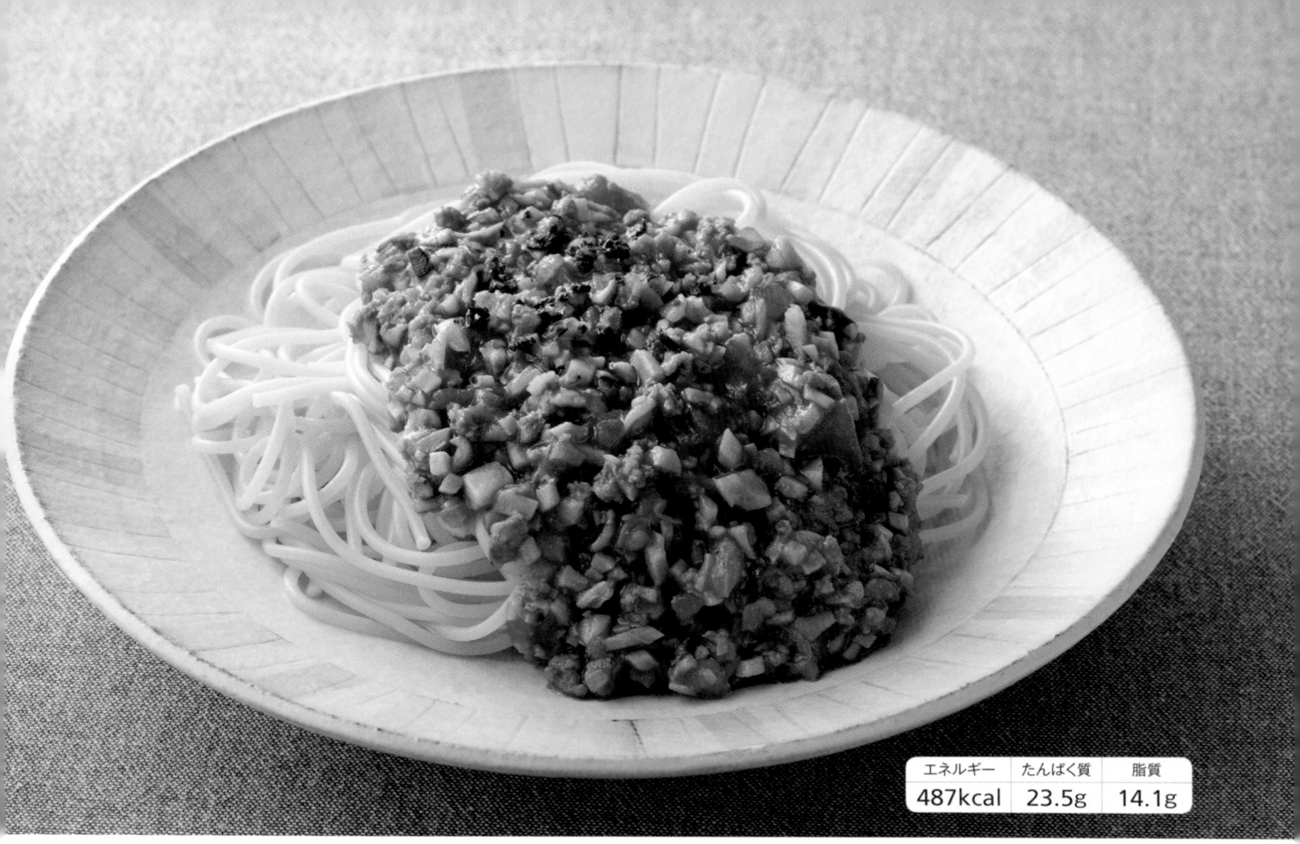

エネルギー	たんぱく質	脂質
487kcal	23.5g	14.1g

いろいろなきのこをたっぷりと使うことでカロリーオフ

きのこのミートソーススパゲッティ

20分

[材料（2人分）]

スパゲッティ	160g
エリンギ	2本
まいたけ	1パック
バター	小さじ2
にんにく（みじん切り）	1片分
玉ねぎ（みじん切り）	¼個分
豚ひき肉	100g
生しいたけ（あらみじん切り）	2枚分
小麦粉	大さじ1
A コンソメ	小さじ1
赤ワイン	50mℓ
水	50mℓ
トマト水煮缶	150g
塩・こしょう	各少々
パセリ（みじん切り）	少々

[おすすめ献立例]

＋ごぼうチップスのせ海藻サラダ →p.89

[作り方]

準備・炒める

1 **エリンギ**、**まいたけ**はあらく刻む。

2 フライパンに**バター**と**にんにく**を入れて弱火にかける。香りがしてきたら、中火にして**玉ねぎ**と**豚ひき肉**を加え炒める。

3 色が変わってきたら、**きのこ類**も加え炒め、しんなりしてきたら**小麦粉**をふり入れる。粉っぽさがなくなってきたら、**A**と**トマト水煮缶**を加える。

煮る・仕上げる

4 途中アクをとり除きながら7～8分煮込み、**塩**、**こしょう**で味をととのえる（ソースのみ作りおき可）。

5 器に、表示どおりにゆでた**スパゲッティ**を盛りつけ、**4**をかけて**パセリ**をふる。

低カロリーのコツ！

ひき肉の分量を減らして、低カロリーなきのこを増やしました。ひき肉だけのミートソースよりも大幅にカロリーダウン。

トマトとサーモンの栄養たっぷりのごちそうパスタ

トマトとサーモンの冷製パスタ

かんたん　10分

[材料（2人分）]

カッペリーニ	100g
フルーツトマト	4個
玉ねぎ	⅙個
スナップえんどう	6本
A コンソメ	小さじ1
オリーブ油	小さじ2
水	1カップ
チリペッパー	小さじ½
塩·こしょう	各少々
スモークサーモン	8枚
白こしょう	少々

[おすすめ献立例]

＋ブロッコリーと
ゆで卵のサラダ

→p.97

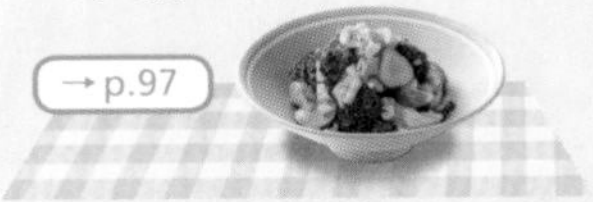

[作り方]

準備

1 トマトは湯むきしてくし切り、玉ねぎは薄切りにして塩（分量外）でもんでおく。スナップえんどうは筋をとりゆでて斜め切りにする。

2 鍋にAを入れ、一度沸騰させてボウルに移し冷ます。

仕上げる

3 カッペリーニ以外のすべての具材を2に加え氷水にあて冷やす（写真）。

4 3に表示どおりにゆで水にさらしたカッペリーニを加え混ぜ合わせ、器に盛りつけ、白こしょうをふる。

低カロリーのコツ！

ソースを冷たくした状態で、パスタと具材をからめると、なじみやすくなります。白こしょうで味にアクセントをつけます。

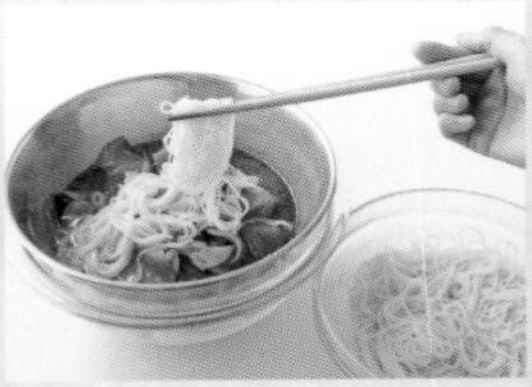

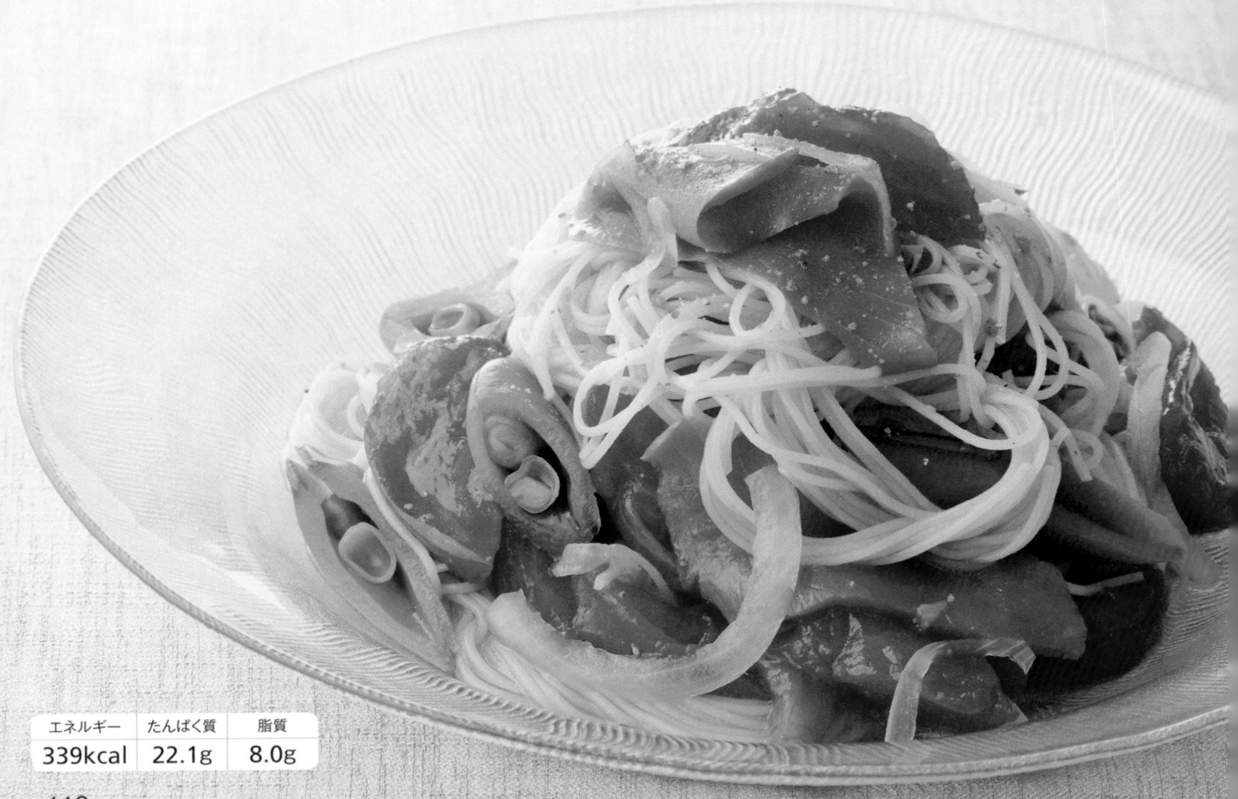

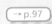

エネルギー	たんぱく質	脂質
339kcal	22.1g	8.0g

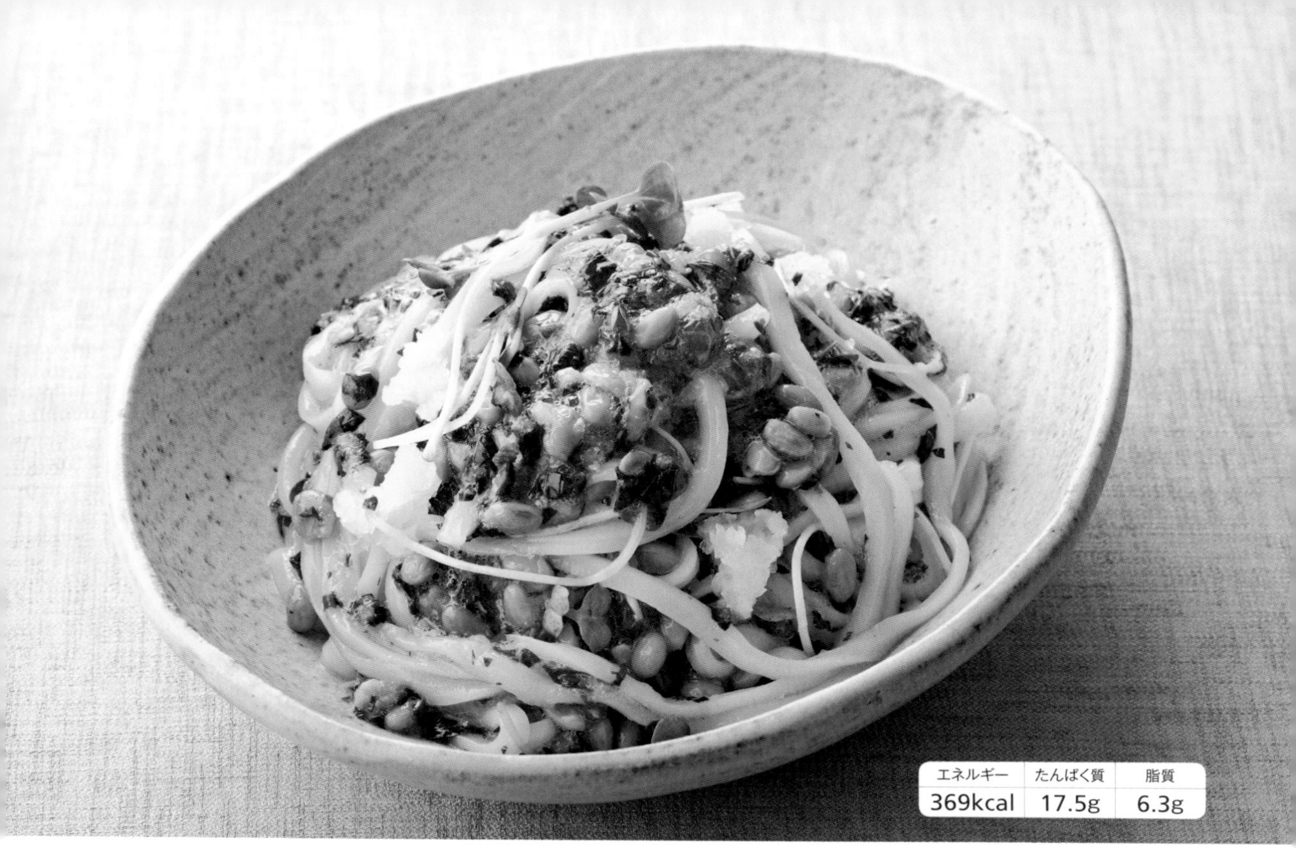

エネルギー	たんぱく質	脂質
369kcal	17.5g	6.3g

ネバネバには栄養がたっぷり!

納豆とモロヘイヤの和えうどん

かんたん　8分

[材料(2人分)]

うどん(冷凍)	2玉
納豆	2パック
モロヘイヤ	1束分
かいわれ大根	¼パック
大根おろし	200g
A だし汁	150mℓ
めんつゆ	大さじ2

[作り方]

準備

1 モロヘイヤは葉先をつみとりゆでて細かく刻む。**かいわれ大根**は根の部分を切りおとす。**大根おろし**は水気をきっておく。

和える

2 ボウルに**うどん**以外のすべての具材と**A**をよく混ぜ合わせておく。

3 ゆでて、水気をきった**うどん**を加え和えて、器に盛りつける。

[おすすめ献立例]

＋七味だれ添え焼きなす

→p.94

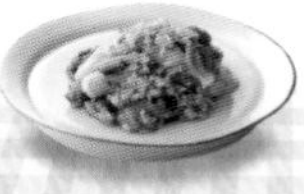

低カロリーのコツ!

モロヘイヤのねばねばのもととなるムチンは、コレステロールや血糖値の上昇を抑える効果もあります。

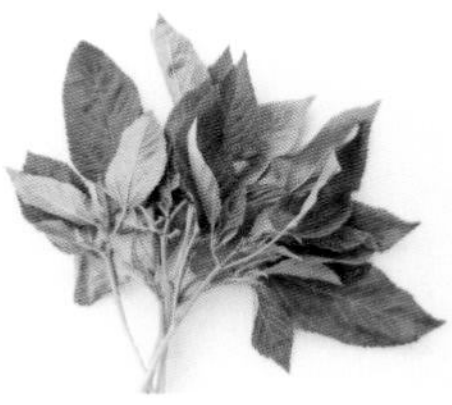

野菜がたっぷりアジアンテイストなにゅうめん

ゆで鶏のフォー風

20分

[材料（2人分）]

そうめん	3束
鶏むね肉	140g
大豆もやし	150g
香菜	15g
水	3カップ
しょうが	適量
長ねぎの青い部分	適量
赤・黄パプリカ（せん切り）	各¼個分
A 酒	大さじ1
ナンプラー	大さじ1
鶏ガラスープの素	小さじ½
塩・こしょう	各少々

[作り方]

準備

1 **大豆もやし**はひげ根をとる。**香菜**は4cm長さに切る。

2 鍋に水と**しょうが**、**長ねぎ**を加え、**鶏肉**を入れて中火で7分ゆでて火をとめて、そのままあら熱をとる。

3 **鶏肉**をとり出し、あらくさいておく。煮汁はこして、鍋に戻し、**各パプリカ**、1の**大豆もやし**とAを加えて、火にかける。

仕上げる

4 沸騰してきたら、表示時間より短めにゆでた**そうめん**と**香菜の軸**の部分を加え温める。

5 器に**そうめん**を盛りつけ、上に**鶏肉**と3の野菜を盛り合わせ、**香菜の葉**をのせて汁をかける。

[おすすめ献立例]

＋しし唐辛子のベーコン巻きソテー →p.90

低カロリー のコツ!

ゆで汁につけこむことで鶏肉がやわらかくなります。鶏肉に味がしみこめば、余分な調味料を使わずにすみます。

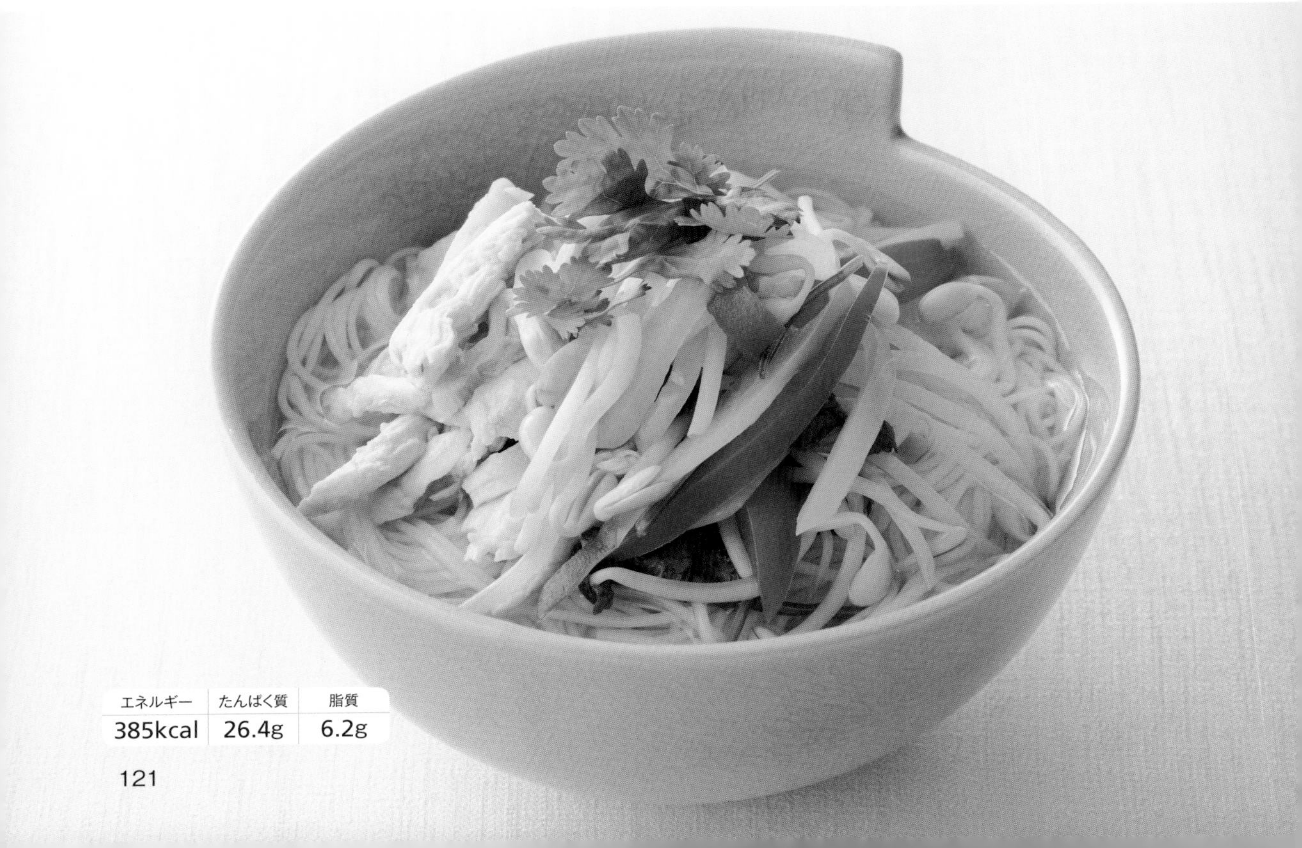

エネルギー	たんぱく質	脂質
385kcal	26.4g	6.2g

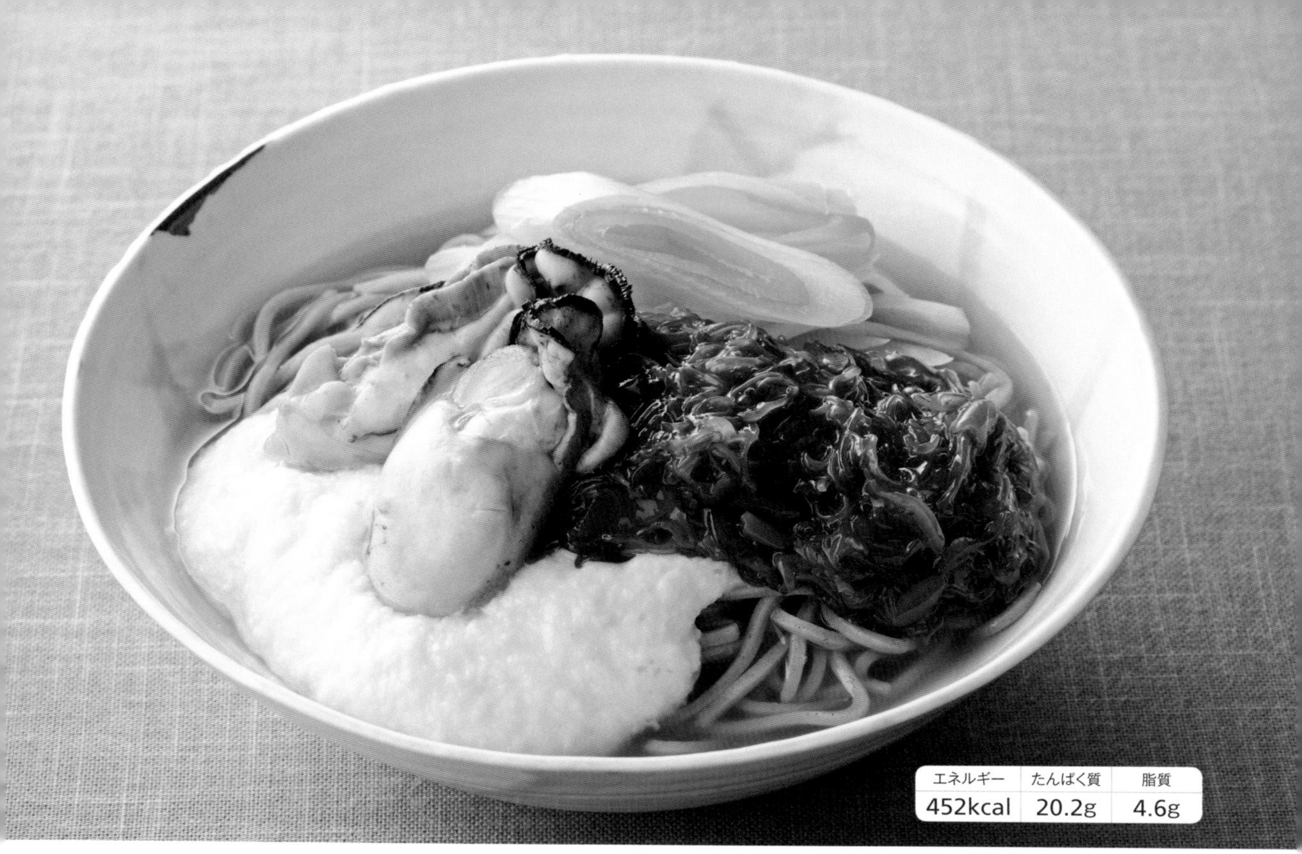

エネルギー	たんぱく質	脂質
452kcal	20.2g	4.6g

プリプリとしたかきは、栄養満点

蒸しかきとろろのせそば

かんたん　10分

[材料(2人分)]

そば(冷凍)	2玉
かき	4個
長ねぎ	½本
山いも	100g
しょうが(せん切り)	10g分
酒	大さじ3
A だし汁	1 ⅔カップ
めんつゆ	大さじ1 ½
わさび	小さじ1
めかぶ	2パック

[作り方]

準備

1 **かき**は流水で汚れをおとす。**長ねぎ**は斜め切りにする。**山いも**はすりおろしておく。

煮る・仕上げる

2 フライパンに1の**かき**としょうがを均等にのせて、酒をまわしかけふたをして強火で3分ほど蒸す。

3 鍋にAと2の蒸し汁を加え、温めて1の**長ねぎ**も加え2〜3分煮る。

4 器に下ゆでした**そば**を盛りつけ、2の**かき**と1の**山いも**と**めかぶ**、3の**長ねぎ**を盛り合わせ、3をかける。

[おすすめ献立例]

＋アスパラガスとえのきののり佃煮和え

→p.84

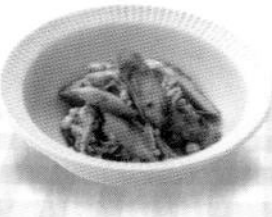

＋みょうがと枝豆のごま酢和え

→p.85

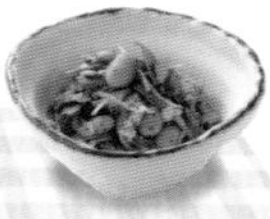

低カロリー のコツ!

かきはカロリーが低いのに、栄養は豊富。とろろやめかぶに含まれるムチンは、たんぱく質の消化を促す働きがあります。

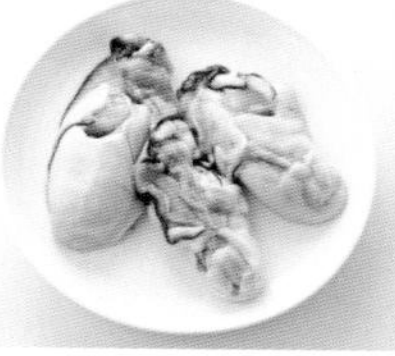

麺に混ぜたもやしがボリュームアップの秘訣

野菜たっぷりあんかけ焼きそば

20分

[材料（2人分）]

中華麺	2玉
いか	1杯
えのきだけ	1袋
むきえび	80g
A 卵白	1個分
片栗粉	小さじ2
もやし	200g
ごま油	小さじ3
しょうが（せん切り）	15g分
にんじん（棒状）	40g分
チンゲン菜（斜め切り）	1株分
B 鶏ガラスープの素	小さじ⅓
オイスターソース	小さじ2
しょうゆ	小さじ½
湯	150mℓ
黒こしょう	少々
水溶き片栗粉	大さじ1

[おすすめ献立例]

＋もずくと豆腐の黒酢スープ →p.104

[作り方]

準備

1 いかは格子状に切れ目を入れてひと口大に切り、えのきだけは根を切りほぐす。

2 1のいかとえびにAをよく混ぜ合わせておく。中華麺ともやしをよく混ぜ合わせ、ごま油（小さじ1）も加えよく和えておく。

炒める・仕上げる

3 フライパンに2の麺ともやしを入れて丸く平たく形をととのえ、両面こんがりと焼いて器に盛りつけておく。

4 3のフライパンに残りのごま油を熱し、しょうがを炒める。香りが出てきたら、2のいかとえびとすべての食材を加え炒める。

5 全体がしんなりしてきたら、混ぜ合わせたBを加え2～3分ほど煮込み、水溶き片栗粉でとろみをつけ、麺の上にたっぷりとかける。

低カロリー のコツ！

麺にもやしを混ぜることで、麺の量は少なくても満足のいくボリュームに。野菜も豊富なので食べごたえがあります。

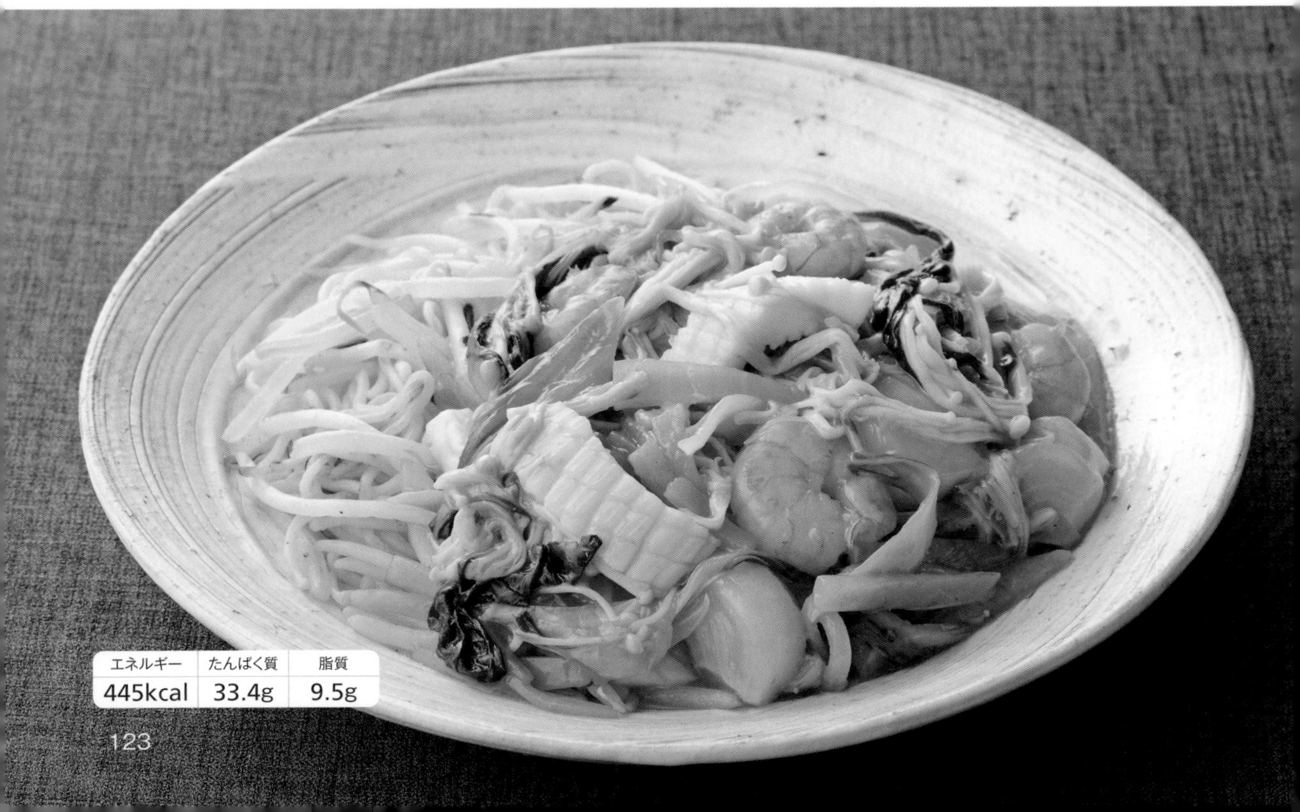

エネルギー	たんぱく質	脂質
445kcal	33.4g	9.5g

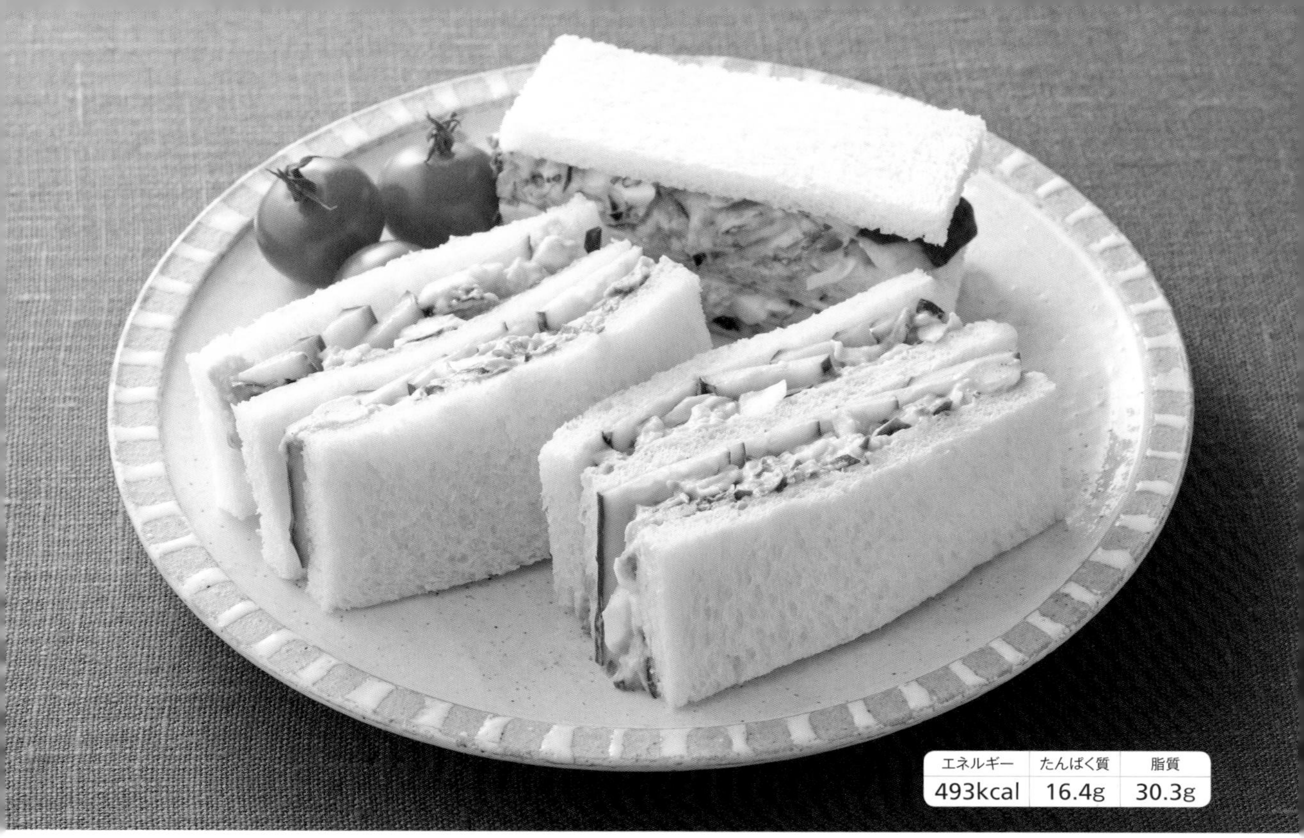

エネルギー	たんぱく質	脂質
493kcal	16.4g	30.3g

コールスローにアボカドを足して栄養価アップ

アボカドとコールスローのサンドイッチ

かんたん　20分

[材料（2人分）]

食パン（耳なし12枚切り）	9枚
バター	大さじ1
ゆで卵（半熟）	2個
アボカド	1個
キャベツ（せん切り）	2枚分
きゅうり（せん切り）	½本分
ラディッシュ（せん切り）	2個分
塩	少々
A マヨネーズ	大さじ1
ヨーグルト	大さじ1
マスタード	小さじ1
しょうゆ	小さじ½
サラダ菜	4～6枚
ミニトマト	6個

[作り方]

準備・混ぜる

1 **ゆで卵**はあらく刻んでおく。**アボカド**は半分に切って、たねと皮をとり熱湯でさっとゆでてあらく刻む。

2 ボウルに野菜を入れて塩をふり、10分ほどおいてからよく混ぜ合わせて、水気をきる。

3 ボウルに2を戻し入れて、1の**アボカド**と**卵**、Aを加えよく混ぜ合わせる。

仕上げる

4 **食パン**の片面に**バター**を塗る。3枚一組にして、**サラダ菜**をしき、3をサンドする。適当な大きさに切り分けて、器に盛り合わせ、**ミニトマト**を添える。

[おすすめ献立例]

＋オクラのカレーピクルス

→p.87

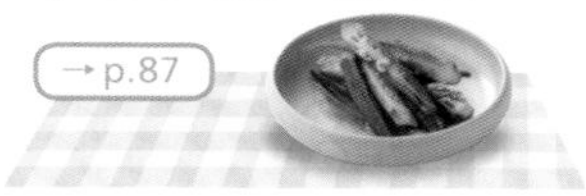

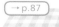

低カロリー のコツ!

アボカドは各種ビタミン、鉄、リン、カリウムなど各栄養素を豊富に含んでいます。肝臓によい良質なたんぱく質も豊富。

とってもボリュームのある具だくさんメニュー

トースト入りスクランブルエッグ

かんたん　8分

[材料（2人分）]

食パン（6枚切り）	2枚
トマト	小2個
ブロッコリー	100g
卵	3個
ピザ用チーズ	40g
A 牛乳	大さじ3
塩·こしょう	各少々
バター	大さじ1

[作り方]

準備

1 食パンは軽くトーストしてひと口大、**トマト**もひと口大に切る。**ブロッコリー**は小房に分けてゆでる。

2 **卵**と**チーズ**と**A**をよく混ぜ合わせ、**パン**と**1**の**トマト**、**ブロッコリー**も加え和えておく（写真）。

炒める

3 フライパンにバターを熱し、**2**を加え、大きく混ぜ合わせ、半熟状で火を止めて、器に盛りつける。

[おすすめ献立例]

＋丸ごとかぶのコンソメ煮

→p.132

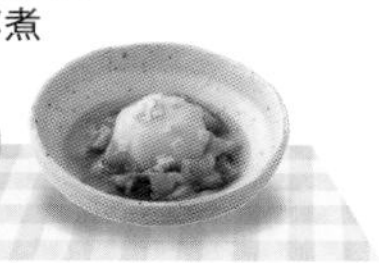

低カロリーのコツ!

トーストも入っていて具だくさんなので、これ一品で朝食代わりになります。トマト、ブロッコリーで栄養バランスも◎。

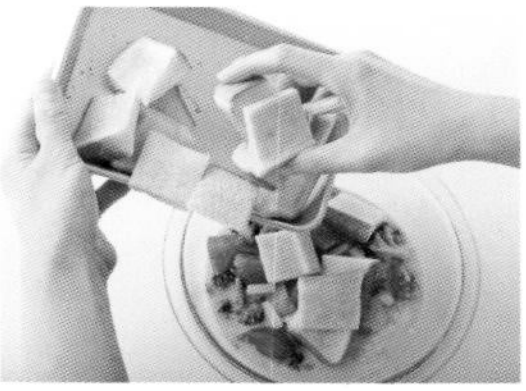

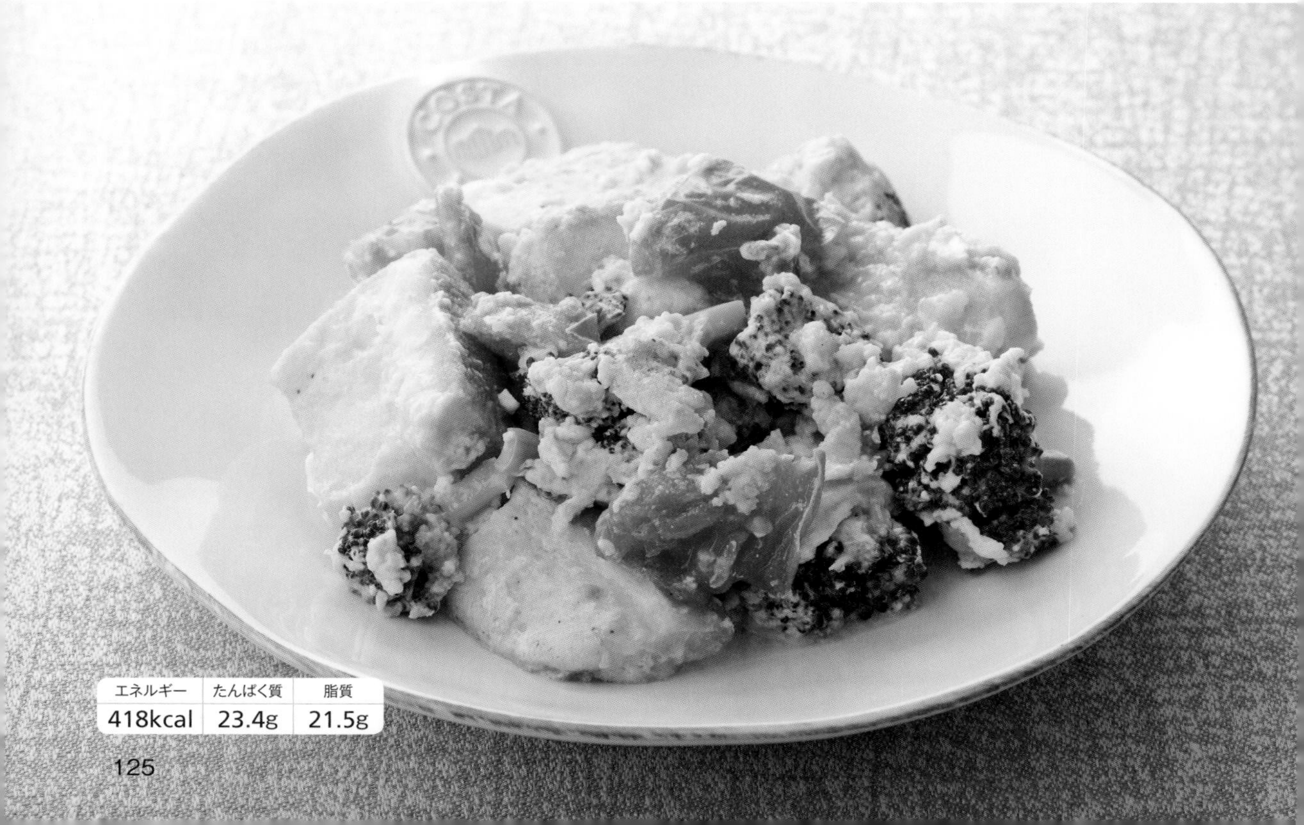

エネルギー	たんぱく質	脂質
418kcal	23.4g	21.5g

column 4

外食を食べるときのコツ

仕事の都合で外食が多く、ときには3食とも外食という人も多いのでは。そのような場合アミノ酸、ビタミンなどをバランスよく摂り、エネルギーも適正におさめることは可能でしょうか？

結論を言えば、できます。揚げ物や脂身の多い肉を避ければ、脂質の摂取はグッと減ります。いろいろなおかずを食べれば、それだけアミノ酸やビタミンなどは偏りにくくなります。

そこでおすすめなのが、

(1) 外食するときは定食メニューを選ぶ

(2) 単品メニューしかないときは小鉢や汁物を追加する

(3) 弁当類ならいろいろなおかずが豊富な幕の内弁当タイプを選ぶ

という3つの選択方法です。

それでもごはんは多めなので、2割ほど残すか減らしてもらうのがよいでしょう。

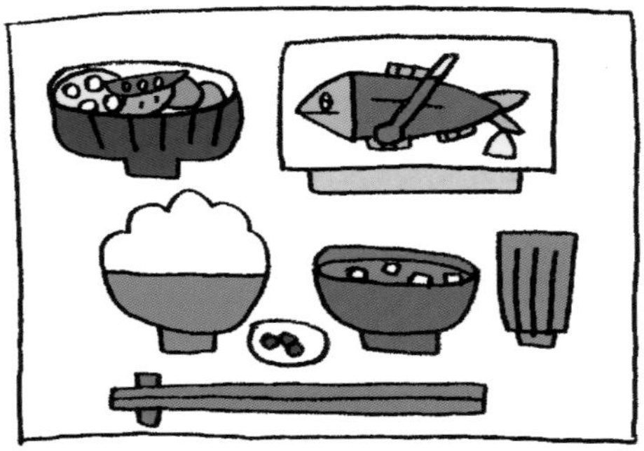

献立をメモして週ごとにチェック

毎日のコントロールも大切ですが、それでも外食の多い方がバランスよく食べるには限度があります。

そこで献立をメモしておき、1週間の範囲内でバランスをとるのがおすすめです。日々の比較ができ、改善点を見つけやすくなります。カロリーだけでもかまいませんので、肝臓に不安のある方、肥満が気になる方はぜひ。

摂取エネルギーに余裕が
あるときのもう一品！

もう一品
（低カロリー／デザート）
レシピ

総摂取エネルギーに余裕のあるときに
便利な一品。
副菜よりも、さらに低カロリーな12品。
食後のデザートも6品紹介します。

焼きトマトしそぽん酢かけ

かんたん　6分

[材料（2人分）]

トマト	大1個
大根おろし	100g
ごま油	小さじ1
しその葉（せん切り）	3枚分
A 砂糖	小さじ1
しょうゆ	小さじ2
黒酢	大さじ2

[作り方]

準備

1 トマトは横に薄切り、大根おろしは軽く水気をきる。

炒める

2 フライパンにごま油を熱し、1のトマトを強火でさっと炒めて、器に盛りつける。

3 ボウルに1の大根おろし、しその葉、Aを混ぜ合わせ、2にかける。

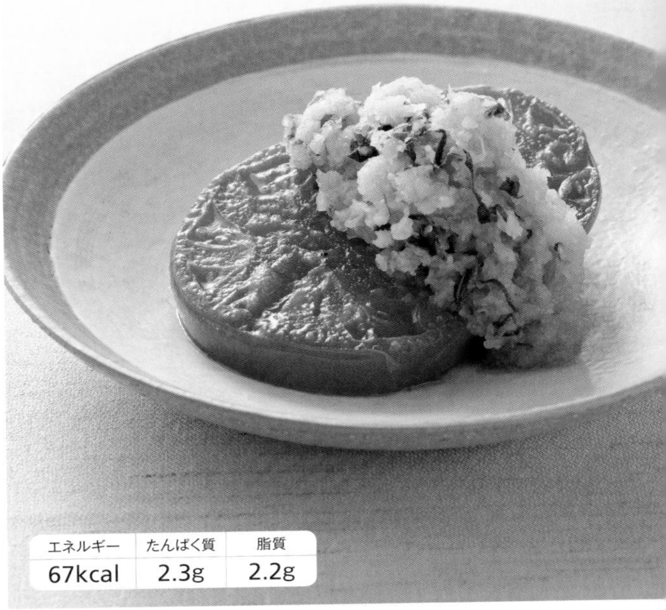

エネルギー	たんぱく質	脂質
67kcal	2.3g	2.2g

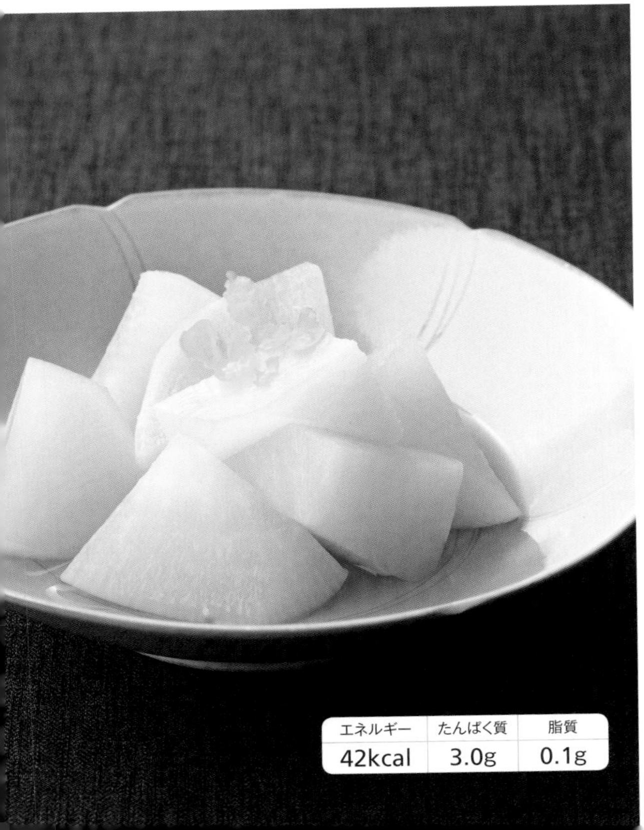

エネルギー	たんぱく質	脂質
42kcal	3.0g	0.1g

大根の白煮

作りおき　30分

[材料（2人分）]

大根	200g
A だし汁	250mℓ
酒	大さじ1
塩	少々
薄口しょうゆ	小さじ1
みりん	大さじ1
ゆず果汁	大さじ1
ゆずの皮	少々

[作り方]

煮る

1 鍋に乱切りにした大根とAを入れて、落としぶたをして火にかける。

2 沸騰したら、中火にして、20～25分煮ふくめる。

仕上げる

3 仕上げにゆずの果汁を加え混ぜ、器に盛りつけ、ゆずの皮をのせる。

水菜のしょうが煮びたし

かんたん　10分

[材料（2人分）]

高野豆腐	1枚
水菜	100g
A だし汁	250mℓ
しょうゆ	大さじ1
酒	大さじ1
みりん	小さじ2
しょうが（せん切り）	20g分

[作り方]

準備

1 高野豆腐はぬるま湯で戻して薄く切る。水菜は4cm長さに切る。

煮る・仕上げる

2 鍋にAとしょうがを入れて火にかけ、沸騰したら中火にして1の高野豆腐を加え2～3分煮る。

3 1の水菜も加え、さらに2～3分煮ふくめて、器に盛りつける。

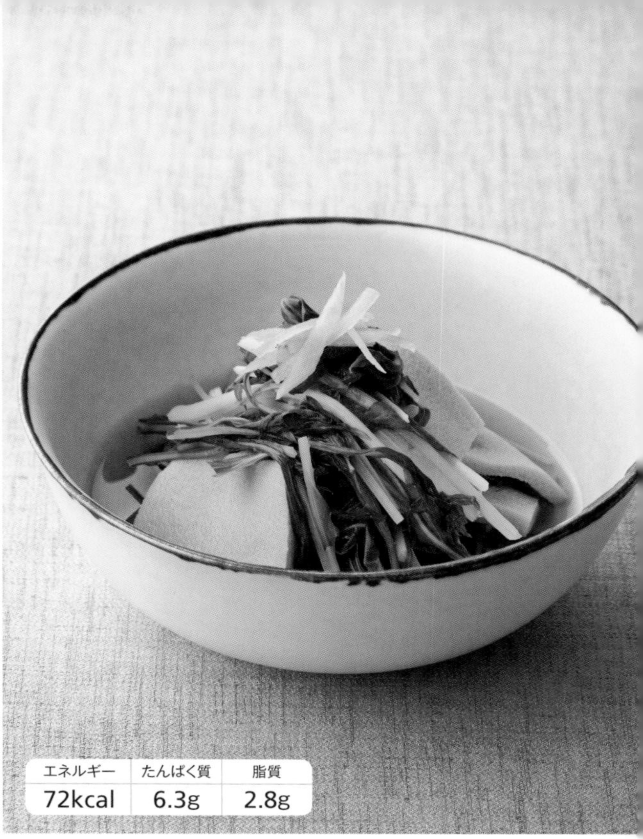

エネルギー	たんぱく質	脂質
72kcal	6.3g	2.8g

オクラとめかぶのにんにくじょうゆ和え

かんたん　5分

[材料（2人分）]

オクラ	6本
ラディッシュ	2個
A しょうゆ	小さじ2
一味唐辛子	少々
おろしにんにく	1片分
めかぶ	2パック

[作り方]

準備・和える

1 オクラはがくをとり、塩（分量外）をまぶしてゆでて斜め切りにする。ラディッシュは薄切りにする。

2 ボウルにAとおろしにんにくを入れて混ぜ、材料をすべて加え和えて、器に盛りつける。

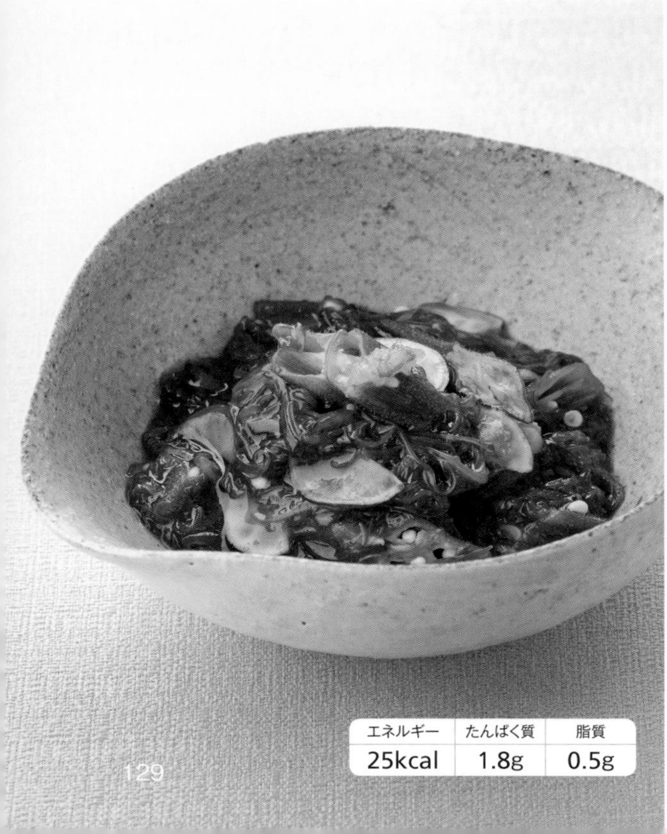

エネルギー	たんぱく質	脂質
25kcal	1.8g	0.5g

きゅうりのハーブ和え

12分

［材料（2人分）］

きゅうり	2本
ミント	少々
A 塩·こしょう	各少々
オリーブ油	小さじ2
レモン果汁	大さじ1
ハチミツ	小さじ1
レモンの皮（せん切り）	少々

［作り方］

準備 **1** **きゅうり**は乱切り、**ミント**は適当な大きさにちぎる。

和える **2** ボウルに**A**と**レモンの皮**、**1**の**ミント**を加え和えて、**1**の**きゅうり**も加え混ぜ合わせ、10分ほどなじませたら、器に盛りつける。

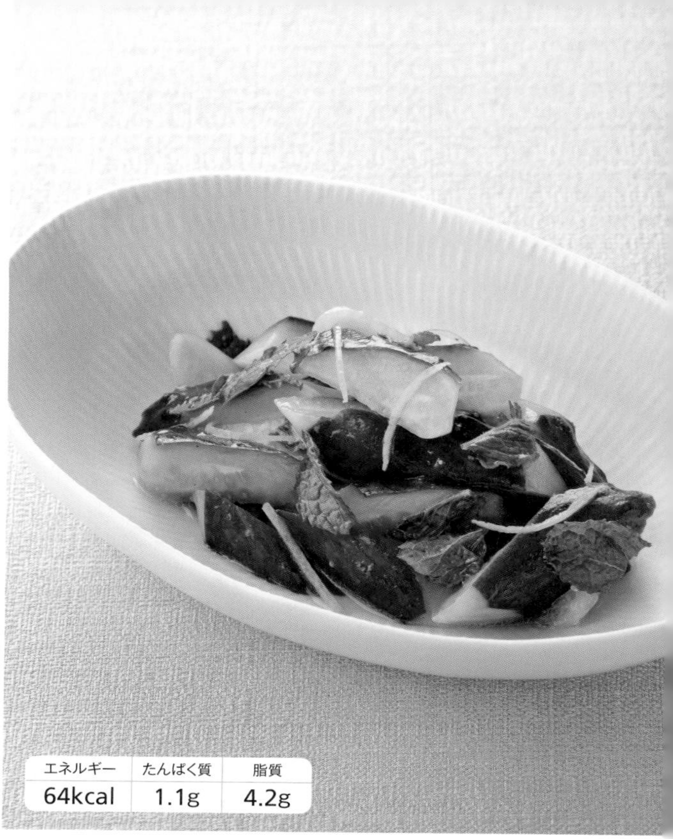

エネルギー	たんぱく質	脂質
64kcal	1.1g	4.2g

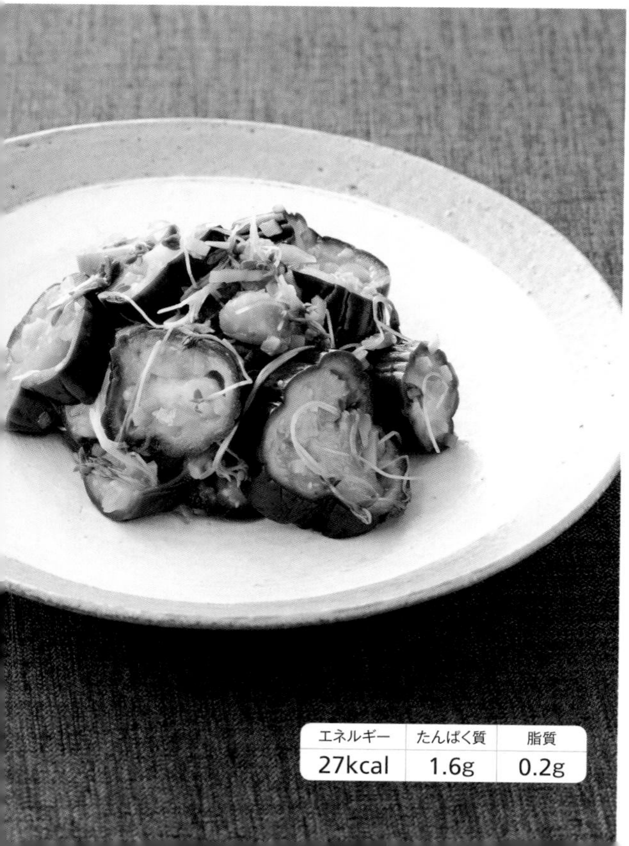

エネルギー	たんぱく質	脂質
27kcal	1.6g	0.2g

レンジなすの紅しょうが和え

かんたん　10分

［材料（2人分）］

なす	3本
紅しょうが	15g
スプラウト	10g
和風ドレッシング（市販）	大さじ½

［作り方］

準備 **1** **なす**はへたをとり縦に切り込みを入れ、1本ずつラップに包み、電子レンジ（600W）で3分加熱する。

和える **2** あら熱がとれたら、輪切りにしてボウルに入れて、細かく刻んだ**紅しょうが**、根をとった**スプラウト**、**和風ドレッシング**を加え和えて、器に盛りつける。

わかめと小ねぎの酢の物

かんたん 5分 (わかめを水で戻す時間は含まず)

[材料(2人分)]

カットわかめ	6g
小ねぎ	50g
A 砂糖	小さじ1
塩	少々
酢	大さじ2
みょうが(小口切り)	2個分

[作り方]

準備

1 **わかめ**は水で戻しておく。**小ねぎ**は3cm長さに切ってラップに包み、電子レンジ(600W)で1分加熱する。

混ぜる

2 ボウルにAを混ぜ合わせ、材料をすべて加え和えて、器に盛りつける。

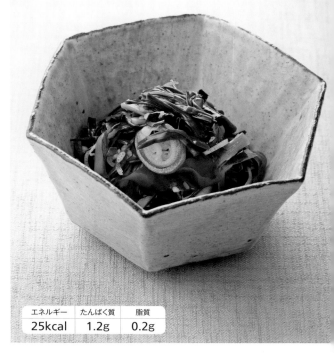

エネルギー	たんぱく質	脂質
25kcal	1.2g	0.2g

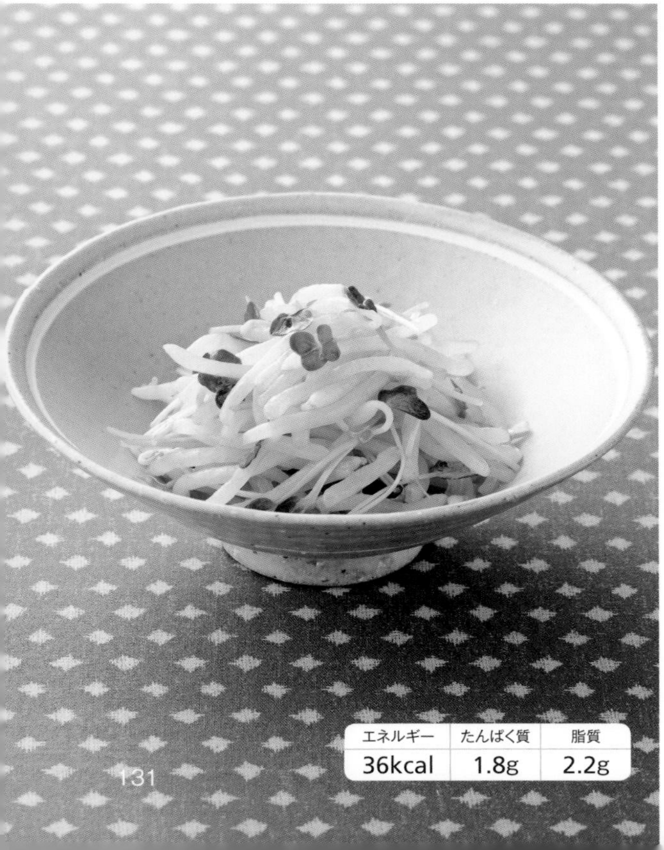

エネルギー	たんぱく質	脂質
36kcal	1.8g	2.2g

もやしのラー油和え

かんたん 8分

[材料(2人分)]

もやし	140g
かいわれ大根	20g
A ラー油	小さじ1
ぽん酢しょうゆ	大さじ1
黒こしょう	少々

[作り方]

準備・混ぜる

1 **もやし**はひげ根をとりさっとゆでる。**かいわれ大根**は根をとり半分に切る。

2 ボウルにAを混ぜ合わせ、水気をきった1の**もやし**と**かいわれ大根**を加え和えて、器に盛りつける。

丸ごとかぶのコンソメ煮

20分

[材料（2人分）]

かぶ	2個
スライスハム	2枚
レタス	2枚
水	300mℓ
コンソメ	小さじ1
塩·こしょう	各少々

[作り方]

準備

1 **かぶ**は皮をむき格子状に切り込みを入れる。**ハム**は刻む。**レタス**は1cm幅に切る。

煮る

2 鍋に水とコンソメ、1の**かぶ**と**ハム**を加え、落としぶたをして火にかける。

3 10 ～ 15分ほど、じっくりと煮ふくめ、1の**レタス**を加え1分ほど煮て、**レタス**と**かぶ**を器に盛りつけ、煮汁に塩、こしょうをしてかける。

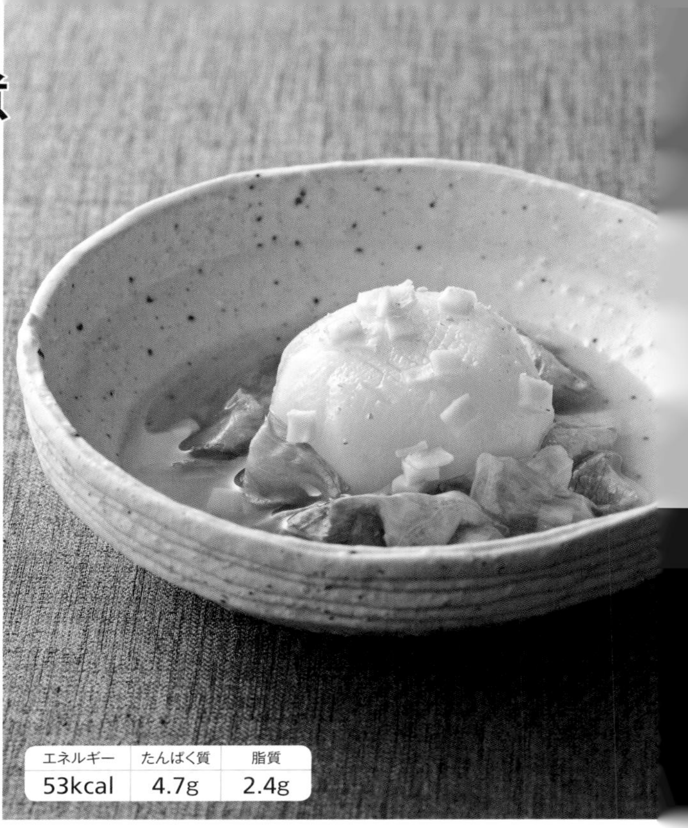

エネルギー	たんぱく質	脂質
53kcal	4.7g	2.4g

ほうれん草のなめたけ和え

かんたん　作りおき　8分

[材料（2人分）]

ほうれん草	150g
なめたけ（ビン詰め）	30g
めんつゆ	小さじ½
かつおぶし	少々

[作り方]

準備·仕上げる

1 **ほうれん草**はゆでて3 ～ 4cm長さに切る。

2 水気をしっかりきった1をボウルに入れて、**なめたけ**、めんつゆを加え和える。

3 器に盛りつけ、かつおぶしをのせる。

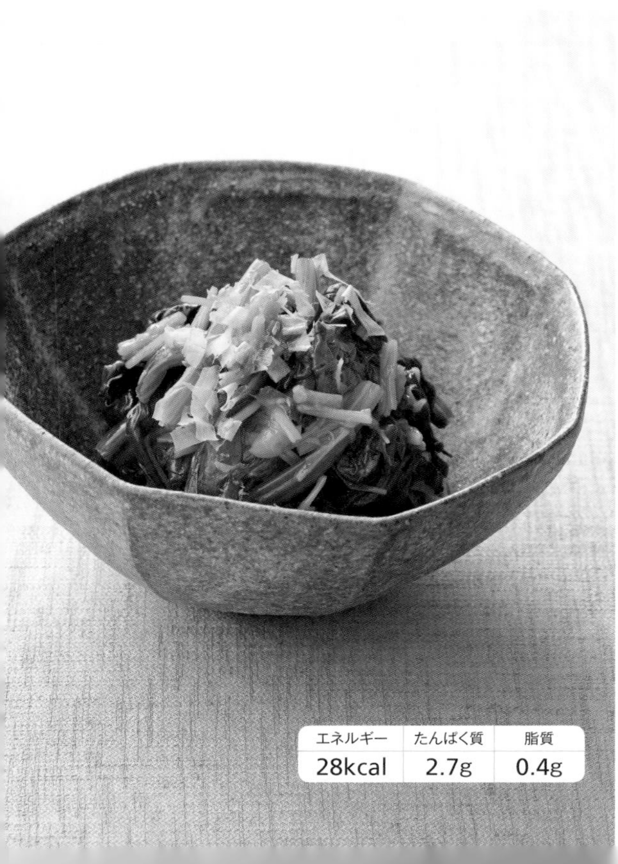

エネルギー	たんぱく質	脂質
28kcal	2.7g	0.4g

きのこのしぐれ煮

作りおき　15分

[材料（3人分）]

生しいたけ	4枚	A だし汁	$\frac{3}{4}$カップ
しめじ	1パック	しょうゆ	大さじ1$\frac{1}{3}$
えのきだけ	1袋	酒	大さじ1
なめこ	1パック	みりん	大さじ2
赤唐辛子	1本	しょうが（せん切り）	1片分

[作り方]

準備

1 **しいたけ**は石づきをとり薄切り、**しめじ**は小房に分ける。**えのきだけ**は根の部分を切りおとし3cm長さに切り、**なめこ**は熱湯をまわしかける。赤唐辛子はたねをとり輪切りにする。

煮る

2 鍋に**A**としょうが、赤唐辛子を加え、沸騰したら1のきのこ類を加える。

3 途中、かき混ぜながら煮汁が少なくなるまで煮ふくめる。

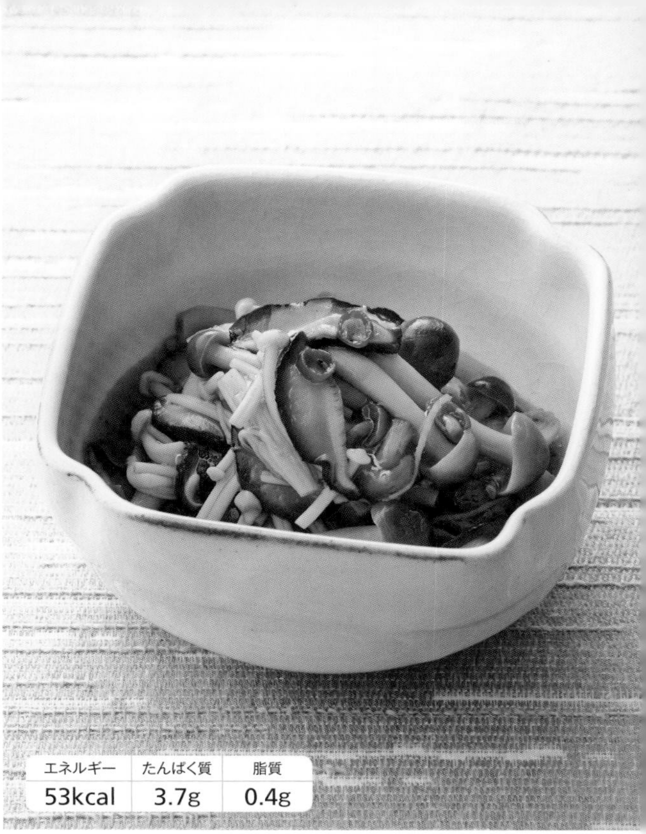

エネルギー	たんぱく質	脂質
53kcal	3.7g	0.4g

ゆでレタスのカレー酢和え

かんたん　5分

[材料（2人分）]

レタス	4枚
かに風味かまぼこ	2本
玉ねぎ（せん切り）	$\frac{1}{4}$個分
A カレー粉	小さじ$\frac{2}{3}$
酢	大さじ1
めんつゆ	大さじ1

[作り方]

準備

1 **レタス**は適当な大きさにちぎる。**かに風味かまぼこ**は縦にさく。

2 沸騰した湯で、**玉ねぎ**と1の**レタス**をさっとゆでる。

和える

3 ボウルに**A**を混ぜ合わせ、水気をきった2と**かに風味かまぼこ**を加え和えて、器に盛りつける。

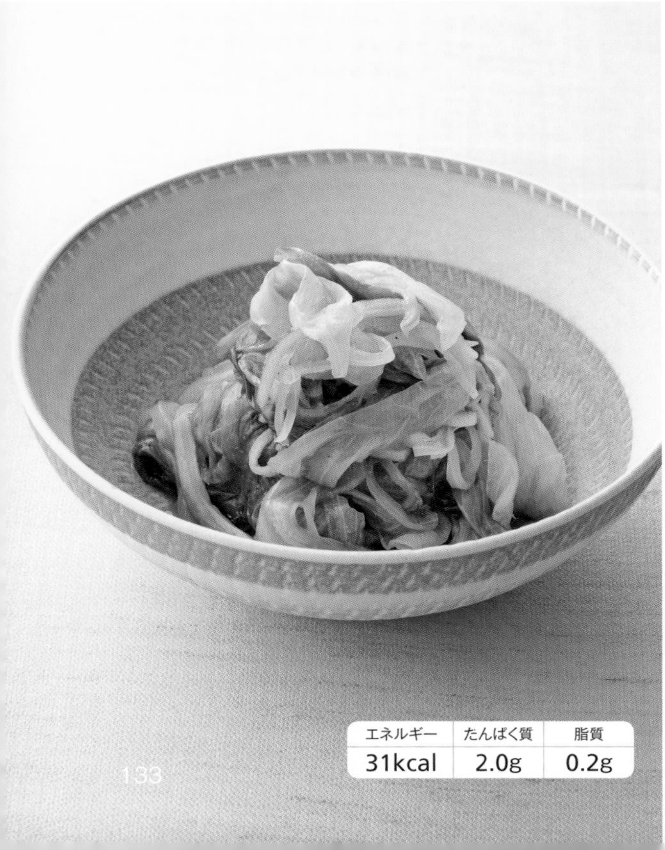

エネルギー	たんぱく質	脂質
31kcal	2.0g	0.2g

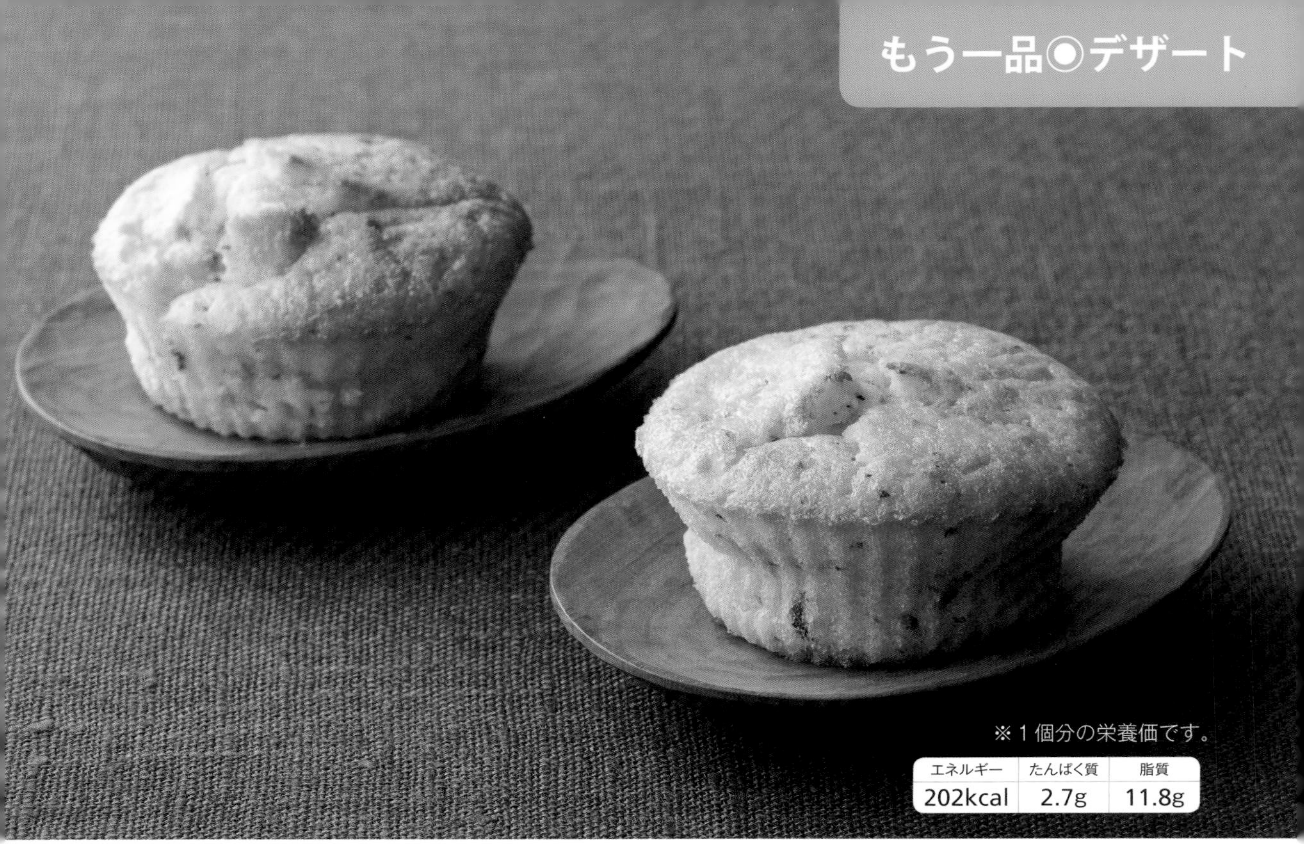

※1個分の栄養価です。

エネルギー	たんぱく質	脂質
202kcal	2.7g	11.8g

さっぱりとした風味のケーキ

みかんとミントのカップケーキ

作りおき　30分

[材料（作りやすい分量　直径6cmのカップ型8個分）]

薄力粉	100g
ベーキングパウダー	小さじ1
無塩バター	100g
グラニュー糖	70g
卵	小2個
みかんジュース	50mℓ
みかん	3個
ミント	2つまみ

[作り方]

準備

1 薄力粉とベーキングパウダーを合わせて、ふるっておく。

混ぜる

2 ボウルに室温に戻したバターを入れて、泡立て器でよく混ぜ、グラニュー糖を加え、白っぽくなるまで、よく混ぜる。溶いた**卵**を3～4回にわけて加え、なじむまで混ぜ合わせる。

3 みかんジュースを加え混ぜ、なめらかになったら、**みかん**のとり出した**果肉**と**ミント**も加え混ぜる。1を加え、ゴムベラで粉っぽさがなくなるまで混ぜ合わせる。

焼く

4 型の8分目ほどに等分に入れ、170℃のオーブンで15～20分ほど焼きあげる。

ふわっとした軽い食感のムース

さっぱりチョコレートムース

作りおき　20分

［材料（作りやすい分量　3人分）］

ゼラチン	5g
牛乳	180mℓ
チョコレート	30g
A ココア	15g
グラニュー糖	大さじ2
水	¼カップ
インスタントコーヒー	小さじ1
卵白	1個分
グラニュー糖	10g
ミント	少々

［作り方］

準備

1 ゼラチンは5倍量の水（分量外）でふやかしておく。ボウルに刻んだ**チョコレート**を入れておく。

混ぜる

2 鍋にAを入れて、よく混ぜてから温めた**牛乳**を加え火にかける。沸騰直前に火からおろして、1のゼラチンを加え混ぜ、ボウルに移す。氷水にあてながら、とろみがつくまで混ぜる。

3 別のボウルでメレンゲを作る。卵白を泡立て少し白くなったらグラニュー糖を入れ、しっかりとツノがたつまで混ぜる。

冷やす

4 2と3を混ぜ合わせ、容器に流し入れ、冷やし固める。

5 固まったら、スプーンなどですくい器に盛りつけ、**ミント**をのせる。

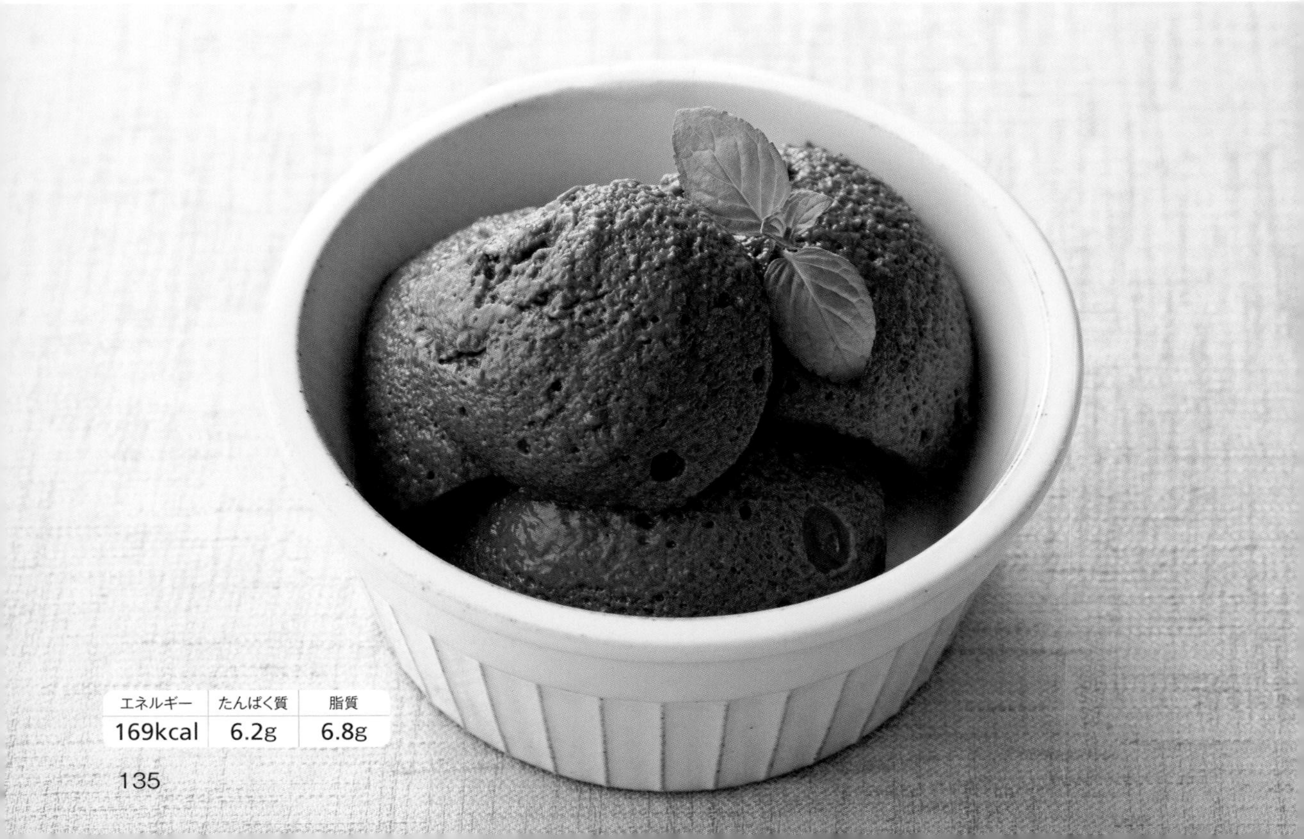

エネルギー	たんぱく質	脂質
169kcal	6.2g	6.8g

グレープフルーツゼリー

かんたん　作りおき　10分（冷蔵庫で冷やす時間は含まず）

［材料（2人分　250mℓが入る容器）］

グレープフルーツ	1個	ハチミツ	大さじ1
粉ゼラチン	5g	レモン汁	小さじ2
グレープフルーツジュース	適量	ミント	少々

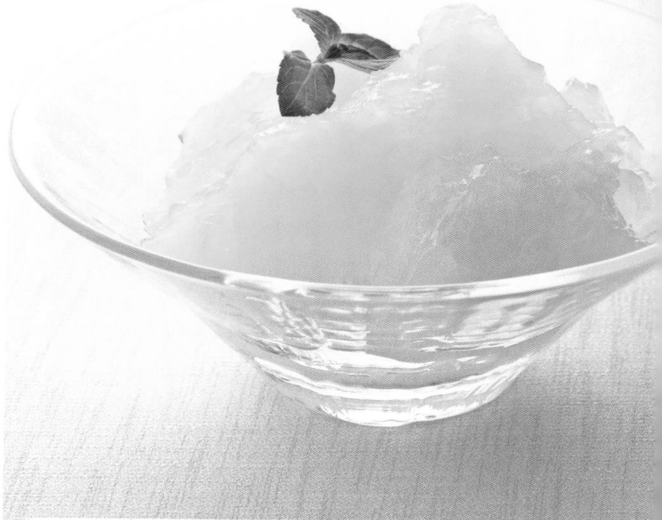

エネルギー	たんぱく質	脂質
104kcal	3.5g	0.2g

［作り方］

準備

1 グレープフルーツは半分に切り、中の果肉をとり出し果汁をしぼる。**グレープフルーツの果汁**が250mℓになるようジュースを足す。ゼラチンは5倍量の水（分量外）でふやかしておく。

加熱・冷やす

2 鍋に**1**の果汁を入れて加熱し、温まったら火からおろし、**ハチミツ**、**1**のゼラチンを加え混ぜ、溶かす。

3 あら熱がとれたら、**果肉**と**レモン汁**を加え混ぜて容器に移し、冷蔵庫で冷やし固める。固まったら、器に盛りつけ、ミントをのせる。

ドライアプリコットの甘煮の寒天茶巾

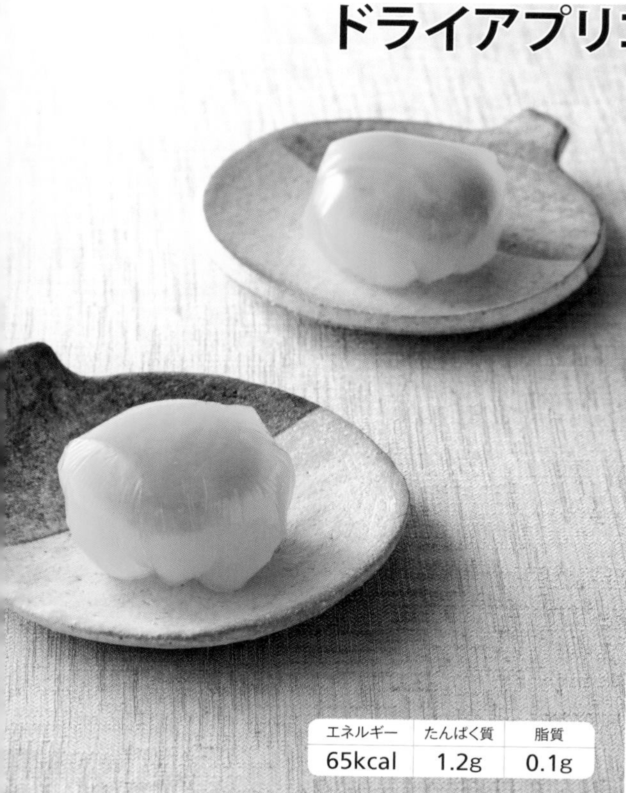

エネルギー	たんぱく質	脂質
65kcal	1.2g	0.1g

※1個分の栄養価です。

かんたん　作りおき　10分（冷蔵庫で冷やす時間は含まず）

［材料（8個分）］

ドライアプリコット	8個	寒天	4g
A 水	200mℓ	砂糖	20g
A ハチミツ	大さじ1	レモン汁	大さじ1
オレンジジュース	300mℓ		

［作り方］

煮る

1 鍋に**ドライアプリコット**と**A**を入れ中火にかけ、やわらかくなるまで煮て煮汁はとっておく。

2 別の鍋に**オレンジジュース**と**寒天**、**砂糖**を入れ火にかけ沸騰したら、弱火にして1～2分ほど煮溶かす。**1**の煮汁、**レモン汁**を加え混ぜ合わせる。

冷やす

3 小さめの容器などにラップを広げ、**2**を流し入れ、**1**を中心におき、茶巾状に包み輪ゴムなどで縛り、氷水の中に放つ。全体が固まったら、ラップをはずし、器に盛りつける。

いもようかんのきんつば

20分（冷蔵庫で冷やす時間は含まず）

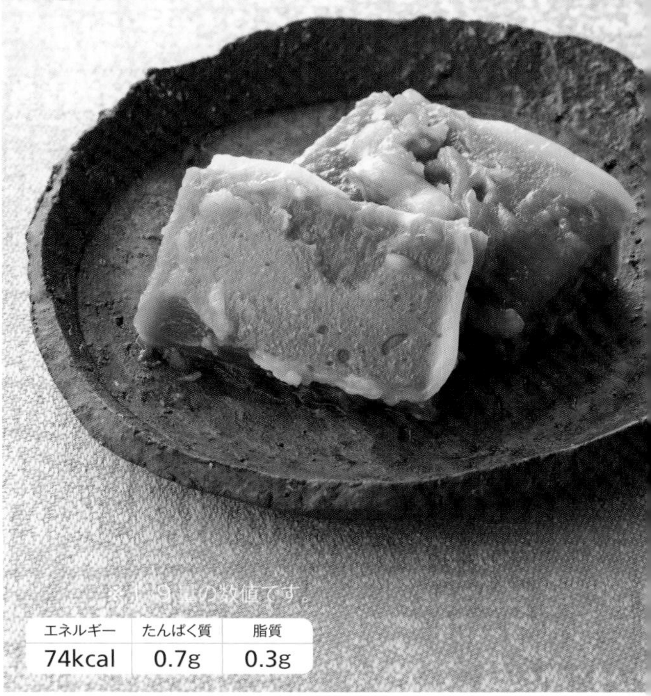

［材料（作りやすい分量　14cm×11cm×4.5cmの流し缶）］

さつまいも（ひと口大）	250g
黒砂糖	50g
水	400mℓ
粉寒天	4g
A 白玉粉	15g
A 砂糖	10g
A 小麦粉	20g
サラダ油	少々

［作り方］

準備

1 さつまいもは皮をむき、ゆでて、やわらかくなったらボウルに移し、黒砂糖を加えつぶす。

冷やす

2 鍋に水、粉寒天を加え混ぜながら火にかける。沸騰してきたら中火にし、1を加え2～3分練りあげる。流し缶に流し、あら熱がとれたら冷蔵庫で1時間ほど冷やし固める。

焼く

3 ボウルにAの材料を入れよく混ぜ、水（分量外）を少しずつ加え混ぜ、固さ調整をする。

4 2を等分に切り分け、表面に3をつけ、サラダ油をなじませたフライパンで表面を焦がさないように焼く。

※1/9量の数値です。

エネルギー	たんぱく質	脂質
74kcal	0.7g	0.3g

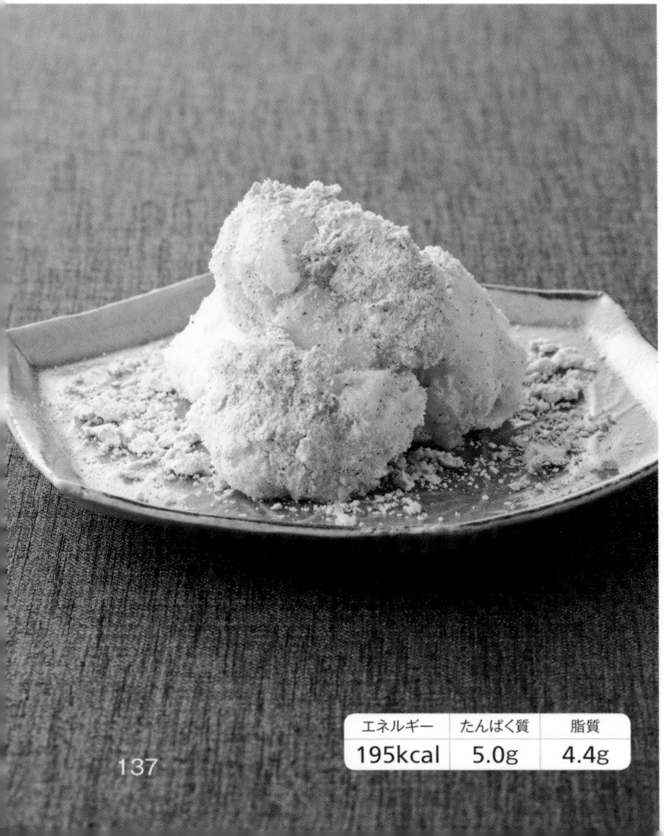

エネルギー	たんぱく質	脂質
195kcal	5.0g	4.4g

しょうが風味の牛乳わらびもち

かんたん　10分

［材料（作りやすい分量　4人分）］

片栗粉	45g
牛乳	250mℓ
砂糖	大さじ3
しょうが（みじん切り）	30g分
おろししょうが	大さじ1
A きなこ	適量
A 片栗粉	適量
A 砂糖	適量

［作り方］

混ぜる・煮る

1 鍋にA以外の材料をすべて入れて、よく混ぜておく。

2 火にかけ、絶えず混ぜながら煮込む。とろみがついたら、さらに1～2分火にかける。

仕上げる

3 バットにAを広げ、2を流し入れて、全体にまぶす。ひと口大にちぎり、器に盛りつける。

column
5

甘いものなら洋菓子より和菓子を

　お茶菓子や間食のとき、気をつけたいのはもちろんそのカロリー。洋菓子と和菓子があるなら、和菓子を選びたいものです。下の表の通り、洋菓子のほうが和菓子よりカロリーは高めの傾向にあります。

　同じ甘いもので、何がこの差を分けているのかと言えば、一般的に洋菓子は脂質を多く含むバターや生クリームを多く材料として使っているためです。同じグラム数の場合、1gで砂糖（糖質）が4kcal、脂質は9kcalなので洋菓子のほうが高カロリーになりやすいのです。ですからクロワッサンなどバターをたっぷり練り込んだパンとフランスパンなどのバターが少ないパンでもカロリーには差が出ます。クロワッサンは1個40gで179kcal。フランスパンは2切れ60gで167kcalです。

　お茶や間食のもの足りなさは、精神的満足感を高める工夫でのりきりましょう。食べる分だけを1つの器に盛ることや、友人と楽しくお茶をすること、コーヒーや紅茶、ハーブティなど飲み物にこだわるなどがおすすめです。

＜主なお菓子のカロリー＞

和菓子	せんべい（20g）	76kcal
	草餅（50g）	115kcal
	みたらしだんご（80g）	158kcal
洋菓子	バタークッキー（40g）	186kcal
	カスタードプリン（150g）	189kcal
	いちごのショートケーキ（80g）	279kcal

『目で見る食品カロリー辞典　ヘルシー＆肥満解消 2013-14年版』上村泰子・片山隆司監修　学研パブリッシング　参照

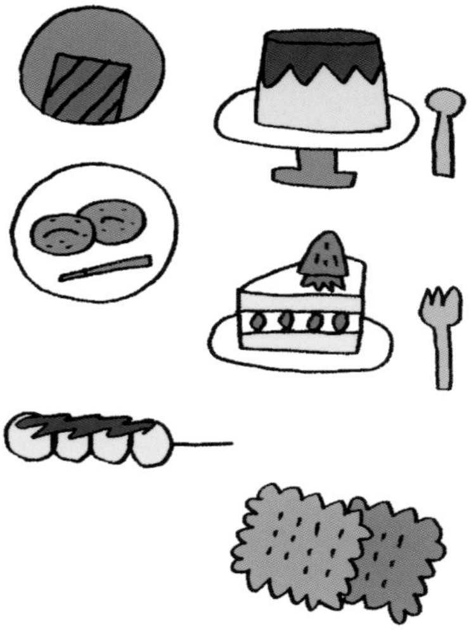

肝臓病と向き合うための
知識満載!

肝臓病の基礎知識

「肝臓病の治療方法は?」
「ウイルス性肝炎になってしまったら」
「重症化してしまったら」など
肝臓病に関する情報を紹介しています。

肝臓病危険度診断

自覚症状や健診数値でチェック!!

自分は何か肝臓に障害を抱えているのかも、と思ったら、次の3つのチェックリストを見てください。セルフチェックで生活習慣からあなたの肝臓の状態を確認しましょう。いずれかで疑いありなら、まず、食事療法を試す前にお医者さんに相談を。

自覚症状から見た肝臓病危険度チェック

- □ 身体がだるい。常時、疲れている
- □ 風邪でもないのに高熱が出る
- □ ときどき悪寒や吐き気がする
- □ ちょっと走っただけで疲れてしまう
- □ よく下痢をする
- □ 口臭がきつくなった
- □ 以前より食欲がない
- □ 揚げ物など油物メニューが苦手になった
- □ お酒に弱くなった
- □ ダイエットはしていないが体重が減った

➡ チェック4個以上で肝臓にトラブルが起きている疑いあり

血液検査から見た肝臓病危険度チェック

- □ ALTが100以上
- □ ASTが100以上
- □ γ-GTPが100以上
- □ 総ビリルビンが1.2mg/dℓ以上
- □ ChEが男性220 IU/ℓ、女性195 IU/ℓ以下
- □ ChEが男性490 IU/ℓ、女性450 IU/ℓ以上

➡ チェック1個以上で肝臓にトラブルが起きている疑いあり

日常生活から見た肝臓病危険度チェック

☐ （1）酒に強い。ビールなど水感覚で飲める

☐ （2）週に４日以上飲酒している

☐ （3）付き合いとして、仕事上お酒は欠かせない

☐ （4）飲むときはあまり食事をとらない

☐ （5）飲むときはタバコがつきものだ

☐ （6）血液検査でγ-GTPが高いと言われた

☐ （7）高血圧、糖尿病、脂質異常症いずれかである

☐ （8）いびきをかく。睡眠時無呼吸症の疑いがある

☐ （9）運動は嫌い。肥満、あるいは肥満気味である

☐ （10）外食は週５日以上

☐ （11）焼き肉、唐揚げ、ステーキが大好きだ

☐ （12）食後の甘いものは欠かすわけにはいかない

☐ （13）現在、60歳以上である

☐ （14）母親がウイルス性肝炎のキャリアだった

☐ （15）20年以上前に輸血を伴う手術をした

☐ （16）35年以上前に医師の往診で注射をされた

☐ （17）パートナー以外の複数とセックスしたことがある

☐ （18）タトゥー、医療機関以外でのピアス穴あけ経験あり

➡（1）～（6）でチェック３個以上、（7）～（12）でチェック３個以上、（13）～（18）でチェック２個以上のいずれかで肝臓にトラブルが起きている疑いあり。
※（1）～（6）はアルコール性肝障害、（7）～（12）は脂肪肝、（13）～（18）はウイルス性肝炎のチェックです。

肝臓病は種類も その原因も多種多様

■肝臓病の進行の流れ

さまざまな種類のある肝臓病。症状が進むと、矢印のようにどんどん重症化してしまうことも。軽症のうちに原因をとり除けるように早めに治療を行いましょう。

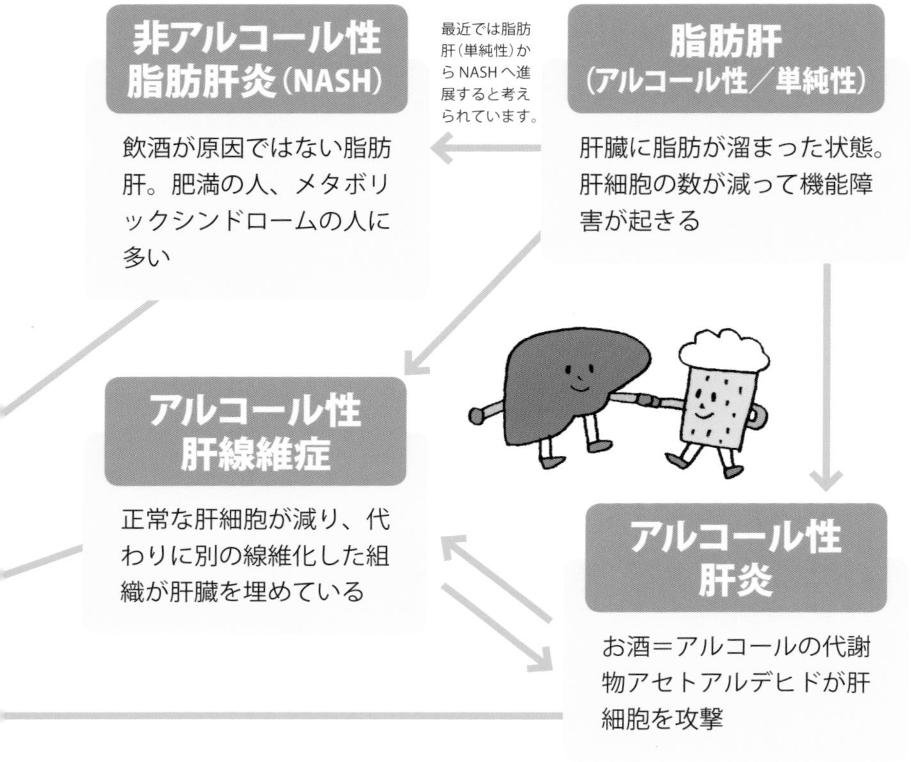
脂肪肝
(アルコール性／単純性)
肝臓に脂肪が溜まった状態。肝細胞の数が減って機能障害が起きる
最近では脂肪肝(単純性)からNASHへ進展すると考えられています。
非アルコール性
脂肪肝炎(NASH)
飲酒が原因ではない脂肪肝。肥満の人、メタボリックシンドロームの人に多い
アルコール性
肝線維症
正常な肝細胞が減り、代わりに別の線維化した組織が肝臓を埋めている
アルコール性
肝炎
お酒＝アルコールの代謝物アセトアルデヒドが肝細胞を攻撃

肝臓病は主に4つの原因

肝機能障害、肝臓病と一口で言っても、さまざまな原因があります。多くを占めるのは「食生活を原因とするもの」「飲酒を原因とするもの」「ウイルスを原因とするもの」「薬の代謝で肝機能が不具合を起こしたもの」の4つです。特に食べ過ぎに起因する脂肪肝は成人の3割に認められます。

いずれも軽症のうちは原因がとり除ければ軽快しますが、治療を行わなかった、原因がとり除けないなどで進行すれば慢性化、そして肝硬変、肝がんへ重症化が進んでしまうことも。B型肝炎ではウイルスの完全除去が難しいこともあります。また一部は急激に進行して劇症肝炎という危険な状態になる場合もあるのです。

なお、これら以外にも肝臓の病気は子ども時代に発症するものもあれば、大人になってから発症するもの、命に関わるものから健康に重大な異常は起こさないものまで、いろいろです。素人判断せず、お医者さんに相談してください。

その他の肝臓病

アミロイドーシス
ヘモクロマトージス
肝膿瘍、肝嚢胞
うっ血肝、等

ウイルス性肝炎 →P148へ

ウイルスの感染により発症

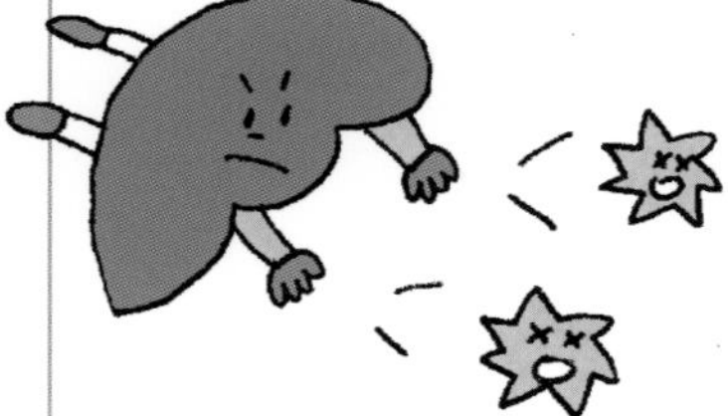

急性肝炎

ウイルスが肝臓を攻撃し、肝臓が炎症を起こした状態

慢性肝炎

半年以上続いている肝炎。B、C型は慢性化しやすい

薬物性肝障害

体質と薬が合わず、代謝の異常から身体の不調が起きている状態

劇症肝炎

肝炎が急激に進行し、昏睡状態に陥るなど生命に危険のある病状

肝硬変

正常な肝細胞が大幅に減り、肝臓全体が硬く縮んでしまっている

→P150へ

肝がん

肝硬変が進むと、がん細胞が現れる

→P150へ

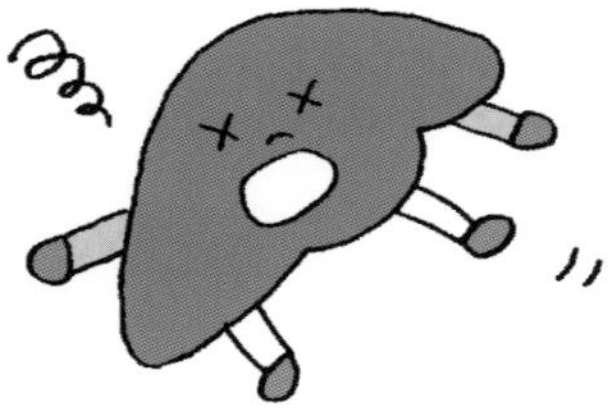

※肝臓へのダメージが大きく、自己修復ができない病態

肝臓をいたわる日常生活①
軽い運動をする

運動不足は大敵

急性肝炎を起こしているとか、慢性肝炎、肝硬変で合併症を発症しているときは安静が必要ですが、それ以外では運動に制限はありません。病気だからと安静にしているだけでは、筋肉も衰えてしまいます。特に過剰なエネルギーが肝臓に溜まった状態である脂肪肝や、急性肝炎の回復期、慢性肝炎の安定期には、軽い運動が治療の手助けとして有効です。

脂肪を燃焼させたり、筋肉がつくことで代謝がよくなる、筋肉による代謝が肝臓による代謝を一部肩代わりし、負担を減らすなど、運動を行うことによるプラス効果は多数あります。肝臓の状態がよくない肝硬変の患者さんは、筋肉が萎縮することによって起きやすくなる「こむらがえり」の予防になります。

運動は、軽い有酸素運動を習慣的に行うことがおすすめです。月イチのゴルフではあまり効果が望めませんし、ハードなランニング、筋トレのような息を止めて行う激しい運動＝無酸素運動はあまりおすすめできません。特に激しい無酸素運動は血圧の上昇もあり、肝臓だけではなく全身に負担をかけます。

ストレッチや散歩がおすすめ

有酸素運動は、おだやかな呼吸をしながら行える程度の軽めの負荷がおすすめ。ウォーキング、散歩なら1日20〜30分、週5日程度（おおよそ1日8千歩、1週間で4万歩）を目安に行いましょう。しかし、脂肪肝で若い方の場合はジムなどでの運動も有効です。

また、息が上がらない程度の軽いジョギングなら1日15分、週3日くらいを目安に。何か目的がないと歩きにくい、というなら少し遠くの店まで徒歩でショッピングやランチに出かけたり、犬の散歩をするなどでもＯＫです。

ストレッチやラジオ体操は、血行が悪くなりやすい肝臓病の人の血行の改善のためによく病院でも生活指導されています。ウォーキング後に行うなど組み合わせて相乗効果を図るとより効果的です。もちろん、デスクワークの合間のストレッチや家で休憩しながらなどでもある程度の効果が見込めます。

昨今では小中学校の体育館や公共のスポーツセンターなどで、温水プールを使っての体操教室等も行われています。エアロビクスや水泳はハードですが、肝臓病の原因・状態および年齢に応じて、参加してみるのもよいでしょう。

ただし、病状は安定していたとしても、体調がすぐれない、寝不足、風邪気味などのときは無理せず休養をとりましょう。

■肝臓病の人におすすめの軽い有酸素運動

ウォーキング
（1日20～30分、週５日＝
１週間で４万歩を目安に）

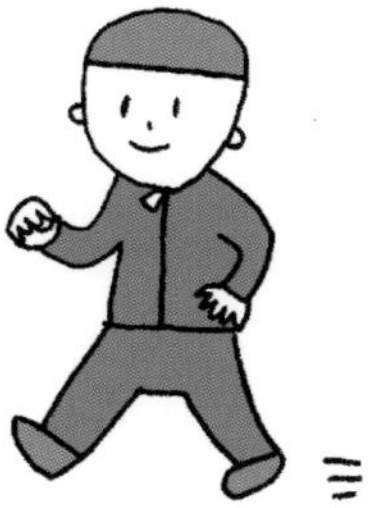

軽いジョギング
（1日15分程度、
週３日くらいを目標に）

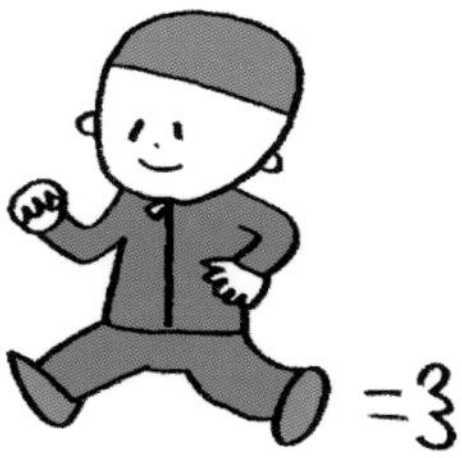

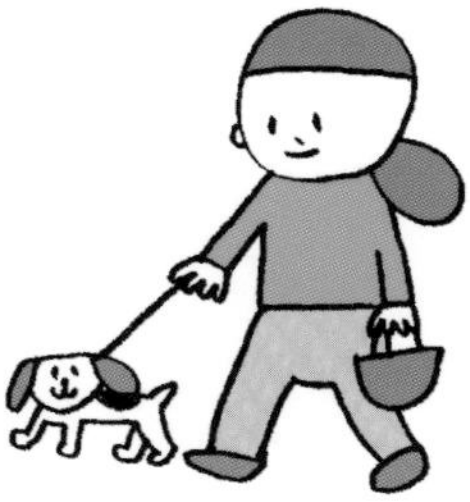

犬の散歩で
いつもより遠回りに

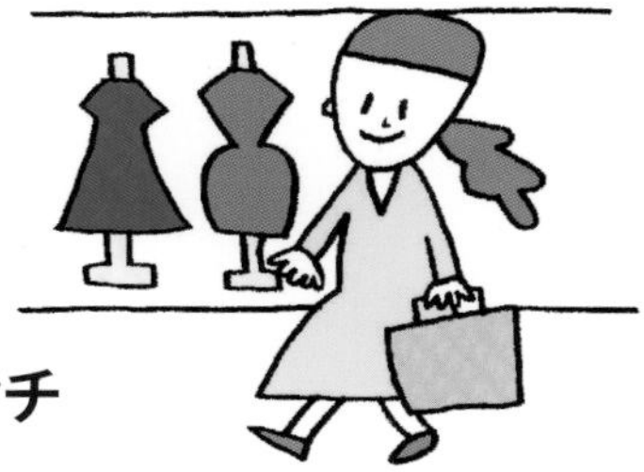

少し遠くの店まで
ショッピングやランチ

さらにストレッチで
血行をよくしよう

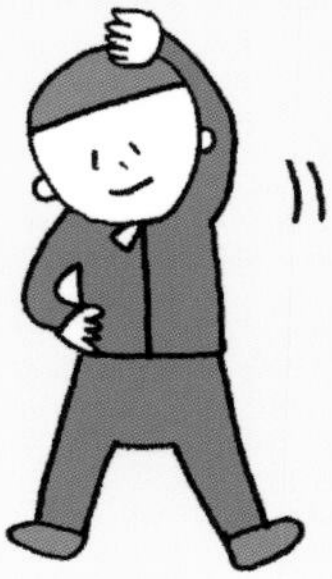

■ハードな運動や習慣的ではないもの、安静にし過ぎるなどはNG

×
ハードな
ランニング

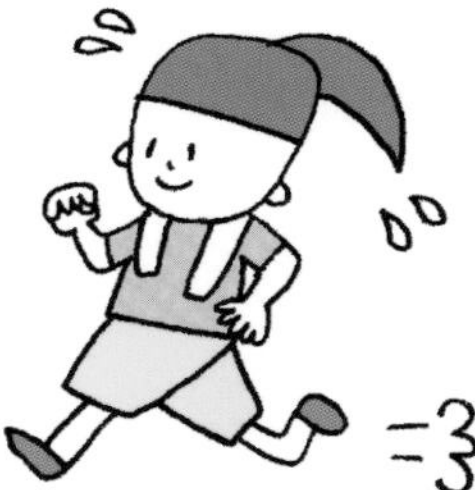

（若い脂肪肝の
場合は大丈夫です）

×
たまに行く
ゴルフ

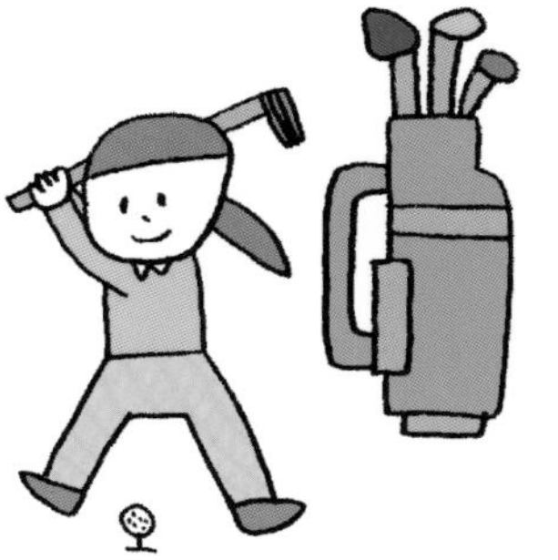

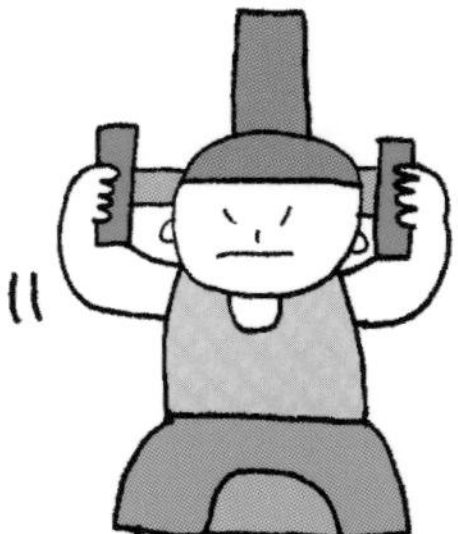

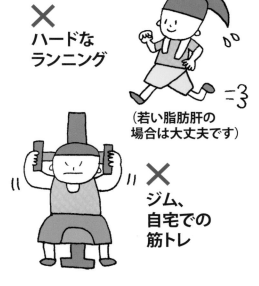

×
ジム、
自宅での
筋トレ

×
「だるい」
「疲れる」と
寝てばかり

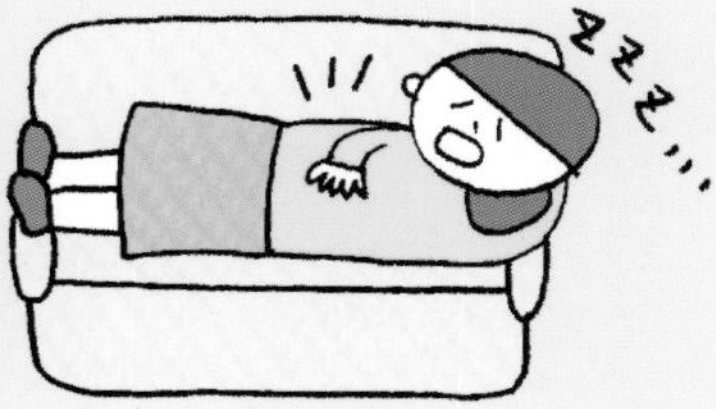

肝臓をいたわる日常生活②
生活リズムを整える

睡眠や入浴時間を整える

生活習慣が大きく病状に影響する肝臓病。食事や運動以外の日常にも改善のポイントは多数あります。

まずは睡眠です。肝臓を含めた身体を休める時間として、毎日7〜8時間はとりたいところ。活動中には血流は脳や筋肉が優先され、肝臓の血流量は減っていますが睡眠中には肝臓にも血流が増え修復が進みます。また、飲食物を口にしない睡眠時間は、肝臓が代謝活動を休むためもっとも負担の減る時間でもあります。たっぷりとした睡眠は、肝細胞機能改善に非常に重要だと言えます。

また、食事は時間を決めて、食後に休息をとること、便秘を防ぐことなどは本書の前半で触れた通りですが、生活リズムを整える上でも、重要なポイントです。

入浴についてはストレス解消効果がありよい半面、長時間の入浴は全身に血が回るため肝臓の血流は減少します。ぬるめの湯で、手際よく短時間で済ますのが、肝臓のためにはやさしい入浴法です。

ストレスを解消する

ストレスは心身に大きな負担を与えています。人間関係や仕事などによるストレスが溜まると、滞りなく身体機能が活動するために働いてくれている自律神経が乱れます。乱れることにより、血圧が上がり、肝臓への血流が減り、肝臓の活動にも支障が出てきます。

ストレスの対処法としては、根本的な原因を解消できればいいのですが、なかなか難しい場合も多いので、ストレスとうまく向き合う自分なりの方法を見つけたいものです。例えば、運動や趣味で気分転換をしたり、家族や友達に話を聞いてもらうなどこまめにストレス発散をしましょう。

残業や仕事上のトラブルがストレスの原因となっている場合は勤務先と相談の上、治療期間中だけでも勤務状況や仕事内容を変更してもらう、勤務時間を短縮してもらうなどといった工夫が必要になってきます。

言うまでもなく、タバコや酒でのストレス解消は肝臓の負担を増やすだけで、まったくの逆効果。友人との飲食によるストレス解消でも節度を守りましょう。

肝がん末期の患者さんのような場合は、むしろ禁煙や禁酒でのストレスの影響が大きいと見なされ、特にお医者さんからの指導がない場合もあります。しかし、肝臓病を治していく、普通の生活に戻るという目標で治療をしている人は、担当医と相談の上、禁煙外来へ行く、不眠治療を受けるなど、問題に正面から取り組むべきでしょう。

日常の生活で気をつけるべきこと

入浴はぬるめの湯にさっと浸かって血圧の上昇を防ぐ

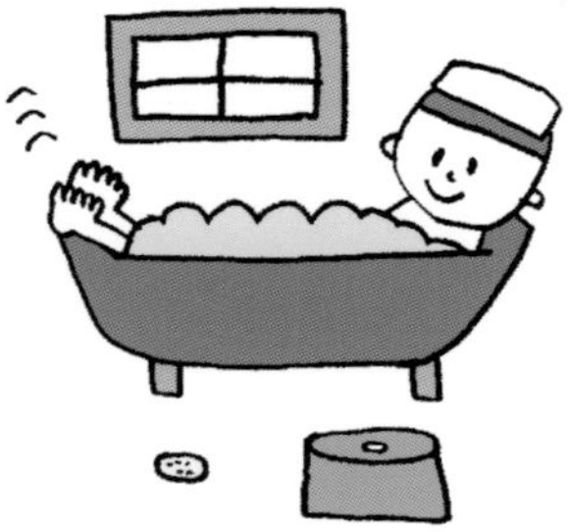

全身の血行がよくなると、肝臓への血流が減ってしまう。

酒量をコントロールする

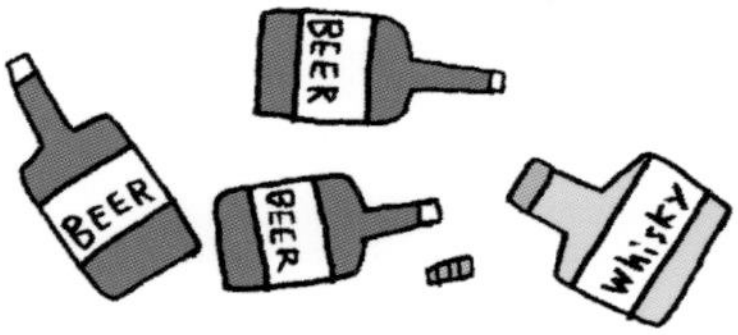

適量より多くないか、今までの飲酒量を見直してみる。

禁煙をする

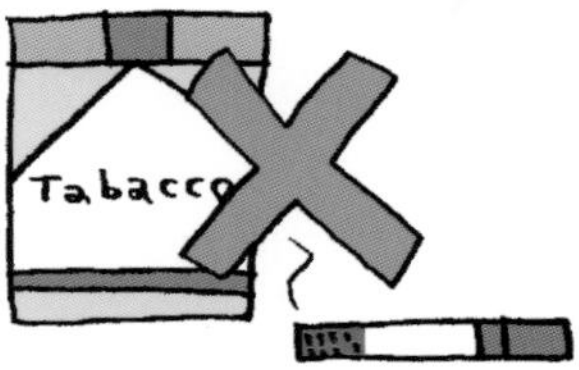

タバコの有害物質を解毒するのも肝臓の仕事。負担が増えてしまう。

便秘を防ぐ

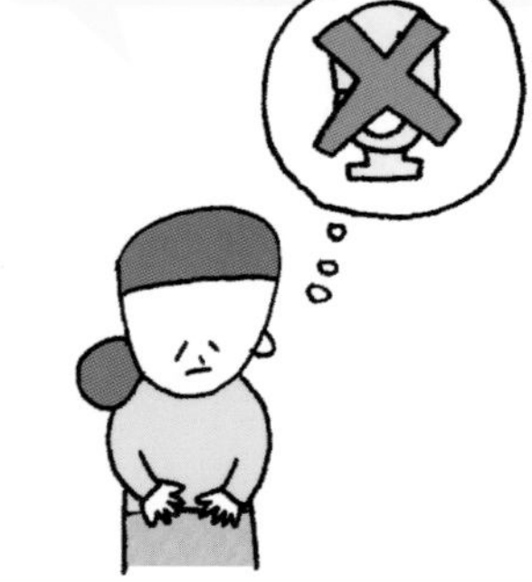

便秘になると、腸内に有害物質のアンモニアが増え解毒するのは肝臓の仕事となる。

食事は時間を決めて食べる

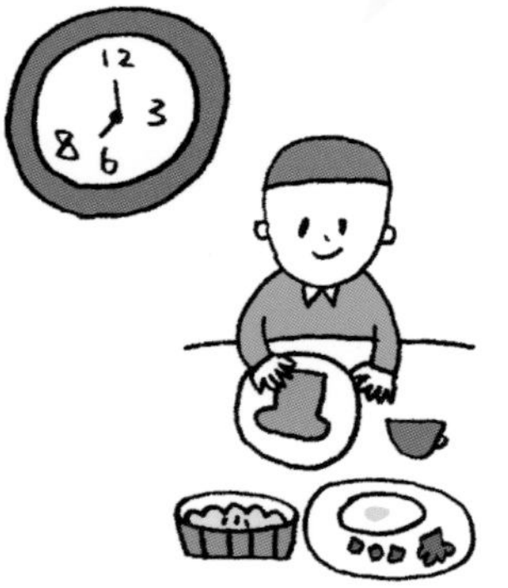

不規則な食事時間にすると、肝臓への負担が増える。

ストレスを減らす、残業を避ける

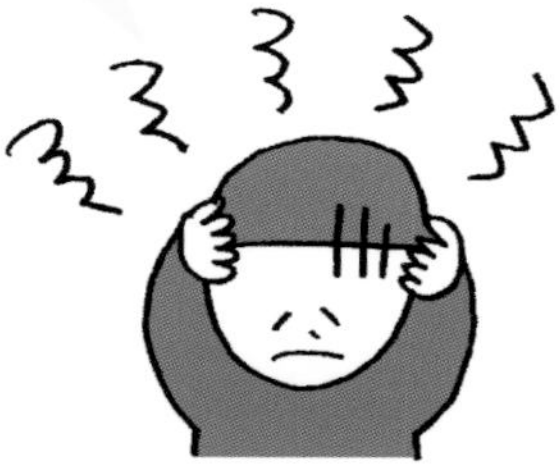

ストレスがたまると、肝機能が低下する。うまくストレスと向き合いたい。

睡眠は7～8時間確保

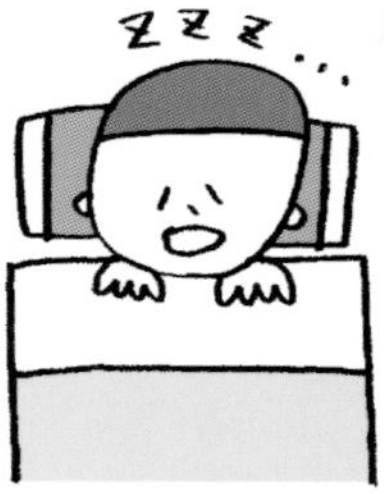

睡眠中は、肝臓がゆっくりと休める唯一の時間。寝る時間もなるべく同じにしたい。

寝酒はやめる

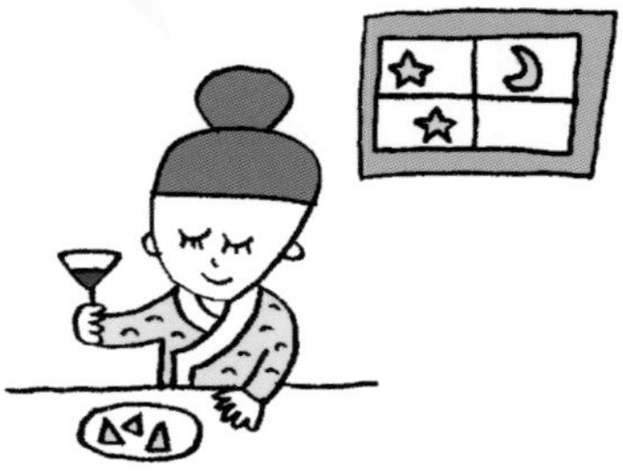

肝臓の唯一の休息時間である睡眠中も働くことになり、休むことができなくなる。

ウイルス性肝炎は型によって症状と対策が異なる

A・B・C型の違いを知る

ウイルス性の肝炎にはA・B・C・D・E型等があり、感染の仕方や症状などが違います。ここでは日本でその多くを占めるA・B・C型の肝炎を取り上げます。

まずA型は生水、生ものなど食物から感染するウイルスが原因。発熱などの症状が出たら診察を受けましょう。まれに劇症化することもありますが、ほとんどが入院して安静にして過ごしていれば治ってしまうものです。

B型肝炎は血液や体液からの感染、または出産時の出血や傷による母子感染があります。経過が読みにくく慢性化、劇症化のリスクもあり、進行すれば肝硬変や肝がんへの移行もあります。一方で発症せずにキャリア（肝臓の中に肝炎ウイルスがいる状態）になるという厄介ものでもあります。しかし、予防、治療法も開発されています。

C型肝炎は、昔の医療が感染症に対する配慮がなかったために広がり、60歳以上の高齢者に多いという特徴があります。感染経路は血液が中心。現在、さまざまな治療法で病気を抑えることができるようになってきましたが、慢性化しやすく、症状が出ないまま進行し肝硬変、肝がんになることもあります。現在では、約3カ月の飲み薬でほぼ消失させることが可能です。ぜひ担当医とご相談ください。

B・C型肝炎は血液や体液を介しての感染ですが、同じ湯船での入浴や、鍋をつついたり、飲み物の回し飲み、握手する程度の日常生活ではうつることはありません。

性行為や、直接血液が混じるようなこと、例えばカミソリの共有や注射器の連続使用、歯ブラシを間違って使うなどは感染リスクがあります。気をつけたいのはケガなどの治療です。直接血液が触れないように家庭でも使い捨てのゴム手袋を用意しておきましょう。また、献血は避けましょう。

家族やパートナー間の感染予防策

B型肝炎の場合、パートナー間の感染予防策としてはワクチンの接種があります。B型に多い母子感染も、妊娠時の検査で感染がわかれば無料でワクチンの投与が受けられます。

C型肝炎はワクチンはまだ開発されていませんが、性行為による感染は性感染症などで性器部が炎症を起こしているような場合を除き、少ないと言われています。もちろん、パートナー以外との性行為をしないことが第一の予防策です。また、C型は母子感染リスクは低いことが知られています。

■ A型肝炎の特徴

- 1～2ヵ月でよくなる
- 生魚、生がき、生水から感染
- 衛生環境のよくない海外旅行先で感染のケースも
（旅先ではワクチンを打っておけば予防可能）
- 入院して安静に治療すればよい
- 慢性化することはない

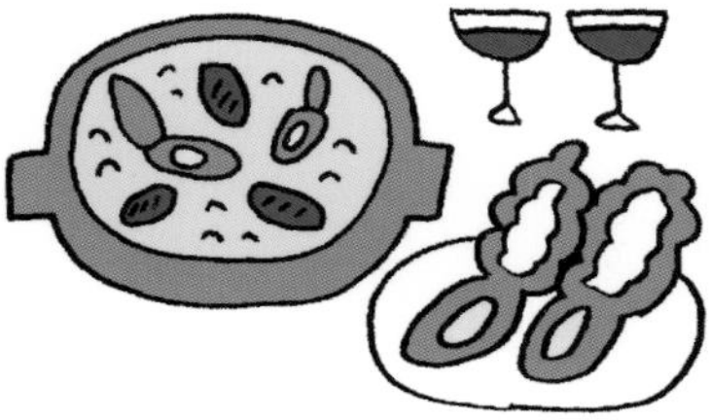

■ B型肝炎の特徴

- 感染した多くの人が発症せずキャリアになる
- 成人後の感染では自然治癒することも
- 慢性化や肝硬変あるいは劇症化することもある
- 母子感染、血液や体液からの感染が多い
- 薬物治療でウイルスを抑えられる
- 感染者のパートナーはワクチンで予防をする

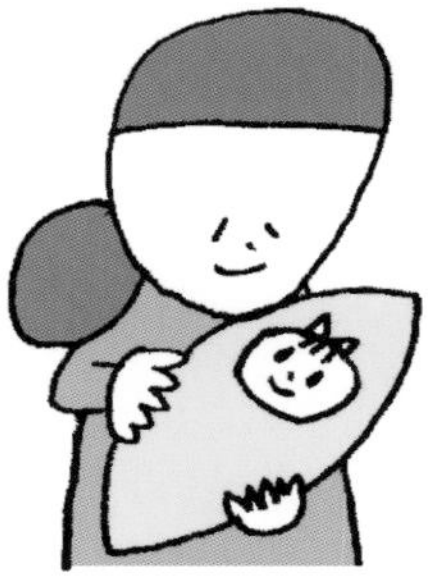

■ C型肝炎の特徴

- 過去の医療行為の不注意で60歳以上に多い
- 慢性化しやすく肝硬変、肝がんへの移行もある
- 血液や体液からの感染
- ウイルスの排除が中心
- 慢性期の治療は根気よく進行を抑えること

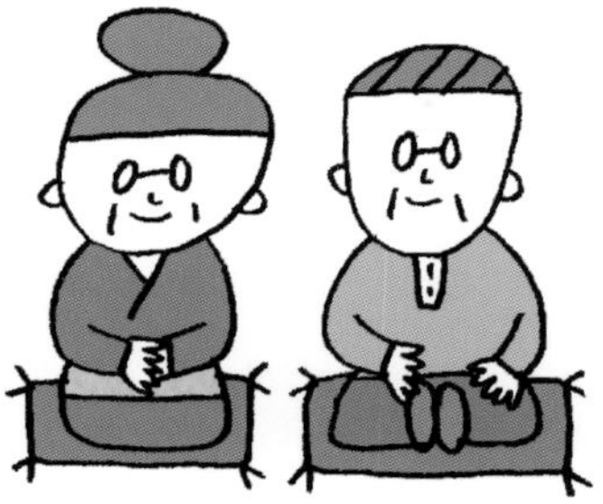

重症化すると発症する肝硬変・肝がんとその治療法

肝硬変とは　肝臓が硬く縮んだ状態

　原因や経過はさまざまですが、慢性化した肝障害がさらに進行した場合に起きる、肝細胞が多数壊れて機能を失い、回復することもできずに、肝臓が硬く縮んでしまった状態を「肝硬変」と言います。まだ正常な細胞が残っている代償期では、ある程度は回復する可能性がありますが、各種の合併症が出てきてしまった非代償期では、回復は難しくなります。このため慢性肝炎などでは、肝硬変を起こさないように、進行を食い止める治療が行われるわけです。

　肝硬変になると、肝臓そのものの機能不全もさることながら、各種の合併症が出てきます。

■肝臓病の悪化

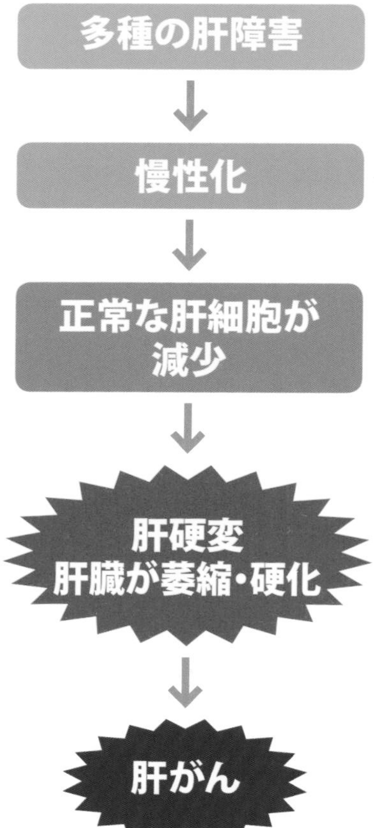

　お腹に水が溜まる「腹水」や、不十分な代謝によってできた物質によって脳が影響を受ける「肝性脳症」といった症状も起きます。腹水も量が多ければ針を直接刺して水を抜くという、身体的にも苦しい処置が必要になりますし、肝性脳症はときに昏睡状態まで引き起こす、かなり危険なものです。

　さらには肝臓の中を通っていた血管が硬化と萎縮によって通れなくなったことで胃や食道にバイパスの静脈を作ってしまうことさえあります。このバイパス血管は「静脈瘤」を起こしやすく、それが破裂した場合は大出血となり、救命がとても難しくなります。

肝硬変は　回復可能になってきた

　肝硬変の人の5年生存率は、自覚症状のほとんどない代償性肝硬変で80%、非代償性肝硬変で50%です。さらに肝硬変が進行すれば、中にがん細胞が発生して、肝がんへ移行することもあります。そうなれば一層治療は難しくなり、療養生活

■肝硬変の合併症

静脈瘤

多発するのは食道の静脈瘤→破裂した場合は即、生命に関わる

破裂を避けるため、早期発見と、内視鏡を使った直接の処置が必要

肝性脳症

肝機能低下による意識障害。進行すれば昏睡状態になることも

食事制限と排便をうながす薬で抑える。不足するアミノ酸はBCAA製剤（Branched Chain Amino Acid ＝ 分岐鎖アミノ酸）で補給

腹水

いわゆる「お腹に水が溜まった」状態

アルブミン製剤や利尿剤で排泄をうながすが、難治性の場合は直接針を刺して抜く

肝がんに進行してしまう前にこのような治療をしよう

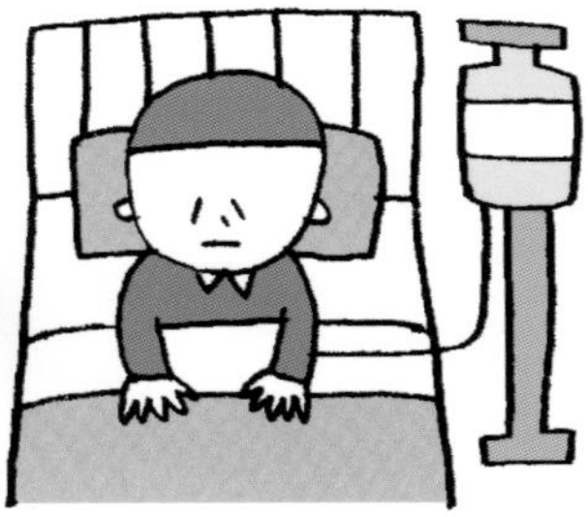

も厳しいものになるわけで、なんとか、その手前で食い止めねばなりません。

　このように恐ろしい肝硬変ですが、現在はさまざまな治療法が開発され、進行を食い止める、あるいは緩やかにできるようになってきました。合併症の治療、食事療法と合わせて肝機能を回復させる治療に取り組むことで、健康だった頃と同じとはいきませんが、通院治療を受けながら、元気で生活している人もいます。さらには非代償性肝硬変でさえ、早期に発見して治療できれば、代償性肝硬変に戻すことができるとわかってきましたし、軽症の代償性肝硬変であれば、慢性肝炎の状態まで回復する可能性もあります。

　また、病状によっては生体肝移植という手段も一般化しつつあります。移植後の５年生存率は約70%。成功すれば、ほぼ健康な人と同じ生活が送れるようになります。とはいえ、ドナー（提供者）の確保と、かなり高額の医療費（１０００万～３０００万円。保険適用ならその１～３割負担）が必要になります。

肝がんの２つのタイプ

原発性

発病原因がその臓器にあるものを「原発性」という。
肝がんの場合は肝臓

転移性

別の臓器のがんが移ってきたもの。肝臓病と無関係
大腸がん・膵臓がん・胃がん等

肝がんの特徴と進行度

肝がんのステージ

進行度	条件
ステージ１	がんは１個のみで直径２cm以下、血管にも広がっていない
ステージ２	個数が２個以上、直径２cm以上、血管に広がっている、のいずれか１つが当てはまる
ステージ３	個数が２個以上、直径２cm以上、血管に広がっている、のいずれか２つが当てはまる
ステージ4A	個数が２個以上、直径２cm以上、血管に広がっている、のすべてに当てはまる
ステージ4B	条件に関係なく、離れた臓器や周囲のリンパ節に転移がある

肝がんの特徴（肝臓病由来のもの）

- ウイルス性肝炎からの発展が多い
- アルコール性肝硬変など最近では非ウイルス性からの発展も多い
- 肝臓のあちこちに多発する場合がある
- 60 歳以上に多い
- 男女比は 2.5：1
- 自覚症状はほぼない

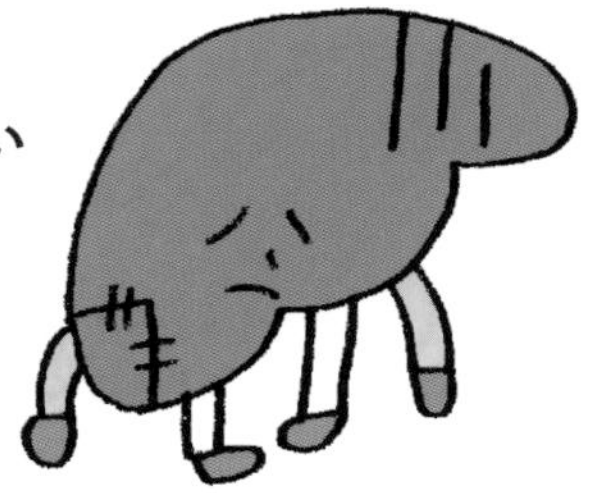

肝がんとは

肝臓に発生するがんには2種類があります。肝臓そのものの細胞ががんに変わってしまった「原発性」のがん（「原」発とはその組織から発生したことを意味する）と、他の組織で発生したがん細胞が血流等に乗って肝臓にやってきて増殖した「転移性」のがんです。

転移性のがんは、大腸がんや膵臓《すいぞう》がん、胃がんなどが転移してくることが多く、肝臓病との関連はありません。また元のがん組織の性質を受け継いでいます。

一方、原発性の肝がんは肝臓病が悪化して発生したもの。ウイルス性肝炎やアルコール性肝硬変から移行する例がほとんどです。自覚症状が、かなり進行するまでない上に、肝臓内のあちこちに同時にいくつも発生することもあることから、厄介ながんと言えます。

高齢の人に多いのは、ウイルス性のC型肝炎由来のものが60代以下の人にはまずないという理由で、高齢にならなければ発症しないということではありません。

肝臓病の薬物療法と手術が適応される場合

薬物療法

慢性肝炎

- 肝臓庇護薬
- ペグインターフェロン
- 抗ウイルス薬（C型肝炎・B型肝炎）

脂肪肝

- 糖尿病の薬
- 脂質異常症の薬
- 抗酸化療法の薬
- 高血圧の薬

基本は減量や食事制限をすると合併症である糖尿病、脂質異常症、高血圧も改善される。コントロールが難しい場合は、薬物療法を併用する

さまざまな肝がん治療手術

治療	内容
肝動脈閉塞術	カテーテルを使い、ウレタンスポンジでがんにつながる血管を塞ぎ、がん組織を壊死させる
ラジオ波焼灼《しょうしゃく》療法	患部に電磁ハリを刺し、高周波を流してがん細胞を焼く。治療時間、入院期間も短い
抗がん剤治療	がんに関わる分子を標的とした薬やがんに対する免疫反応を高める薬を使用する
肝切除	肝臓の８つのブロックのうち、がんがある部位を丸ごと切除する
緩和治療	がんが血管に広がって全身転移の可能性が高い場合。痛み、苦しみを抑えることに徹する

医師の指導で確実に治療

最近ではさまざまな病気で医療の進歩が著しく、肝臓病もその例に漏れません。生体肝移植（→Ｐ１５１）もそのひとつ。Ｃ型肝炎では約３カ月の薬物治療で、95％以上ウイルスを消失させることが可能です。Ｂ型肝炎は消失しませんが、薬でごく微量にコントロールできます。

また脂肪肝や慢性肝炎といった慢性の肝障害で以前からある薬を使っていたとしても、その副作用を抑える新しい方法や、副作用の少ない薬が出ています。

進歩著しいのは肝がん。手術をせずに、患部のみラジオ波やマイクロ波で焼いたり、１００％エタノールの直接注入やがん患部につながる血管をカテーテルを使い塞いでがん組織を壊死させる、といった方法など外科的な手術ではない治療法も多数あるようになりました。さらに抗がん剤による治療も成績がよくなっています。入院期間も大幅に短くなっています。がんのある部位を切除したり、移植をするなど手術も進歩しています。

肝臓病Q&A

本書で紹介した基礎知識以外にも、肝臓病に関する気になる質問をまとめてみました。
詳しい治療方法などは専門の医師にご相談ください。

Q コンビニ弁当になった場合選び方のコツは？

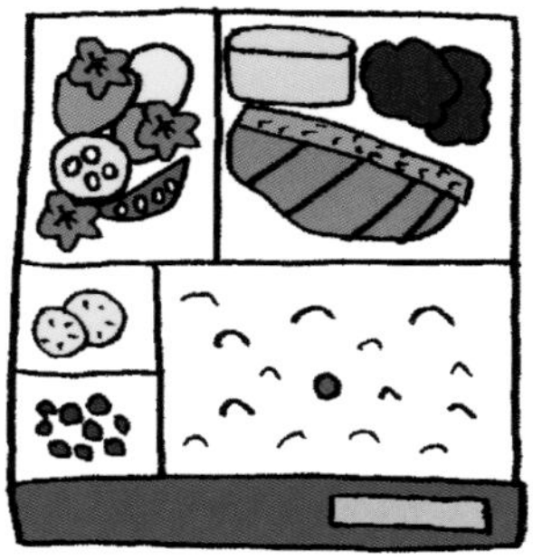

A 弁当はどうしてもおかずの品目が少なくなりがち。幕の内タイプのさまざまなおかずが入ったものを選びましょう。もしそういったお弁当がなく、おかず数が足りないようなら多品目の食材が入ったサラダや副菜を追加しましょう。最近では豆のサラダや、高齢者向けの少量がパックされたものも売られ、選択肢が増えていますので、賢く利用してください。

Q 合併症以外の病気が併発した場合は？

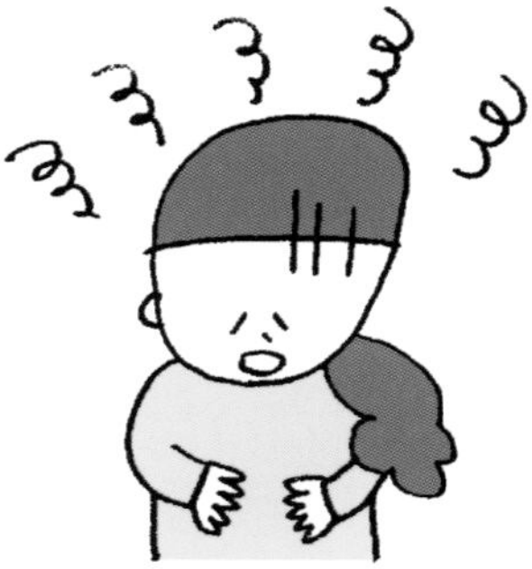

A 肝臓は薬の代謝も受け持っていますので、肝障害を持っていると、別の病気の薬を上手く代謝できず、体調を崩したり、薬の分解が進まず効き過ぎてしまったり、血液検査で異常な数値が出ることがあります。ただ、影響の出方は個人によりそれぞれ異なりますので、お医者さんと相談しつつ、薬を変えたり、優先順位をつけて治療に当たるといった工夫が必要となります。

Q 肝臓に嚢胞《のうほう》があると言われましたが？

A 肝嚢胞というのは、肝臓の中に水がたまった袋がある状態。先天的に持っている人も多く、大きくならなければ悪さをすることはありません。むしろ水を抜くために針を刺した場合、感染症リスクが発生するため、ほとんどが経過観察になります。また、似た名前ですが肝膿瘍となると細菌感染を起こして膿が溜まっている状態。これは早期に診断し、治療が必要なので医師に相談しましょう。

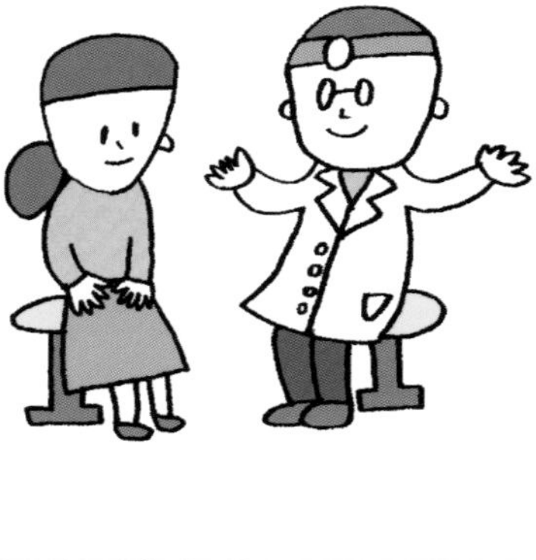

Q 災害時に備えておきたいものや心構えは？

A 常に飲んでいる薬はすぐに持ち出せるようにしておく、これは慢性病を持っている人、全員がやっておきたいことです。孤立状態になった場合、処置をしなかったからといって急激に悪化する病気ではありませんが、申告する機会があればきちんと伝えましょう。またウイルス性肝炎ならばケガの治療に支障がありますので、手当をしてくれる人にはきちんと話しましょう。

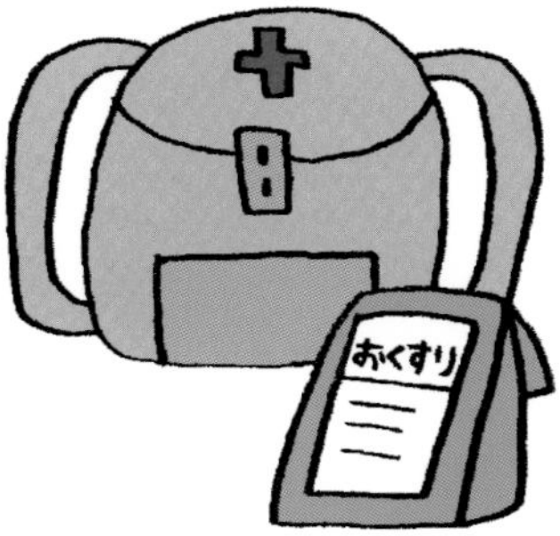

Q 生体肝移植って、どんな治療ですか？

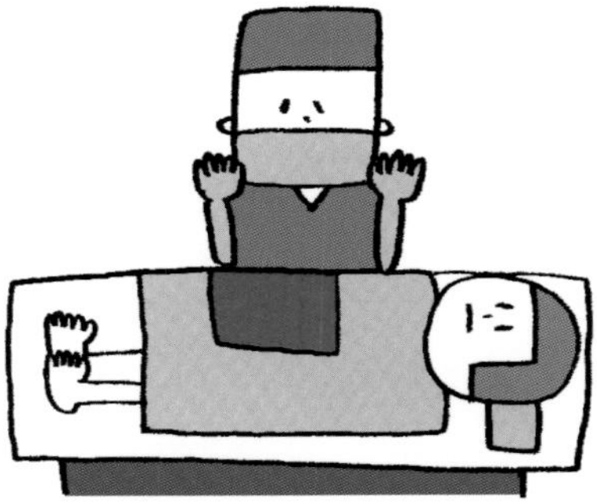

A 肝硬変や肝がんで、肝臓全体が機能を失ってしまった場合に、現在生きている提供者から肝臓の一部をもらって移植することです。本来は回復力の強い臓器ですから、肝臓の７割近くを提供しても、間もなく提供者の肝臓は元の大きさまで復元します。また問題は健康保険適用を受けてもなお高額な医療費、そして提供者もやや長い入院が必要なことです。

Q お酒を飲まない子どもの肝臓病があるって本当？

A 小中学生の肥満問題の中で、肝機能障害は重大な問題になってきています。ALT、AST 値が高かったり、脂肪肝が見つかる子どもは肥満児といわれる子どもたちの２割以上。さらにその異常が見つかった子たちの６割以上が非アルコール性脂肪肝炎（NASH）や肝硬変を発症しています。子どもの好物は高カロリーなものが多いのでなるべく控えたり、料理を工夫するなどの食事療法が必要です。無理のないように運動させることも大切。

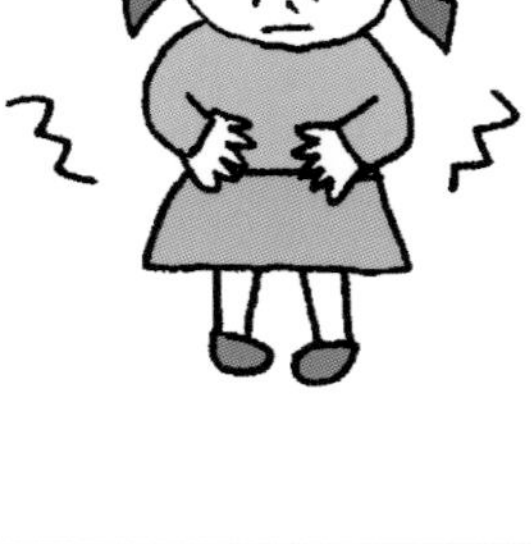

野菜・きのこ・果物

その他

食材別索引

※レシピの中のメイン、およびサブの中心的食材を索引にしています。

肉類

魚介・海藻類

卵・豆腐・豆製品

献立別
エネルギー量索引

※主菜（定番、肉、魚、卵・豆腐）、副菜、汁物・スープ、麺・丼・ワンプレート、もう一品（低カロリー、デザート）ごとに、エネルギーの低い順番に並べています。

監修

徳重克年（とくしげ・かつとし）

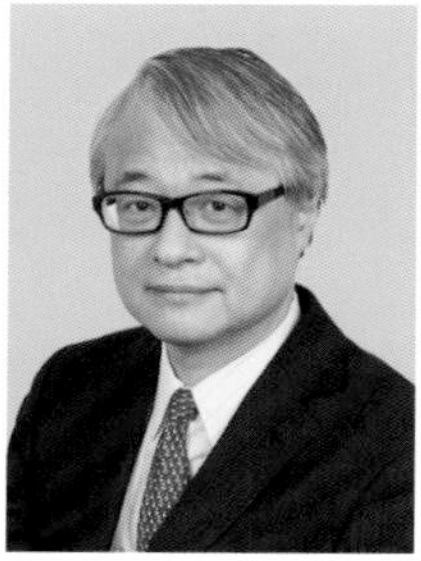

東京女子医科大学消化器内科教授。
1984年筑波大学医学専門学群卒業、東京女子医大消化器内科入局。順天堂大学第二病理学教室助手、米国マサチューセッツ総合病院留学の後、1996年に東京女子医大消化器内科帰局、2015年消化器内科教授・講座主任。日本内科学会評議員、認定医、指導医。日本消化器病学会執行評議員、専門医、指導医。日本肝臓学会評議員、専門医、指導医。専門分野は肝疾患全般、特にＮＡＦＬＤ。

料理制作

大越郷子（おおこし・さとこ）

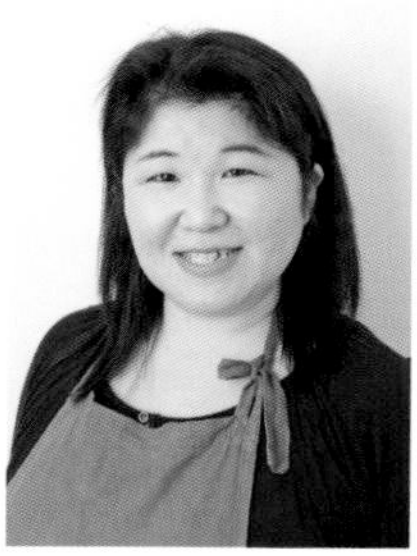

管理栄養士、フードコーディネーター。
1991年、服部栄養専門学校卒業。栄養士として病院勤務したのち、1997年よりフランス料理店にてパティシエとして勤務。現在は管理栄養士、フードコーディネーターとして、書籍・雑誌の栄養計算、調理、レシピ作成などで幅広く活躍。監修書に『肝臓をいたわるおいしいレシピブック』（保険同人社）、『徹底対策シリーズ　肝臓をいたわるおいしいレシピ２週間メソッド』（主婦の友社）などがある。

撮影	安井真喜子
スタイリング	矢永将文
本文デザイン・DTP	シーツ・デザイン
DTP協力	オノ・エーワン
本文イラスト	matsu（マツモト　ナオコ）
執筆協力	佐久間　功
校正	ぷれす
編集協力	ヴュー企画

改訂新版　肝臓病の基本の食事

2021年11月23日　第1刷発行
2024年 4月 1日　第3刷発行

発 行 人	土屋　徹
編 集 人	滝口　勝弘
企画編集	亀尾　滋
発 行 所	株式会社Gakken 〒141-8416　東京都品川区西五反田２－１１－８
印 刷 所	大日本印刷株式会社

この本に関する各種お問い合わせ先
●本の内容については、
下記サイトのお問い合わせフォームよりお願いします。
https://www.corp-gakken.co.jp/contact/
●在庫については　TEL 03-6431-1250（販売部）
●不良品（落丁、乱丁）については　TEL 0570-000577
学研業務センター　〒354-0045 埼玉県入間郡三芳町上富 279-1

上記以外のお問い合わせは
TEL 0570-056-710（学研グループ総合案内）